未病医学
標準テキスト

一般社団法人
日本未病システム学会 編

NTS

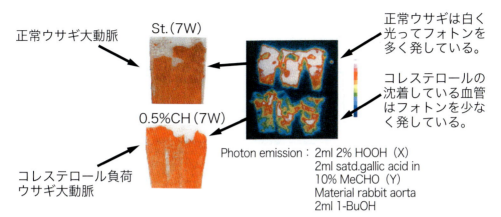

Comparison of Rabbit Aorta Photon Emission by Reactive Oxygen Scavenging Biomaterials Before and After Cholesterol Feeding

【図13】 正常血管とコレステロール負荷血管のXYZ系活性酸素消去発光法によるフォトン図（p.64）

	臓	腑	五色	五味	志	官	体	支	季	悪	声	五液
木	肝	胆	青緑	酸	怒	眼	筋	爪	春	風	呼	涙
火	心	小腸	赤	苦	喜	舌	血脈	面色	夏	熱暑	言	汗
土	脾	胃	黄	甘	思	口	肌肉	唇	土用	湿	歌	よだれ
金	肺	大腸	白	辛	悲憂	鼻	皮毛	毛	秋	燥	哭	鼻汁
水	腎＝副腎	膀胱	黒	鹹	怒驚	耳＝二陰	骨＝歯	髪	冬	寒	呻	つば

睡眠	脳
足	腰
生殖器	
肛門	
尿道	

【図1】 五行説の五色・五味（p.142）

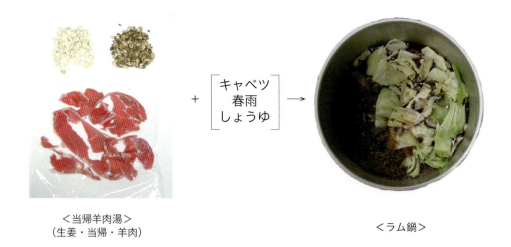

<当帰羊肉湯>
(生姜・当帰・羊肉)

<ラム鍋>

【図2】薬膳「ラム鍋」(p.143)

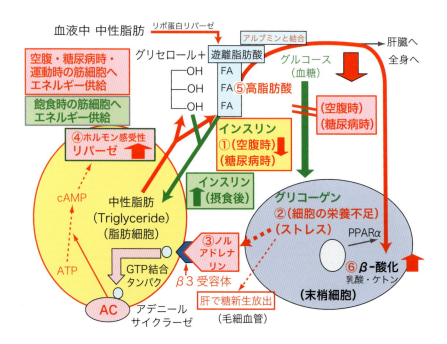

【図1】末梢筋細胞および脂肪細胞におけるエネルギーの利用と蓄積 (p.146)
　　　赤が運動時, 空腹時, 糖尿病高血糖時, 緑が摂食・飽食時

発刊にあたって

第三の心身状態の確立をめざす
未病を科学する学会テキストとして

　一般社団法人日本未病システム学会(Japan Mibyou System Association)は1997年,その前身である"東京未病研究会"に"中西医結合動脈硬化症血栓症一次予防国際シンポジウム"のグループが加わり学会として誕生し現在に至っております。

　未病という名を冠する魁の学会としてその存在意義は日本のみならず世界にも認知されつつあります。2012年10月韓国KIOM（Korea Institute of Oriental Medicine）指導の"韓国未病プロジェクト"の発足式,2017年7月には中国において"中国民族医薬学会治未病分会"が設立された際,いずれの発会式にも日本における未病先行学会として一目置かれ紹介されております。少子高齢社会を迎える世界に未病（Mibyou）の概念が広く行き渡り,活用される時代が近づいていると感じます。

　さて,この少子高齢時代に加え人生100歳時代を迎えるにあたり,我が国の医療保障システムの枠組み機構は依然従来のままであり,このままではその持続が成り立たないことは既に現実味を帯びて来ております。平成30年度診療報酬改定の基本方針に示されているように,医療関係者が共同して医療サービスの維持・向上に努めるとともに,医療の適正化・効率化を図るなどによって,国民皆保険制度の安定性・持続可能性を高める不断の取組みが求められています。

　この学会はいち早く四半世紀前より健康と病気の間に"第三の心身状態"を未病として捉え,科学し,多くのエビデンスを集積してまいりました。2006年には初めての『未病医学　入門』『未病医学　臨床』(金芳堂版)を学会より刊行し,この度12年ぶりに改訂版としてこの『未病医学標準テキスト』の刊行となりました。学会活動の25年間の知的データが凝縮されていると言っても過言ではありません。

　この間,2017年2月17日には未病が"閣議決定"され厚生労働省のホームページに広報されました。お蔭で神奈川県はじめ多くの自治体ベースで堰を切ったようにこの未病に関心が集まり,住民の健康意識向上を目標とした自己研鑽のイベント,未病産業化が促進

されてきています。しかし，未病という言葉が多岐に使われ，時に混乱を招く状況も生じてきているのも確かです。ここでしっかりと第三の心身状態を科学されたエビデンスのある未病として提供出来るのがこの『未病医学標準テキスト』です。

東洋医学から遺伝子基礎医学，生理，生化学検査分野さらに栄養，食品，薬学，歯科，看護，運動，臨床医学，認知，ストレス，疫学分野からの未病，そして医療経済，制度にまでおよぶ学際的な未病領域が一挙に網羅されております。

さらにこの 10 年間で，スマートフォンを嚆矢とする IoT 技術の飛躍的革新とともに "未病の見える化" も現実となって来ています。これらの IT 部門も加え，日本未病システム学会の活動および『未病医学標準テキスト』が，時代が求める "医療を補完する未病システム" として学問体系の基軸となることを期待し確信しています。

そして，本書にはこの学会が認定している未病医学認定医，未病専門指導師を社会に多く輩出して頂くにあたり，標準知識の共有に必要な「問題と解答編」を備えました。学会が目指す "現代未病" の理解に大いに活用できると考えられます。これらの作成にあたり執筆いただいた数多くの学会員の献身的な努力，さらに綿密に査読頂いた先生方に改めて感謝致します。そして未病という広範囲の分野の論文整理，編集に尽力を頂きました教科書委員会の委員諸氏に敬意を表したく存じます。安心，安全の日本の社会保障制度の持続に，国民的未病が大いなる役割を果たすことを願ってやみません。

末筆にはなりますが，この本を刊行するにあたり多数の難解な原稿の校正業務にご尽力いただきました（株）エヌ・ティー・エス企画グループの周藤元郎，森美晴両氏に心より深謝申し上げます。

2018 年 7 月吉日

一般社団法人日本未病システム学会　　理事長　吉田　　博
一般社団法人日本未病システム学会　（前）理事長　福生　吉裕
一般社団法人日本未病システム学会　教科書委員長　喜多　敏明

執筆者一覧 （掲載順）

喜多　敏明	辻仲病院柏の葉漢方未病治療センター　センター長
千葉　仁志	札幌保健医療大学保健医療学部　教授
福生　吉裕	一般財団法人博慈会老人病研究所　所長
都島　基夫	医療法人社団やまゆり会神奈川中央病院内科　理事長
丁　宗鐵	日本薬科大学　学長
加瀬澤信彦	医療法人社団紫苑会富士いきいき病院・健康サポートセンター　副センター長
五十嵐勝朗	独立行政法人国立病院機構弘前病院名誉院長
中島　滋	文教大学健康栄養学部　教授/副学長
木戸口公一	医療法人厚生会厚生会クリニック　院長/理事長
金澤　武道	国際未病科学センター　理事長 医療法人社団大坪会東和病院　脳血管医 医療法人社団誠敬会誠敬会クリニック　脳血管医
板橋家頭夫	昭和大学　特任教授/昭和大学病院　院長
入谷　敦	金沢医科大学高齢医学　講師
森本　茂人	金沢医科大学高齢医学　教授/金沢医科大学病院認知症センター　センター長
新畑　豊	国立研究開発法人国立長寿医療研究センター神経内科部　部長
中橋　毅	金沢医科大学能登北部地域医療研究所　教授
勝谷　友宏	医療法人社団勝谷医院　院長
櫻林郁之介	自治医科大学名誉教授
吉田　博	東京慈恵会医科大学臨床検査医学講座　教授 東京慈恵会医科大学大学院代謝栄養内科学　教授 東京慈恵会医科大学附属柏病院　副院長/中央検査部　診療部長
山本　匡介	医療法人社団高邦会高木病院名誉病院長
大荷　満生	杏林大学医学部　准教授

吉田　大悟	九州大学大学院医学研究院　助教	
清原　　裕	公益社団法人久山生活習慣病研究所　代表理事	
近藤　和雄	東洋大学食環境科学部　教授/お茶の水女子大学名誉教授	
才田　恵美	名古屋大学トランスフォーマティブ生命分子研究所　研究員	
田口　千恵	お茶の水女子大学お茶大アカデミック・プロダクション寄附研究部門　講師	
古村　和子	株式会社三建堂　（前）代表取締役	
古村　江理	株式会社三建堂　代表取締役	
勝川　史憲	慶應義塾大学スポーツ医学研究センター　教授	
長屋　政博	医療法人仁医会あいちリハビリテーション病院　顧問	
丹澤　章八	明治国際医療大学名誉教授	
石川　家明	TOMOTOMO（友と共に学ぶ東西両医学研修の会）　代表	
幸井　俊高	薬石花房幸福薬局　代表	
藤原　英憲	公益社団法人高知県薬剤師会　顧問/有限会社つちばし薬局　代表取締役	
渡辺　一弘	北海道科学大学薬学部　教授/副学長	
只野　　武	金沢大学医薬保健学臨床研究開発補完代替医療学　協力研究員	
佐藤　隆司	北海道科学大学薬学部　教授	
田島小百合	神奈川歯科大学短期大学部歯科衛生学科　助手	
河田　俊嗣	神奈川歯科大学口腔統合医療学講座　教授	
石原　孝子	東海大学医学部　講師	
奥平　智之	医療法人山口病院精神科　部長/日本栄養精神医学研究会　会長	
鏑木　淳一	医療法人社団三友会あけぼの病院健診部　理事/部長	
黒田　亜希	東京大学高齢社会総合研究機構　学術支援専門職員	
飯島　勝矢	東京大学高齢社会総合研究機構　教授	

目　次

第 1 章　総論

1-1　未病の歴史　〈喜多　敏明〉 ·· 3

1-2　健康とは　〈千葉　仁志〉 ·· 5

1-3　現代未病の概念と解釈－東洋医学的未病と西洋医学的未病－その応用　〈福生　吉裕〉

··· 11

1-4　未病と予防－肥満・肥満症・メタボリックシンドロームへの道－予防治療

〈都島　基夫〉 19

1-5　未病と体質　〈丁　宗鐡〉 ··· 39

1-6　未病専門指導師の意義と役割　〈加瀬澤　信彦〉 ························· 41

第 2 章　ライフステージと生活習慣・未病

2-1　小児　〈五十嵐　勝朗〉 ··· 45

2-2　成人

1.　成人における生活習慣病対策　〈中島　滋〉 ························· 49

2.　女性の妊娠出産・周産期と未病　〈木戸口　公一〉 ················· 53

3.　女性固有のストレスによる未病　〈木戸口　公一〉 ················· 56

4.　生活習慣病と未病～とくに高血圧症，脂質異常症，糖尿病，痛風，PAD 末梢動脈

疾患ならびにメタボリックシンドロームを中心に～　〈金澤　武道〉 ··············· 57

5.　Developmental Origins of Health and Disease　〈板橋　家頭夫〉 ······· 67

2-3　高齢者　〈入谷　敦／森本　茂人〉 ·· 73

第3章　未病と診断

3-1　未病と症状

1. 更年期症状（男女）〈木戸口　公一〉 ……………………………………………… 85

2. もの忘れ　〈新畑　豊〉 ……………………………………………………………… 88

3. 慢性閉塞性肺疾患（COPD）〈中橋　毅〉 ………………………………………… 92

3-2　未病と検査・診断

1. 血圧　〈勝谷　友宏〉 ………………………………………………………………… 97

2. 代表的な臨床検査：糖・脂質代謝，尿蛋白などの意義　〈櫻林　郁之介〉 …… 101

3. 代表的な動脈硬化関連検査　〈吉田　博〉 ………………………………………… 107

4. 肝がんの未病と予防　〈山本　匡介〉 ……………………………………………… 112

3-3　特定健康診査・特定保健指導

1. 特定健康診査・特定保健指導導入の背景　〈大荷　満生〉 ……………………… 117

2. メタボリックシンドロームを中心とした生活習慣病対策の必要性　〈大荷　満生〉
……………………………………………………………………………………………… 119

3. 「特定健診・特定保健指導」の実施方法（生活習慣病のリスクに応じた階層化，
「情報提供」，「動機づけ支援」，「積極的支援」）〈大荷　満生〉 ………………… 120

4. 生活習慣病のリスクに応じて階層化　〈吉田　大悟／清原　裕〉 …………… 123

第4章　未病とチーム医療の役割

4-1　食生活と栄養

1. 栄養素の定義，分類，栄養価（働き）〈近藤　和雄／才田　恵美／田口　千恵〉
……………………………………………………………………………………………… 129

2. 機能性食品　〈近藤　和雄／才田　恵美／田口　千恵〉 ………………………… 131

3. 各種疾病における食事療法　〈近藤　和雄／才田　恵美／田口　千恵〉 ……… 134

4. 食餌療法（台所の漢方，薬膳，薬酒）〈古村　和子〉 …………………………… 140

4-2 運動

1. 有酸素運動と脂質代謝 〈都島　基夫〉 145

2. 運動～予防的運動療法：ロコモーティブシンドロームの予防・重篤化の防止

〈勝川　史憲〉 153

4-3 介護予防にむけたリハビリテーション 〈長屋　政博〉 157

4-4 漢方

1. 東洋医学の基本的な考え方 〈丁　宗鐵〉 161

2. 未病に対する東洋医学的アプローチ 〈喜多　敏明〉 162

3. 未病と鍼灸医療 〈丹澤　章八／石川　家明〉 176

4. 薬膳（薬食同源） 〈幸井　俊高〉 180

4-5 セルフメディケーション－治未病へのOTC医薬品応用学－ 〈藤原　英憲／渡辺　一弘〉

.... 183

4-6 サプリメント 〈只野　武〉 187

4-7 医薬品とサプリメントとの併用 〈佐藤　隆司／渡辺　一弘〉 195

4-8 歯科口腔衛生の役割 〈田島　小百合／河田　俊嗣〉 203

4-9 未病と看護 〈石原　孝子〉 207

4-10 未病と臨床検査 〈櫻林　郁之介／加瀬澤　信彦〉 211

4-11 未病とメンタルヘルス 〈奥平　智之〉 227

第5章　未病と介入

5-1 未病のフォロー，健康のメンテナンス 〈鏑木　淳一〉 239

5-2 医療制度と未病 〈都島　基夫〉 245

5-3 未病者への指導方法 〈黒田　亜希／飯島　勝矢〉 259

問題と解答編 263

※ 本書に記載されている会社名，製品名，サービス名は各社の登録商標または商標です。なお，本書に
記載されている製品名，サービス名等には，必ずしも商標表示(®, TM) を付記していません。

第1章

総　論

1-1　未病の歴史

1. 黄帝内経（素問・霊枢）

　未病という熟語は，中国古代（前漢末から後漢初）に成立したと伝えられる医書『黄帝内経』が初出である。同書は，現存する中国最古の医学書といわれている。一旦は散逸したが，唐の時代（762年）に再編集され，素問と霊枢の二編が伝えられている。

　『素問』四気調神大論篇には「是れ故に，聖人は已病を治さずして，未病を治し，已乱に治めずして，未乱に治む」とある。すなわち，聖人はすでに病気ができあがってから治療するのではなく，病に至らない間に治療を行い，病を起こさせない。このことは，世の中が乱れてから対処するのではなく，世の中が乱れる前に対処するようなものである。

　また，『霊枢』逆順篇には「上工は未病を治して，已病を治さず」とある。このように，已病ではなく未病を治療するのが上工，すなわち優れた医者であるとされていたのである。

2. 難経（七十七難）

　伝説上の名医，扁鵲が『黄帝内経』の難解な箇所について解説した書といわれている『難経』には，未病と已病の治療について以下のような具体的な解説がある。

　「七十七難に曰く。経に，上工は未病を治し，中工は已病を治す」とあるが，これはどういう意味であろうか。いわゆる未病を治すとは，たとえば，肝の病をみたとき肝がこれを伝えて脾に病を与えるであろうということを知り，まず脾気を実して肝の邪を受けないようにさせるということである。だから，未病を治すというのである。中工は已病を治すとは，肝の病をみても，相伝することがわからず，ただただ一心に肝を治療するということである。だから，已病を治すというのである。

　つまり，ある臓器に病が起こると次に別の臓器に病が波及するので，その臓器だけでなく，五行に従い波及ルートを察知して先回りして前もって予防する治療方針を説いたものである。

未病医学標準テキスト　3

3. 金匱要略

『黄帝内経』や『難経』より少し後に書かれた『金匱要略』の冒頭（臓腑経絡先後病脈証篇）にも，以下のように『難経』とほぼ同様の記載がみられる。

「問曰，上工治未病，何也。師曰，夫治未病者，見肝之病，知肝伝脾，当先実脾」

『難経』は鍼灸治療の古典であり，『金匱要略』は漢方薬による湯液治療の古典であるが，いずれも未病を治すことを基本方針に置いていた。このように，少なくとも中国の古典では，現在の病気をさらに拡大，悪化させない治療方針のことを「未病を治す」と呼んでいたのである。

4. 養生訓

上述の『素問』四気調神大論篇には，以下のような養生についての記述も残されている。

養生法については，聖人は着実にこれを行うが，愚か者はかえってこれに背いてしまう。このため「聖人は病気になってしまってから治療方法を講じるのではなく，まだ病いにならないうちに予防する」というのである。

病気になる前に予防するための養生については，江戸時代初期から中期の実学者，儒学者，本草学者の貝原益軒が著した『養生訓』の中に具体的に述べられており，現代日本人の健康観に大きく影響している。

『養生訓・巻1』をみると，「養生の道は，病なき時につつしむにあり」として未病時期に実践することを勧めている。その要点は以下のとおりである。

「養生の道，多くいふ事を用ひず。只飲食をすくなくし，病をたすくる物をくらはず，色慾をつつしみ，精気をおしみ，怒・哀・憂・思を過さず。心を平にして気を和らげ，言をすくなくして無用の事をはぶき，風・寒・暑・湿の外邪をふせぎ，又時々身をうごかし，歩行し，時ならずしてねぶり臥す事なく，食気をめぐらすべし。是養生の要なり」

ただし，貝原益軒が養生を勧めているのは病気にならないようにすることが本来の目的ではない。病気がなければ人生を快く楽しむことができ，長生きすれば人生を久しく楽しむことができる。このように楽しみを失わないことが養生の本質であると考えていたのである。

【文献】
1）小曽戸洋：漢方の歴史，大修館書店，東京（1999）.
2）小曽戸丈夫，浜田義利：意釈黄帝内経素問，築地書館，東京（1971）.
3）広岡蘇仙（伴尚志訳）：難経鉄鑑，たにぐち書店，東京（2006）.
4）貝原益軒（伊藤友信訳）：養生訓，講談社学術文庫，東京（1982）.

〈喜多　敏明〉

1-2 健康とは

1. 健康の概念と定義

1.1 語源的考察

　現代英語の health の語源は古英語（1150 年以前）の hælð である[1]。Whole（全体）を意味する hal と名詞接尾語 ð（th）からなる。現代英語の whole（全体），holy（聖なる），heal（癒える，癒す），そして health（健康）は hal から派生した。これらはすべて「完全」のイメージを含んでいる。

　一方，「健康」という語は，江戸末期，西洋医学における health の訳語として使われた。緒方洪庵の「遠西原病約本」（1835 年）のなかで「健康」が用いられている[2]。「健康」の語源は中国の「易経」の「健体康心」とされ，体が健やかで心が安らかな状態を意味している。

1.2 歴史的考察（WHO 憲章以前）

1.2.1 西洋の健康

　古代ギリシャ時代の医師，ヒポクラテス（紀元前 460 年頃～紀元前 370 年頃）は，医学を宗教から切り離し，病気は環境・食事・生活習慣によると主張した[3]。血液，粘液，黄胆汁，黒胆汁の四つの体液のバランスを重要視し，その乱れが病気の原因であると唱えた（四体液説）。ヒポクラテスの医術は，人間に備わる自然治癒力（＝体液のバランスを取り戻す力）を引き出すことを目的としており，休息・安静・清潔・食を重視した。

　18 世紀後半から 19 世紀にかけて，モルガーニ（1682 ～ 1771 年），ウィルヒョウ（1812 ～ 1902 年），パストゥール（1822 ～ 1895 年），コッホ（1843 ～ 1910 年）らによって，近代的な科学に基づく実体的な疾病概念が構築された。その結果，「健康」を疾病のない状態，つまり，身体徴候や症状がなく，遺伝的異常や感染もない状態と捉えるようになった。

1.2.2 東洋の健康

　中国の医書「黄帝内経」は秦漢以前の医学の集大成で，「気」の重要性を説いている[4]。自然にも人体にも気があり，両者のリズムが調和し，人体を「気血」がスムーズに流れている状態を健康とした。「気」の流れを調整することが「養生」であり，その技術として経絡や鍼灸が発達した。中国の「養生観」は中世以

降に日本に広まり，貝原益軒の「養生訓」（1713）につながった。彼は，天地・父母から与えられた身体はもともと元気に生活し，天寿を全うできる状態にあり，それを損なうことなく保つことが養生の主眼であると述べている。明治初期には西洋的な健康概念が日本に広まった。福沢諭吉は，「学問のすすめ」のなかで，「飲食・大気光線・寒熱痛痒」の外部要因に身体が反応し，調和が保たれている状態を健康であると述べている。

1.2.3　WHO憲章序文の定義

世界保健機構（WHO）設置の翌年（1946年）に採択されたWHO憲章序文で，健康は「完全な身体的，精神的，社会的に良好な状態であり，単に疾病または病弱が存在しないことではない」と定義された[2]。WHO憲章序文は，身体，精神に加えて，社会的状態を健康の要素に加えた点で従来の健康観とは一線を画するものである。

1.2.4　現代の健康観

1960年代に入ると，栄養・医療の向上により健康概念は大きく変化した。先進国では，いかに生活の質を高め，自己実現しているかが重要と考えられるようになった。1967年にノルウェーからヨーロッパに広がったトリム運動は，スポーツ・医療・食事改善を通じて心身を調整し，健康の維持増進を図ろうとする運動で，今日のフィットネスに相当する。日本では「国民健康づくり対策」が昭和53年から数次にわたって展開された[5]。人々の健康観は，消極的であった養生観から，個人がよりよい人生を送るために運動や食事を積極的に調整する健康観へと変化した。

「健康」に近い用語に「ウェルネス（Wellness）」がある[6]。「ウェルネス」は米国の公衆衛生医師のダン（1896～1975年）が1950年に行った講演「新しい健康の概念」のなかで初めて使われた。1961年に，「ハイレベルウェルネス」として出版されて世界に普及した。WHO憲章序文の「完全に良好な状態（Well-being）」を，ダンは「生き甲斐・自己実現を求めて活き活きと生きている状態およびそれを自発的に達成する行動」と捉え，ウェルネスと名付けた。「人生の質」（Quality of Life, QOL）やそれを支える「コミュニティの健康」（Quality of Community, QOC）にも関連する考えである。ウェルネスの考え方によれば，身体的健康は健康の決定要因ではなく，手段となる。

個人の健康は社会によって支えられているが，逆に個人の健康が社会を支える要因にもなっている。医療・介護コストの増大に悩む政府・自治体にとって，個人の健康はコミュニティの持続可能性にも関わる重要問題となった。その結果，特定健康診査・特定保健指導の義務化へとつながった。今日の「健康」は，単に個人や家族の価値ではなく，社会的な意義をもっている。

2. 健康と習慣，生活との関連

今日の日本におけるおもな死因は生活習慣病であり，健康の維持のためには良好な生活習慣（健康習慣）を維持する必要がある。ブレスロー（1915～2012年）は，カリフォルニア州アルメーダ郡の6928名を対象

とした 20 年に及ぶ研究から，「七つの健康習慣（health habits）」を提唱した（**表1**A）[7]。彼は，平均余命のデータに基づいて，健康年齢と健康習慣の関係を示した（**表2**）。日本では森本が八つの健康習慣を挙げている（表1B）[8]。健康習慣が 7〜8 個を良好，5〜6 個を中庸，0〜4 個を不良と判定する。健康習慣が少ないほど，生活習慣病をより多く，より低年齢で発症する。

　森本は，ブレスローの健康習慣に加えて，「過労」と「ストレス」を追加している。日本の自殺者総数は世界第 3 位，G8 加盟国ではロシアに次いで第 2 位である。2010 年以降，わが国の自殺者は減少しているが，若年者の自殺率は依然として高い。自殺のかなりの割合はうつ病が背景にあると考えられている。わが国においては「心の健康」をいかに保つかが重要な健康課題となっている。

【表1】疫学研究で健康への影響が示された生活習慣

A ブレスローの七つの健康習慣
1. 睡眠時間は 7〜8 時間 2. 朝食はほぼ毎日とる 3. 間食はあまりとらない 4. 体重は標準である 5. 運動・スポーツをしている 6. アルコールは大量にとらない 7. タバコは吸わない

B 森本の八つの健康習慣
1. 毎日朝食を食べている 2. 一日平均 7〜8 時間は眠っている 3. 栄養摂取バランスを考えて食事をしている 4. タバコは吸わない 5. 運動や定期的なスポーツをしている 6. 毎日それほど多量の酒を飲んでいない 　（日本酒 2 合以下かビール大瓶 2 本以下） 7. 労働時間は 1 日 9 時間以内に留めている 8. 自覚的なストレスはそれほど多くない

【表2】健康習慣から健康年齢を計算するための表（男女）

年齢	守っている生活習慣の数					
	0〜2	3	4	5	6	7
20	14.3	7.4	0.5	−1.1	−4.2	−9.4
30	16.9	9.1	3.0	−0.6	−4.7	−11.1
40	19.4	10.7	5.4	−0.1	−5.2	−12.9
50	22.0	12.4	7.9	0.3	−5.7	−14.7
60	24.5	14.0	10.4	0.8	−6.2	−16.4
70	27.1	15.7	12.8	1.3	−6.8	−18.2

たとえば，60 歳で健康習慣を 7 個守っていれば，健康年齢は 60−16.4＝43.6 歳と計算される。平均余命から算出している。

3. 栄養，運動，休養など

　日本では昭和53年からの第1次国民健康づくり運動から「自分の健康は自分で守る」という考えの普及啓発に力が入れられた[5]。「成人病」の呼称は「生活習慣病」と変更された。第2次国民健康づくり運動（アクティブ80ヘルスプラン）（昭和63年）では運動習慣・栄養・休養が重点化された。21世紀における国

【表3】栄養・食生活，身体活動・運動，休養，飲酒，喫煙および歯・口腔の健康に関する生活習慣および社会環境の改善に関する目標

目標項目
1. 栄養・食生活 　① 適正体重を維持している者の増加（肥満，やせの減少） 　② 適切な量と質の食事をとる者の増加 　　ア 主食・主菜・副菜を組み合わせた食事が1日2回以上の日がほぼ毎日の者の割合 　　イ 食塩摂取量の減少 　　ウ 野菜と果物の摂取量の増加 　③ 共食の増加（食事を1人で食べる子どもの割合の減少） 　④ 食品中の食塩や脂肪の低減に取り組む食品企業および飲食店の登録の増加 　⑤ 利用者に応じた食事の計画，調理および栄養の評価，改善を実施している特定給食施設の割合の増加
2. 身体活動・運動 　① 日常生活における歩数の増加 　② 運動習慣者の割合の増加 　③ 住民が運動しやすい町づくり・環境整備に取り組む自治体数の増加
3. 休養 　① 睡眠による休養を十分とれていない者の減少 　② 週労働時間60時間以上の雇用者の割合の減少
4. 飲酒 　① 生活習慣病のリスクを高める量を飲酒している者（1日当たりの純アルコールの摂取量が男性40g以上，女性20g以上の者）の割合の減少 　② 未成年者の飲酒をなくす 　③ 妊娠中の飲酒をなくす
5. 喫煙 　① 成人の喫煙率の減少（喫煙をやめたい人がやめる） 　② 未成年者の喫煙をなくす 　③ 妊娠中の喫煙をなくす 　④ 受動喫煙（家庭・職場・飲食店・行政機関・医療機関）の機会を有する者の割合の減少
6. 歯・口腔の健康 　① 口腔機能の維持・向上 　② 歯の喪失防止 　③ 歯周病を有する者の割合の減少 　④ 乳幼児・学齢期のう蝕のない者の増加 　⑤ 過去1年間に歯科検診を受診した者の割合の増加

民健康づくり運動（健康日本 21）は，第 3 次国民健康づくり対策として平成 12 年からスタートした。健康日本 21 では，健康寿命を延伸するために，栄養・食生活，身体活動・運動，休養，飲酒，喫煙，歯・口腔の健康に関する生活習慣の改善を重点化し，具体的な数値目標を設定した（**表 3**）[5]。とくに，肥満はがん，循環器疾患，糖尿病などとの関連があり，栄養・食生活の目標は肥満の改善を目標とした。また，わが国では，身体活動・運動の不足は，非感染性疾患（NCD）による死亡の第 3 位の危険因子（1 位喫煙，2 位高血圧）であることが示唆されている。しかし，平成 21 年の調査では，1 日の歩数は男女ともに平成 9 年より約 1000 歩も減少しているのが実状である。

喫煙は多くのがん，循環器疾患，呼吸器疾患，糖尿病，周産期異常（早産，低出生体重児，死産，乳児死亡等）などの原因である。喫煙は日本人のリスク要因別関連死亡者数（男女計）の 1 位である（2 位高血圧，3 位運動不足，4 位高血糖，5 位塩分の高摂取）。わが国の喫煙率は男性においては減少しているものの，諸外国と比較して依然高い水準にある。歯については，従来から生涯にわたり歯を 20 本以上残すことを目標とした「8020（ハチマルニイマル）運動」が展開されている。超高齢化社会の進展を踏まえ，さらなる取り組みが必要とされている。

4. 健康日本 21 の課題

健康日本 21 評価作業チームの最終評価は平成 23 年に発表された[9]。「目標達成」はメタボの認知度，80 歳で 20 歯以上，「改善傾向」は食塩摂取量減少，運動を習慣とする人の増加，喫煙の健康への影響知識の増加など，「不変」が自殺者，多量飲酒者，脂質異常者の減少，「悪化」と判定されたのは日常生活における歩数，糖尿病合併症であった。栄養・食生活の全指標の達成状況を**表 4**に示すが，達成したのはわずか 1 項目であった[9]。健康日本 21 は，後半には特定健診・特定保健指導とつながったが，従来の老人保健法に基づく健康診断よりも健診項目が少ないこともあって受診率が伸びなかった。以上の反省を踏まえ，健康日本 21（第 2 次）（2013 年）は表 3 に挙げた目標を設定してスタートした。今後の評価に注視する必要がある。

5. 健康増進法

健康増進法（平成 14 年 8 月 2 日法律第 103 号）は，健康日本 21 の法的根拠として公布された。この法律の第 2 条では「健康な生活習慣の重要性に対する関心と理解を深め，生涯にわたって，自らの健康状態を自覚するとともに，健康の増進に努める」ことが国民の「責務」であるとされている。国，地方自治体，健康保険者，医療機関にも協力義務を課している。この法律に関連して，従来の老人保健法に基づく健康診断に替り，平成 18 年度から 65 歳以上を対象に介護予防健診が開始された。また，特定高齢者把握事業を行い，国の基準に該当するものに介護予防事業を行うことを定めた。平成 20 年度からは，40 ～ 65 歳

未病医学標準テキスト　9

未満の国民に対して特定健康診査・特定保健指導が開始された。第25条では，受動喫煙を防止するために，多数の者が利用する施設の管理者に対し必要な措置を講じることを求めている。しかし，罰則がないために徹底されていない。平成30年3月，望まない受動喫煙の防止のために，健康増進法の一部を改正する法律案が閣議決定された。その中で，違反者に対して罰則規定を設けることが記されている。

【表4】 健康日本21の栄養・食生活の目標達成状況

項目	評価
適正体重を維持している人の増加	C
脂肪エネルギー比率の減少	C
食塩摂取量の減少	B
野菜摂取量の増加	C
カルシウムに富む食品の摂取量の増加	D
自分の適性体重を認識し，体重コントロールを実践する人の増加	C
朝食を欠食する人の減少	D
量・質ともにきちんとした食事をする人の増加	B
外食や食品を購入する時に栄養成分を参考にする人の増加	B
自分の適性体重を維持することのできる食事量を理解している人の増加	B
自分の食生活に問題があると思う人のうち，食生活に改善意欲のある人の増加	C
ヘルシーメニューの提供の増加と利用促進	B
学習の場の増加と参加の促進	C
学習や活動の自主グループの増加	C
メタボリックシンドロームを認知している国民の割合の増加	A

A：目標達成，B：改善傾向，C：不変，D：悪化，E：評価困難

【文献】

1) 江藤裕之：health の語源とその同族語との意味的連鎖－意味的連鎖という視点からの語源研究の有効性－，長野看護大学紀要，**4**，96-99（2002）．

2) 野村亜由美：健康についての医療人類学的一考察－WHO の健康定義から現代日本の健康ブームまで，保健学研究，**21**，19-27（2009）．

3) 桝本妙子：「健康」概念に関する一考察，立命館産業社会論集，**36**，123-137（2000）．

4) 伊藤ちぢ代：貝原益軒『養生訓』の「健康」観をめぐって，日本大学大学院総合社会情報研究科紀要，**6**，128-137（2005）．

5) 厚生科学審議会地域保健健康増進栄養部会，次期国民健康づくり運動プラン策定専門委員会：健康日本21（第2次）の推進に関する参考資料（2012）．

6) 野崎康明：ハルバート・ダンのウェルネス概念についての研究，同志社女子大学学術研究年報，**56**，67-79（2005）．

7) NB.Belloc, L.Breslow：Relationship of physical health status and health practices, *Prev. Med.*, **1**, 409-421 (1972).

8) 森本兼曩：ライフスタイルと健康，全日本鍼灸学会雑誌，**53**，141-149（2003）．

9) 厚生労働省，健康日本21評価作業チーム：「健康日本21」最終評価 http://www.mhlw.go.jp/stf/houdou/2r9852000001r5gc.html（2011）．

〈千葉　仁志〉

1-3 現代未病の概念と解釈
－東洋医学的未病と西洋医学的未病－その応用

1. はじめに

　日本の医療制度の下では，西洋医学医療も東洋医学医療も同じ医療機関で受けることが可能である。二つの医学体系を同時に保険医療として享受できる医療システムは中国にも韓国にも米国にもない。日本人の長寿の秘密はこの縦横に張り巡らされた制度のお蔭である公算も強い。きめ細やかなこれらの恵まれた医療システムを次世代にまで残すことが日本未病システム学会の主旨の一つである。

　そのために病気以前で病気に向かう状態を指す概念である「未病」を，当学会では再発見し現代未病として構築を行っている。その手順として分かりやすく掘り下げ，科学し，誰でも体得できるようにし，21世紀の医療システムに組み入れることを目指している。まず未病を東洋医学的未病と西洋医学的未病に分けることで，分かりやすくなる。この項ではその現代未病の概念の進化と解釈について述べる。

2. 未病潮流について　日本，韓国，中国（未病は秘伝であった）

　未病という言葉は約2000年以上前に中国（後漢）で生まれている。中国最古の医学書といわれる黄帝内経素問に「未病」の原点をみることができる[1]。ここには「聖人不治既病，治未病」とあり，総じて病気以前の状態を指し，"名医はすでに生じた病気を治すのではなく未病の内に治す"とされ，西洋医学でいう予防医学の概念ができ上がっているのに驚く。この古典に現れる未病とは「病気以前の病気に向かう状態」の存在と思われる。西洋においても紀元前460年頃ヒポクラテスにより，衛生問題，環境と病気の関連について言及し，病気を未然に防ぐ環境衛生，食事の重要性を述べている。西洋における未病としての概念の始まりであろう。

　この中国における未病はその後数奇な運命をとげる。時には哲学であり，医学であり，そしてある時は兵法学として形を変えてきた。敵に攻められる前に準備をしておくことの意義にこの未病の概念が応用された。治未病である。その後3世紀には張仲景により編集された金匱要略には「肝臓の悪化が脾臓へ伝播すること」

未病医学標準テキスト　11

がすでに記されている。脾臓が腫れないうちに肝臓をよくしなければならないことが記されている。この未病の流れは臓器相関の概念として発展していく。血液検査もなく，画像診断もない時代，病気の連続性を示し，悪化させないうちに未然に対応することが未病を治すことであった。未病は秘伝であったのである。

この原本である黄帝内経は日本へは直接に遣隋使，遣唐使を通じて中国よりもたらされた。

一方，韓国には韓方医学の流派である四象医学の中にこの未病の概念は少し残されている[2]。体型と性格と生活様式と病気との関連を体系化している。現在の韓医学の中核センターである Korea International Oriental Medicine（KIOM）が中心となり国家規模での未病プロジェクトが立ち上がり，進められている。この未病プロジェクトは 2012 年に設置され，韓国での高齢社会を念頭においた国家規模での社会保障システムの一助として応用化が進められている。

さて，中国ではその後の度重なる戦乱のためか，この黄帝内経の原本は散逸消失し現在存在しない。幸い日本では仁和寺にその黄帝内経の写本が保存されている。これは遣隋使，遣唐使により日本にもたらされ，今日に未病の由来を示す貴重な資料である。

3. 現在の東アジアの未病の取り組み

毛沢東による中国の時代ではすでに未病という概念は忘れさられていた。しかし健康と病気の間を「亜健康」と称された。この概念は現代日本の未病の概念と近い。2005 年，当時国務院副総理，衛生部長であった呉儀により日本での未病の研究が知らされ，再輸入された形で中国に浸透している。現在の中国では「治未病中心」として各地に創設され，中医学的診断，治療を軸として地域における軽症な病気の治療として活動している。そして 2017 年 7 月には中国で未病を冠する学会支部が初めて設立された。中国民族医薬学会　治未病分会である。一人っ子政策による急激な少子高齢社会を迎える中国にとって，この未病の概念は重要視されてきている証拠であろう。今後急速な発展が期待される。

さて，日本では 17 世紀に貝原益軒の養生訓の中ですでに未病に関して述べられている箇所がある。この本には今日でいう生活習慣病の指南書として未病の概念が取り入れられている。養生することが未病を治すことになるとされた。養生は未病の古典的ガイドラインの一つであり，当学会もこの養生の流れを基本概念としている。

しかし明治になり脱亜入欧により西洋医学の時代となり未病は一旦忘却された。日本漢方においても未病としての基礎的臨床的貢献はみられていない。しかし少子高齢時代の日本で再びこの未病の医学に注目が当てられ，日本未病システム学会が 1995 年創設された。2003 年には第 7 回アジアオセアニア国際老年学会のシンポジウムで中国，韓国，タイ，米国の権威者と協議し高齢社会における「未病」の重要性を認識し，この文字を Mibyou と発音することが承認されるにいたった[3]。

4. 現代未病の新しいカテゴリーとしての西洋医学的未病と東洋医学的未病

　健康と病気とは独立した二つの世界ではなく，連続した状況である。そして病気に向かう状態を未病としている。グレーな状態であるが，学会ではこの状態を科学すべく，東洋医学からも西洋医学からも分かりやすくアプローチできるように表したのが**図1**である。健康と未病，病気の領域が明確に示されている。特徴はこの未病を「検査」という切り口で二つのカテゴリーに分類したことである。上記（図1）の未病の概念を参照していただきたい。

　「自覚症状はないが検査をすれば異常値を示す状態」を西洋医学的未病とし，「自覚症状はあるが検査では発見できない状態」を東洋医学的未病に，未病を区分している。東洋医学的未病とはしびれ，倦怠感，冷え，肩こり，のぼせ，ふらつき，胃もたれなど自覚症状を有するがなんら検査では異常なしとでる状態[4]である。さらに脳ドックなどの最新の画像診断で発見される異常所見も自覚症状が無い状態では未病であるとされる。

　最近では「機能性ディスペプシア」なども東洋医学的未病の範疇に入る。胃のもたれなどの自覚症状はあるが内視鏡検査や他の消化器検査を行っても異常がみられないからである。耳鳴りなども東洋医学的未病の範疇に入る。しかし今後，臨床検査技術の発展進歩で東洋医学的未病は異常の部分が見える化されるにつけ，徐々に縮小化する可能性がある。**表1**には西洋医学的未病と東洋医学的未病の代表的な対象を列挙した。

　さて，西洋医学的未病に属する「自覚症状はないが検査では異常」に属する状態には肥満，高脂血症，境界域糖尿病，境界域高血圧症，高尿酸血症，無症候性脳梗塞，未破裂脳動脈瘤，preclinical認知症，潜在性心不全，脂肪肝，B型肝炎C型肝炎のキャリア，メタボリックシンドロームなど多くのものが該当する。さらに遺伝子レベルで異常が同定できる未病も加わることになる。

　ここで重要なのは生活習慣病の改善で健康に向かう状態の未病と，医療の介入が必要な状態の未病とが混在することとなる。

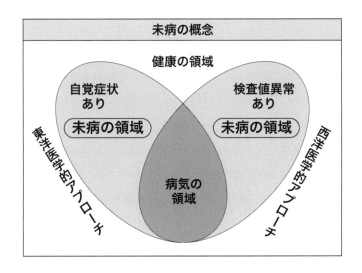

【図1】未病の概念

未病の範囲は今後，検査技術の発展とともに広がりをみせる。ここで明確にしたいのは「病気」とは自覚症状もあり，検査値も異常を示す状態である。これは東洋医学的未病と西洋医学的未病のオーバーラップした状態である[4]。この病気の範囲は医療でケアするのである。では未病はいかにケアするのが適切なのであろうか。

【表1】現代未病の対象

未病の対象
総数6000万人強（2016年）

西洋医学的未病	
（自覚症状はないが検査で異常）	・未破裂脳動脈瘤
・境界域高血圧	・肝のう胞
・高脂血症	・無症候性ピロリ菌感染
・境界域糖尿病	
・肥満	**東洋医学的未病**
・高尿酸血症	（自覚症状はあるが検査で異常なし）
・脂肪肝	・冷え、のぼせ
・メタボリック・シンドローム	・瘀血
・動脈硬化（初期）	・機能性ディスペプシア（胃もたれ）
・無症候性心電図異常	
・タンパク尿、潜在性血尿	**中間的未病**
・無症候性貧血	・慢性疲労
・肝炎(B)キャリアー	・たばこ依存症
・無症候性脳梗塞	・MCI（軽症認知症）

5. 医療介入の有無を考慮した未病1期と未病2期の分類と対策

　未病のケアはすべて自立で行うのかというとそうではない。未病のガイドラインとしては"自覚症状のない未病"をさらに**図2**のように〈未病1期〉（自立でケアを行う部分）と〈未病2期〉（医療保険で扱う部分）に分類している。未病状態は本来はリバーシブルであり，自己努力次第で健康に向かえる状態であるからである（図2）。

　＜未病1期＞と＜未病2期＞の分類のポイントは器質的変化や臓器障害の所見の有無で分かれることである。医療の介入の必要性があるか，自立で改善に向かわしめるかの判断点である。たとえば画像診断でわかる無症候性脳梗塞や脳動脈瘤の場合は器質的変化がすでに生じているので〈未病2期〉となり，糖尿病性腎障害の指標である尿中アルブミンの陽性の場合は〈未病2期〉となり医療の介入が始まる。腹部エコーで発見される脂肪肝や胆石のサイレントストーンもこの未病2期に属する。

　〈未病1期〉の場合は画像検査やME機器による検査では他覚的異常所見が認められない場合で，血液検査レベルで基準値範囲の10％以内の異常である場合である。このような場合，対応としては，まず行動変容による食生活，運動の励行など生活習慣の改善をはかり，時にはサプリメントの活用も可能である。

14　第1章　総論

〈未病2期〉は積極的に医療介入し医療保険の対象となる。一方，基準値の10%以上の異常がある場合には〈未病2期〉として医療の介入を考える。メタボリックシンドロームはごく軽症から治療を余儀なくされる重症まで連続しているので，未病1期から医療の介入する病気状態までの幅がある。

この〈未病1期〉，〈未病2期〉の概念を導入することにより，対象となる患者は対応しやすくまた診療を行う側にも納得のいくガイドラインとなる。未病1期として明確にすることで「自分で守れる範囲は自分で守ること」ができ，継続して管理しやすくなる。IoT機器の進化でこの状態が見える化されてきた。これは医療費の適切化にもなり，国民皆保険制度の維持につながると考えられる。

そして自らの身体をケアすれば次の世代へのツケを少なくさせることにつながる。

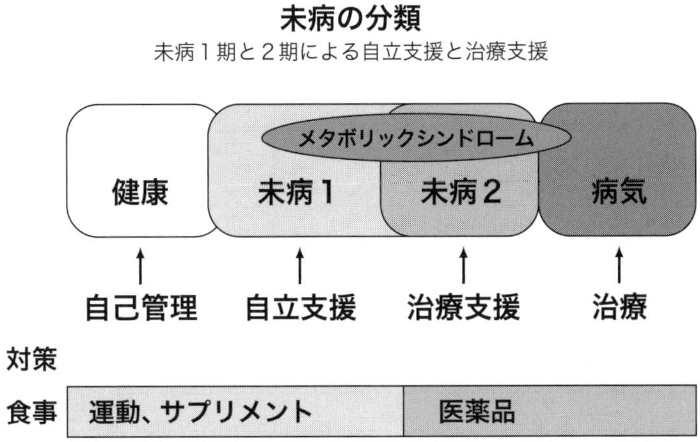

未病の分類
未病1期と2期による自立支援と治療支援

【図2】自立か医療介入かを念頭に置いた未病期による分類とその対策

6. 浮かび上がってきた未病の値

2014年4月，人間ドック学会から健康と病気の基準値が発表された[6]。これまでの医学系学会（高血圧学会，動脈硬化学会，糖尿病学会）およびメタボ健診の推奨する正常値（基準値）とはかなり大きな乖離がみられる（**表2**）。

これは人間ドック学会が150万人の人間ドック受診者から何ら異常が出ず，薬も飲まず，本人も自覚症状もなくWHOの健康の定義に入る超健康人1万人を抽出し，検査を行った身体数値の結果である。これは現在健康でいられるという指標であり，すなわち現時点という3次元での健康状態の範囲を示している。

これまで高血圧学会，糖尿病学会，動脈硬化学会，特定健診の指標が提唱する基準値は近い将来，病気を発症するリスク率が高まるという起点を基準値としている。すなわち健康について将来の4次元までを考

未病医学標準テキスト | 15

【**表2**】日本人間ドッグ学会と各学会の基準値の差

	人間ドック学会の提唱する上限の基準値	医学系学会・メタボ健診の提唱する上限の基準値
血圧（収縮期） 　　（拡張期）	147mmHg 94mmHg	130mmHg 以上（高血圧学会） 90mmHg
総コレステロール	男性 254mg/dl 女性 238〜280mg/dl	220mg/dl 以上（動脈硬化学会）
LDL コレステロール	男性 178mg/dl 女性 152〜190mg/dl	120mg/dl 以上（動脈硬化学会）
HDL コレステロール	男性 40mg/dl 未満 女性 49mg/dl 未満	40mg/dl 未満（動脈硬化学会）
中性脂肪	男性 198mg/dl 女性 134mg/dl	150mg/dl 以上（動脈硬化学会）
血糖値	114mg/dl 以上	100 以上（メタボ健診基準）
HbA1c	男性 6.3%　以上 女性 5.83〜6.2%　以上	5.6％以上（メタボ健診基準）
γ-GTP	男　84 女性　40	男 75 女 45 （メタボ健診基準）
肥満（BMI）	27.7 以上	25 以上（メタボ健診基準）

●未病の閾値＝（人間ドック学会基準値）−（特定健診の推奨基準値）との差

	未病の範囲
血圧（収縮期）	131〜146mmHg
血圧（拡張期）	91〜93mmHg
中性脂肪（mg/dl）	（男性）151〜197mg/dl （女性）135〜149mg/dl
γ − GTP	（男性）76〜83 （女性）46〜50
肥満（BMI）	26〜27.6
総コレステロール	（男性）199〜254mg/dl
LDL コレステロール	121〜177mg/dl

慮する発想である。それに対して人間ドック学会では現時点で健康を保障する状態を基準値としたことである。ここに大きな相違が出てきたといえる。将来，病気が発症してくる起点値なのか，現在，健康状態でいられる値を示したのか。すなわち3次元的安全基準なのか4次元的安全基準値なのかのアプローチの違いで生じてきた差異である。

　これらの学会はどちらも人間の心身状態を健康か病気かの二つの概念の世界で基準値を考えているといえよう。健康と病気の間は連続していて，その間に未病が存在することを認識すればこれらの差異は解消すると考えられる。そこでこれらの学会が提唱するそれぞれの基準値の＜差異の値＞を「未病の閾値」とするのは意外と的を得ていると考えられ，第21回日本未病システム学会で発表した[7]。参考にしていただければ幸いである。

7. おわりに

　少子超高齢化時代といわれ久しく，高齢者が25%以上になる時代を迎えた。老化に伴い病気の合併は生物学的に必然的に多くなる。健康状態から病気にいたる段階のグレーな未病の自立制御は国民的課題でもあろう。現代未病ではそのグレーな未病をターゲットとして認知し，科学し，より明確化を進めている。ICTの発展と共に未病産業も発展してきた今日この頃，未病の概念とその見える化を科学することはこの学会の責務でもある。現代未病を提唱するにあたり，①健康と病気の間の未病の認識，②西洋医学的未病と東洋医学的未病の棲み分け，③対策としての未病1期と2期への分類，そして，④未病の値についてこの25年間の未病潮流について述べた。未病は少子高齢化社会を生き抜く国民的知恵であり，イノベーションでもある。その意味で本書が健康と病気を考える人に役立つことを期待したい。

【文献】
 1）小川鼎三：医学の歴史，中央公論社（1964）.
 2）三木栄：補訂朝鮮医学史及疾病史，思文閣出版（1991）.
 3）Y.Fukuo：The concept of Mibyou in aging society, *Geriatrics and Gerontology International*, **4**, S214-215, (2004).
 4）福生吉裕：未病からみた動脈硬化―その歴史からの展望と社会的意義―，日本未病システム学会誌，**1**（2），1-5 (2005).
 5）福生吉裕：現代における未病医学とは，未病医学入門，2-7（2006）.
 6）新たな健診の基本検査の基準範囲　日本人間ドック学会と健保連による150万人のメガスタディー，www.ningen-dock.jp/wp/wp-content/uploads/2013/09/プレスリリース用PDF（140409差し替え）.
 7）福生吉裕：はからずも明らかにされてきた「未病の範囲」（非病非健の領域）日本未病システム学会雑誌（suppl），103（2014）.

〈福生　吉裕〉

| 1-4 | 未病と予防 |

未病と予防
—肥満・肥満症・メタボリックシンドロームへの道—予防治療

1. 肥満とは

1.1 肥満と過体重

肥満とは身体に脂肪が過剰に蓄積した状態をいう。一般には体重が重いか軽いかで判断している。しかし，体重には脂肪のほかに骨格（骨量）やスポーツマンなどでは筋肉量が影響する。高齢者では腎臓病や心不全があると体重の変化は身体にたまった浮腫などの水分の量も影響を与える。このように肥満と過体重が必ずしも一致するとは限らない。

1.2 脂肪細胞と脂肪組織

脂肪細胞は摂取エネルギーの余剰分を蓄積エネルギーの中性脂肪として貯蔵する細胞で，貯蔵したエネルギーを必要時放出する。近年，脂肪細胞の多様な作用が解明されてきた。脂肪組織は脂肪細胞という実質細胞のほか，間質細胞として細血管，血管内皮細胞，繊維芽細胞，免疫担当細胞などが含まれる。

2. 肥満の成因

2.1 食欲中枢の調整機構[1)2)]

肥満はエネルギーのホメオスターシス機構の障害で起こる。摂食という食欲の制御と身体活動や基礎代謝や発熱機構などのエネルギーの消費機構のバランスが崩れた状態が肥満であり，やせである。エネルギーのホメオスターシス(恒常性)の関わる機構としては脳下垂体を中心とする脳や中枢部，摂食に関わるホルモン[1)]，感覚，腸管などの末梢性機序に分けられる。

摂食調節の中枢は視床下部（恒常性調節）と中脳辺縁系（報酬系調節）にあり，視床下部の腹内側核には摂食を抑制する因子・満腹中枢があり，外側野や室傍核には摂食を促進する因子・摂食（空腹）中枢が局在している。飽食時には満腹中枢のグルコース受容体ニューロンが興奮して満腹感が出現，摂食行動が中止する（図1）。血糖値が上昇するより早く食べてしまうような，20分以内の"早喰い"は満腹中枢が作動しないため過食を招きやすく，肥満になりやすい。

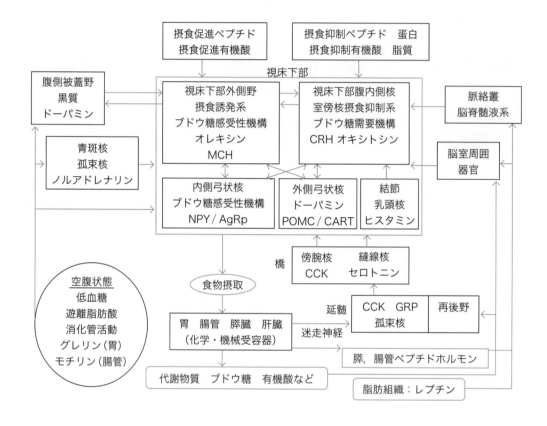

【図1】 視床下部を中心とする摂食調節機構と調節因子 [1]

2.1.1　摂食行動を引き起こす因子：摂食中枢と刺激因子（図1）

　空腹時には血糖の濃度の低下も関知するが，低血糖時には肝臓などで糖新生が起こり，現実には空腹時に低血糖になることが少ない。空腹時には脂肪の分解によって上昇する脂肪酸（FFA）が摂食中枢を刺激して摂食行動を促す。末梢から血流や迷走神経を介して送られたシグナルは，最終的には視床下部の弓状核（ARH）に存在するニューロンに作用し，シグナルとなるホルモンによって摂食促進あるいは抑制の両方の摂食調節に作動する。

　食欲を高めるペプチドにはNPY（神経ペプチドY）があり，中枢，末梢神経系に広く分布しているが，とくに弓状核内部に豊富に存在している。オレキシンやガラニンニューロンとシナプスを形成し，レプチン，グレリン，インスリンなどの受容体が存在し，オレキシンやグレリンで活性化される。AgRP（アグーチ関連ペプチド）は弓状核や副腎髄質に存在し，POMCなどの食欲抑制作用に拮抗する。ほかに食欲促進物質や受

容体にはMCH（メラニン凝集ホルモン），オレキシン，オピエート，ガラニン，グルタミン酸作動ニューロン/NMDA受容体，ノルエピネフリン，オピオイドなどがある。

2.1.2 摂食行動を抑制する因子：摂食抑制中枢と抑制因子（図1）

食欲を抑制するものには強力な摂食抑制作用のあるアルファ・メラノコルチン刺激ホルモン（α-MSH）の前駆体であるPOMC（プロオピオメラノコルチン）が弓状核に存在し，過食で低下し，レプチンで亢進する。CART（コカイン・アンフェタミン調節転写産物）は弓状核や室傍核に投射し食欲抑制に働く。CRH（コルチコトロピン放出ホルモン）はACTH放出促進のほか摂食抑制，熱産生，抑うつ作用や不安などを引き起こす。摂食抑制物質にはGABA-A受容体などのニューロンや神経性ヒスタミン，ソマトスタチン，セロトニン（5HT），コレシストキニン（CCK）などがある。

2.1.3 自然報酬系摂食調節の局在と作用（図1）

嗜好性の高い食品や薬物により快楽や喜びを感じる自然報酬系の摂食調節は腹側被蓋野の中脳辺縁系で行われ，ドーパミンシグナルの応答による異常な動機づけ行動などが関係するといわれる。満腹刺激はこのドーパミン刺激を減弱させる。摂食刺激はドーパミン刺激を活性化して摂食を亢進させる。

2.1.4 β3受容体と節約遺伝子など遺伝子変異による肥満

ノルアドレナリンが褐色脂肪細胞上のβ3受容体に結合すると，脱共役タンパク（uncoupling protein 1：UCP1）が生成され，脱共役により熱が産生される。白色細胞ではこの作用によりホルモン感受性リパーゼが活性化されて，脂肪分解がはじまる（図2）。

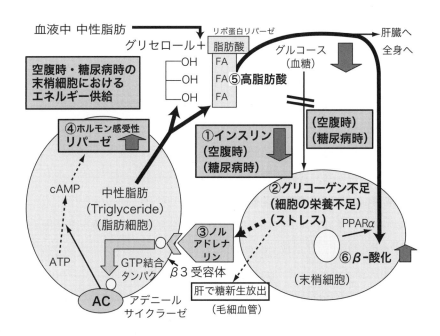

【図2】空腹時，糖尿病高血糖時，低血糖時の細胞の栄養失調とストレスによるlipolysis

日本人を含めた黄色人種ではβ3受容体の遺伝子（β3AR）が約1/3のヒトで変異し，熱を産生することが少ない反面，カロリーを節約し消費しにくい。黄色人種が軽度の肥満でも糖尿病の発症が多いのはこのためとされ，この変異した遺伝子を節約遺伝子と呼ぶ。

ほかにもUCP-1遺伝子の変異を日本人の1/4が保持し，下半身肥満の原因とされている。また，β2アドレナリン受容体遺伝子（β2AR）の変異を日本人の16%が保持するという報告があり肥満になりやすい。またFTO（fat mass and obesity associated）遺伝子の変異があるとグレリンの異常がありBMIが高い傾向にあり，また高カロリー嗜好派タイプの遺伝因子とされている。さらにリポ蛋白リパーゼや脂肪酸輸送タンパク質（CD36）などの遺伝子の転写を促進し，脂肪細胞への脂肪酸輸送を促進するPPARγや，カルパイン10に遺伝変異が起こっていることが多い。アディポネクチン遺伝子変異がある日本人の膵β細胞からのインスリン分泌能が，欧米人と比較して少なく，糖尿病になりやすいとされている。

国際研究チーム「Genetic Investigation of Anthropometric Traits（GIANT）」は，50万人を対象としたゲノムと体脂肪率の比較を行い，その関係を探り，「ウエスト/ヒップ比」診断基準に関連する49種の遺伝子変異がみつかり，うち33種は，はじめて確認されたものである。

フィードバック調節に関与するホルモンなどの物質には，

① レプチン (leptin) [3)4)]

脂肪細胞によって作り出されるアディポサイトカインであり，強力な飽食シグナルを弓状核へ伝達し，食欲と代謝の調節を行う。レプチンは摂食を抑制するとともに，交感神経活動亢進によるエネルギー消費を増大させ，肝臓や骨格筋では糖代謝の亢進，インスリン感受性の亢進をもたらす。すなわちレプチンは肥満の抑制や体重増加の制御の役割を果たし，血中のレプチン濃度は脂肪組織量と比例し，肥満者ではレプチン濃度は高い。しかし，肥満者では摂食抑制効果は減弱しており，外から投与したレプチンは食欲抑制作用を示さず，レプチン抵抗性状態となっている。高脂肪食はレプチン抵抗性を誘導する。

② グレリン (ghrelin)

グレリン（ghrelin）は，胃のX/A like細胞から産生されるペプチドホルモンで下垂体に働き成長ホルモン（GH）分泌を促進し，また視床下部に働いて食欲を増進させる働きをもつ[5)]。GHS-R（growth hormone secretagogue receptor）の内因性リガンドで，グレリンの投与により，体重増加，脂肪組織の増大がみられることから，レプチンに拮抗するホルモンとされる。グレリン受容体は脳下垂体のほか腹側被蓋野，扁桃体，海馬などにあり，他に膵，心筋，胃，小腸など多くの組織で発現している。

③ その他，脳を通して摂食に影響を与えるもの

インスリンは弓状核NPY/AgRPニューロンを抑制して摂食量を減らし，体重を減少させるが，一方では脂肪酸とグリセロールから脂肪細胞を合成する作用をもつ。

食物中の糖類が分解されたグルコースが血液によって脳に到達すると満腹感が生まれる。

食後の胃壁の拡張刺激は胃に分布している迷走神経が刺激され，それが脳に伝わって，満腹感を生み出す。

外側野近傍に体温調節中枢があり，体温上昇は摂食抑制，体温低下は食欲亢進に働く。

味覚，嗅覚の記憶，これまで美味であった記憶が食欲を亢進させる（**図3**）。

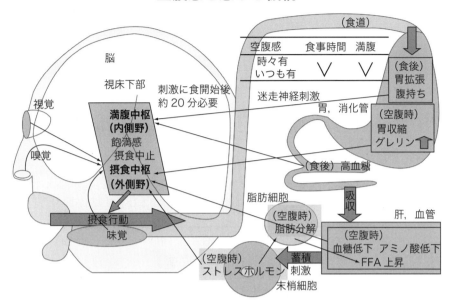

【図3】空腹感を感じる機序[2) 3)]

3. 白色脂肪細胞と褐色脂肪細胞　脂肪細胞の増殖と肥大

3.1　白色脂肪細胞とアディポサイトカイン（アディポカイン）

　人間の体内には2種の脂肪細胞がある。通常，脂肪細胞といわれるのは白色細胞である。
　ヒトでは白色脂肪細胞数は大人約300億〜600億個；胎児期，乳児期，思春期に増え，20歳時で白色脂肪細胞数はほぼ一定となり，Spaldingらは20歳を超えると白色細胞の数の増加はなく，20歳以降の体重増加は主として腹部を中心とする脂肪細胞の肥大によるものと報告した（図4）[6)]。
　20歳時肥満者は脂肪細胞数が多く内臓脂肪型肥満では細胞自体が大きいが，その両方のケースもある。脂肪細胞の起源は中胚葉系細胞に分岐しうる間葉系多機能幹細胞で，これが脂肪前駆細胞に分化し，細胞分裂により成熟脂肪細胞となる。肥満形成時には成熟脂肪細胞では過剰なエネルギー摂取によりPPARγの活性化が起こり，まず脂肪の合成・蓄積が生じ脂肪細胞の肥大化が起こる。PPARγの活性化は脂肪細胞の分化にも作用し，肥大化した脂肪細胞から増殖因子も分泌する。肥満進展時はエネルギーの過剰摂取によりまず脂肪細胞の肥大がみられるが，動物では脂肪細胞の大きさが上限に達すると分裂する。ヒトでも脂肪細胞が140μm以上の大きさにはならず，高度肥満では脂肪細胞の数も増えていると想定されている[7)]。一方，P27のような脂肪細胞の増殖抑制因子も見出されている。成熟脂肪細胞は機能を終え，虚血のためにアポトーシスやネクローシスによって排除される。

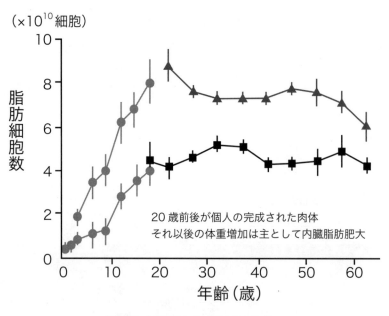

【図4】脂肪細胞数の加齢変化[6]

白色脂肪細胞からは次の多くの生理活性物質（adipokine）を分泌する。

3.1.1　炎症マーカー　TNFα，IL-6など

白色細胞は下腹部，臀部，大腿部，上腕，背中，内臓など全身あらゆるところに存在する。成熟脂肪細胞の大きさは70～90μm，肥大化した細胞は130～140μmとなる。その際，炎症性のマクロファージなどが出現する。これは，一つは脂肪組織において1.5倍に膨れ上がった脂肪細胞による組織内細動脈の圧迫による血流障害と肥大化した脂肪細胞に血流が行き渡らないために起こる炎症などのため，炎症性マクロファージ（monocyte chemoattractant protein-1：MCP1）が出現し，TNFα，IL-6など炎症マーカーが上昇する[8]。さらにマクロファージは肥大化した壊死に陥った脂肪細胞の周囲に集積し，貪食して多核化する可能性が指摘されている[9]。また，飽和脂肪酸は炎症性マクロファージを誘導するがn-3系多価不飽和脂肪酸であるEPA（エイコサペンタエン酸）には炎症性変化に強力に拮抗する[10]。EPAは細胞膜の流動性を良くして，赤血球変形能を高め，局所の微小循環作用を改善することはよく知られている[11]。これら炎症性マクロファージによって生じたサイトカインがインスリン抵抗性を引き起こす大きな原因とされ，脂肪細胞との相互作用でアディポサイトカインの産生調節を障害するとされている[12]。

3.1.2　アディポネクチン

内臓脂肪型肥満では脂肪細胞とマクロファージの相互作用によるアディポネクチンの脂肪細胞での産生が破綻している。このほか喫煙後にも時間の経過とともにアディポネクチンの血中濃度が下がり，喫煙者ではアディポネクチンが低値を示す[13]。これらは脂肪組織における微小循環障害に基づく脂肪細胞の機能低下が関係している可能性がある。

アディポネクチンは，血管拡張作用，抗動脈硬化作用，抗糖尿病作用，抗炎症作用などをもっており，この分泌が下がることでメタボリックシンドロームの発症や動脈硬化の進展や炎症や血管収縮などを引き起こしやすくなり[14] また悪循環をきたす可能性がある。

3.1.3　遊離脂肪酸（FFA）

脂肪細胞の主成分中性脂肪が，ストレス時や空腹時や糖尿病時にインスリンの効果が低下してブドウ糖が利用されないエネルギー不足時に，交感神経が活性化される。その際，白色脂肪細胞では図2のようにアデニールサイクラーゼの作用でcAMPが活性化され，ホルモン感受性リパーゼに作用してTGが分解されて脂肪酸として血中に放出される。放出されたFFAはエネルギー源として末梢細胞内でβ酸化される。褐色脂肪組織ではFFAは熱産生に使われる。

3.2　褐色脂肪細胞

褐色脂肪細胞[14] には古典的褐色細胞と白色細胞から活性物質により分化した褐色細胞とがある。首の周囲，腋下，肩甲骨周囲，心臓と腎臓の周囲の5か所に存在する。$20 \sim 40 \mu m$ の大きさで，熱の産生，放出作用があり，体温を維持している。温度調節が悪い生後から幼児期にかけては400gあった褐色細胞は成長期になると次第に減って約40gと全脂肪細胞の1%以下となる。熱産生作用が活発な人はエネルギーの消費も多く，余分なエネルギーを消費するため太りにくいが，加齢により代謝が低下すると太りやすくなる。

褐色脂肪細胞は，鉄を含んでおり，それが茶色を呈し，多数の小さな脂肪滴とはるかに多い数のミトコンドリアが含まれている。褐色脂肪組織は多くの酸素を必要とするため白色脂肪組織よりも多くの毛細血管が集まっている。脂肪細胞のホルモン感受性リパーゼの作用により分解し熱産生などを引き起こす。

4. 肥満の指標と肥満症の定義 [15]

肥満の指標としては体重と身長から計算したBMI（body mass index：体格指数）が使われる（**表1**）。

4.1　BMI

BMI= 体重【kg】÷（身長【m】）^{2} 【kg／m^2】で計算される。

久山町研究では日本人ではBMI 25以上の過体重で明らかに脳卒中や虚血性心疾患での死亡者や発症者が増加している。

標準体重：$22 \times$ 身長（m）$\times$ 身長（m）

標準体重　BMI 22が日本人では最も長寿ということから標準体重の基準になっている。

【表1】 肥満の診断基準　日本肥満学会基準（2000 年）および WHO 基準

BMI （kg／m²）	日本肥満学会基準	WHO 基準
BMI<18.5	低体重	Underweight
18.5≦BMI<25.0	普通体重	Normal range
25.0≦BMI<30.0	肥満（1 度）	Preobese
30.0≦BMI<35.0	肥満（2 度）	Obese I
35.0≦BMI<40.0	肥満（3 度）	Obese II
40.0≦BMI	肥満（4 度）	Obese III

4.2　肥満度

肥満度：（現在体重 - 標準体重）÷ 標準体重 ×100

+20% 以上は肥満　- 10% 以下はやせ

【子供の肥満度】　（体重 - 標準体重）÷ 標準体重 ×100

4.3　体脂肪率（脂肪と筋肉のバランス）　生体インピーダンス法で測定

標準：男性　15 ～ 20%　成人女性　20 ～ 30%

痩せ：男性　15% 未満　成人女性　20% 未満

軽度肥満：男性　20 ～ 25%　成人女性　30 ～ 35%

中等度肥満：男性　25 ～ 30%　成人女性　35 ～ 40%

重度肥満：男性　30% 以上　成人女性　40% 以上

6 ～ 14 歳女性では　25% ～軽度　30% ～中等度　35% ～重度の肥満とする。

4.4　その他の標準体重算出法

桂の方法：（身長【cm】- 100）× 0.9

Broca の変法：〈身長 175cm 以上〉：身長【cm】- 110

〈165 ～ 174cm〉：身長 - 105

〈155 ～ 164cm〉：身長 - 100

4.5　内臓脂肪型肥満基準　洋ナシ型肥満（下半身肥満）

【これに対する肥満は　リンゴ型肥満（上半身型肥満）】

【CT スキャン】内臓脂肪面積　100cm² 以上 [17]

【日本内科学会】腹囲 = ウエスト周囲径　男性 85cm 以上　女性 90cm 以上 [17]

【国際糖尿病連合（IDF）等の東洋人】腹囲　男性 90cm 以上　女性 80cm 以上

【日本未病システム学会ガイドライン】久山町研究 [18]，IDF に基づく。新老人期は除く

無症状でかつ　ウエスト周囲径　男性 90cm 以上　女性 80cm 以上を異常未病域

男性 85cm 以上　女性 75cm 以上を境界未病域

【補助診断】 20歳時体重から10%を超えた体重増加があれば 境界未病域

20%以上の体重増加があれば 異常未病域

【ウエスト–ヒップ比】 ウエスト÷ヒップ 男性0.9以上 女性0.85以上

【20歳時からの体重増加率】(現在体重−20歳時体重)÷20歳時体重×100：20%以上[19]

厚労省研究班では20歳時より5kg（20歳時50kgの人では約10%）痩せたもので死亡率は高く，5kg以上太ったものでは死亡率は低いという成績がある。しかし，太ればメタボリックシンドロームなど合併症が発生する確率が大となり，健康障害のリスクは高い。この成績の本体は70歳を超えた後期，超高齢期ではフレイルの原因であるサルコペニアや骨粗鬆症や低蛋白などに気をつける必要がある。

20歳時体重±10%が適正体重と考えてそれを維持し，20歳時過体重だったものでは，体重が変わらなくてもlean body mass（筋肉量，骨量等）の減少に伴う体脂肪率の増加による肥満が起こっている可能性があるので注意する。

【隠れ肥満】：体重がBMIで正常範囲だが体脂肪率が高い。若い時，痩せの人が体重が増え内臓肥満型肥満になってもBMIは正常範囲であるので，注意が必要である。

4.6 肥満と肥満症[20]

肥満があって肥満による健康障害または内臓脂肪型肥満があるものを「肥満症」とする。

肥満症の健康障害とは

①2型糖尿病・耐糖能異常，②脂質代謝異常，③高血圧，④高尿酸血症・痛風，

⑤冠動脈疾患：心筋梗塞・狭心症，⑥脳梗塞，⑦睡眠時無呼吸症候群・Pickwick症候群，⑧脂肪肝，

⑨整形外科的疾患：変形性関節症・腰痛症，⑩月経異常，⑪肥満関連腎症

診断基準に含めない健康障害

①扁桃肥大，②気管支喘息，③胆石，④膵炎，⑤蛋白尿・腎障害，⑥子宮筋腫，

⑦悪性腫瘍，乳癌・胆のうがん・大腸がん・子宮内膜がん（体がん），前立腺がん，

⑧偽性黒色表皮腫，⑨摩擦疹・汗疹などの皮膚炎

5. 肥満の医学的問題点

①メタボリックシンドロームの合併を介した心血管病の発症
②物理的負荷に伴うロコモティブシンドロームの発症
③その他

5.1 肥満の歴史

2万5千年前のヴィーナス像（土偶）は完璧な肥満体，太りすぎの女性像となっている[21]。ルノアールの

未病医学標準テキスト 27

女性像は肥満傾向の女性が多く描かれている[22]。

　欧米男性に対する好もしい女性感についてアンケートのなかで，肥満者と痩せた人の選択質問をすると肥満型タイプが良いという人の方が多いという結果がでた。前述のように20歳時の体重から5kg以上太った肥満群と5kg以上痩せた群と不変群との比較では，肥満群で死亡率が有意に低く，痩せ群で死亡率が有意に高いという成績がある。

　一方，特定健診時のアンケートのなかには「20歳時からの体重増加が10kg（20歳時50kgの人で20%）以上太ったか」との設問が設定されている。こうした肥満があればメタボリックシンドロームになりやすい。その結果「健康」すなわち「自立できる期間」が損なわれて，自立できない病気，寝たきりなどの介護状態になるが，肥満者では死亡率が低く介護の期間が長期に及ぶことを意味する。さらに肥満が続けば重力そのものの負荷が関節や椎骨に長期間かかることになる。このため骨の変形の出現，靭帯や椎間板への負担がかかる。高齢者では転倒もしやすい。この結果，骨折や椎間板症などのロコモティブシンドロームや寝たきりの危機が高まる可能性も高く，体重増加そのものによる健康被害が問題になる。

　従来，脂肪細胞は単なるエネルギーの貯蔵庫，保温の役割，外部刺激のクッションなどと考えられ，医学的には大きな関心が払われていなかった。人類が誕生して以来，最近の約百年間を除けば飢餓との戦いであり，現在でも10億人以上が飢餓と戦っている。とくに農耕民族である東洋人は飢餓の状態が継続してきた歴史の流れで，わずかな食糧でも生きていける体質になっている。そしてこの飢餓の期間にエネルギーを上手に使い無駄使いしない体質が培われ，節約遺伝子が発現進化してきた。

●日本人の肥満

　最近百年くらいの間に，人類は農耕牧畜漁業の機器や食品などの作成法や収納法や開発が進み，文明国では経済が発達して飽食の時代になった。そこで問題としてきたのは過食による肥満とその健康障害である。

　日本では平成24年の統計ではBMIが25（kg/m^2）以上の過体重者は20歳以上の男性で29.1%，女性で19.4%であり，その頻度は男性では40～49歳で36%とピークを示し，50～59歳では31.6%と加齢とともに漸減傾向にあり，女性では40～49歳で16.2%，閉経を迎える50～59歳で21.6%と増加し加齢とともに増加傾向をみる。男性の60歳以降で肥満が減るのは，喫煙と同様で，男性では肥満者ほど心筋梗塞や脳卒中やがんなどの生活習慣病で早逝し淘汰された結果かもしれない。BMIが30以上の過体重者ははるかに低い数値で，アメリカの1/10以下である。しかし節約遺伝子の発達している日本人では，糖尿病の発症者は増加傾向を示し，平成24年度ではHbA1c6.1%以上か糖尿病である人は950万人と10年前の平成14年の740万人と比べ増加傾向にあり，とくに男性では60～69歳で20.7%，70歳以上で23.2%が糖尿病を強く疑われている。また，日本人では体重増加がわずかでも糖尿病になりやすく，BMIが25以上の過体重者は男性では最近になるほど増加傾向を示す。女性では減少傾向を示しているが，過去昭和40年代以後の日本の食糧事情が大きく欧米食に変貌して，以後なじんできた欧米風食生活の継続により団塊世代以後の世代でも糖尿病が増えているのが実態である。

5.2　内臓脂肪型肥満とメタボリックシンドローム

　20歳時までは過食で脂肪細胞は分裂して増加しやすく，それ以後の肥満では分裂は減り，脂肪細胞の肥大という形で進みやすい。内臓脂肪は栄養が真っ先にくる腹部内臓脂肪を中心に脂肪肥大がみられる。

●脂肪組織が肥大化していく過程

5.2.1　20歳時体重を基準にした内臓脂肪型肥満

　特定健診の聞き取り項目で「20歳時体重から10kg以上太ったか」という設問があり，内臓脂肪型肥満はメタボリックシンドロームの元凶とされている。大都市（大阪）の人間ドック受診者男性で，ドック健診受診者489人中（平均年齢50.6±10.7歳）で腹囲85cm以上の内臓脂肪型肥満(-)（以下 -n ）は185人，(+)（以下 -o ）は304人であった。思い出し法による20歳時から健診時点までの体重増加率と測定時の内臓脂肪面積はP<0.001と有意の正相関を示した。20歳時体重からの体重増加率を3群に分け，10%未満（以下，I群）は191人（39.1%），10～20%（以下，II群）は151人（30.9%），20%以上（以下，III群）は147人（30.1%）であった[19]。なお，20歳時の体重の思い出し法は，Tamakoshiら[20]が長期検診者を対象にした25歳時の思い出し記録と実際の25歳時の体重記録の照合でよい正相関を示し，思い出し法による過去の体重の正確性については問題ないとされている。

　日本の現在のメタボリックシンドロームの診断基準は，①男性では腹囲85cm以上，すなわち内臓脂肪面積100cm^{2}以上が必須とされ，②耐糖能異常，③高血圧，④高トリグリセリド血症あるいは低HDL-C血症の②～④のうち二つあればメタボリックシンドロームと診断される。**表2**に示すように20%以上体重が増えて健診時腹囲85cm以上あったIII-oの者130人中，体重増加10%未満で腹囲正常のI-nを1としたときの相対危険度は耐糖能異常1.28，高血圧2.66，高コレステロール血症を含む脂質異常症2.91と高頻度であった。一方，20%以上体重増加があったが腹囲85cm未満のIII-n の隠れ肥満者17人中20歳時のBMI 18.0以下が14人であり，17人の平均値も18.0であった。このIII-n 17人のうち，②～④のリスクが一つもない者は1人にすぎず，16人は何らかのリスクをもっており，相対危険度は耐糖能異常が1.42，高血圧が2.58，脂質異常症が1.97とIII-o群と同様であった。20歳時は体重が痩せであった人では，20%の体重増加があると，腹囲85cm以下の正常腹囲でもメタボリックシンドローム関連リスクをもっており，隠れメタボ肥満の原因となる。

　20歳時体重がすでにBMIが25以上の肥満であった者では，20歳時から体重増加が正常域の10%未満のI-o群13人との相対危険度は糖尿病が2.65，高血圧が2.66，と糖尿病，高血圧発症者が多かった。20歳時に過体重の場合，筋肉質であれば加齢に伴いlean body massが減少して，かわりに脂肪が増える場合もあるので体脂肪率も測定するとよい[19]。

未病医学標準テキスト　29

【表2】内臓脂肪型肥満の有無別，20歳時体重からの変化群別のメタボリックシンドローム
関連因子の相対合併比率[19]

群	症例数	SBP=>130	DBP=>85	TC=>220	TG=>150	L/H 比 =>2.0	脂質異常	糖尿病	耐糖能異常
I-n	115	1.00	1.00	1.00	1.00	1.00	1.00	1.00	1.00
I-o	76	1.68	2.69	1.84	1.35	1.27	1.45	1.66	1.23
II-n	53	0.60	0.72	1.63	1.57	1.14	1.36	0.00	1.03
II-o	98	1.76	3.13	1.55	1.70	1.45	1.76	1.17	1.28
III-n	17	1.88	3.76	2.17	2.25	1.07	1.97	0.68	1.42
III-o	130	2.46	2.95	1.93	3.34	1.45	2.91	1.86	1.28
I-o 20歳時肥満	13	3.93	5.90	1.58	0.98	1.54	1.11	2.65	1.28
I-o 20歳時正常	18	1.77	1.42	1.83	1.77	1.42	2.13	0.64	1.26

III-n 群：体重20%以上増加群ではBMI 25kg/m² に達する肥満がなくてもメタボリックシンドロームの合併リスクが高いことを示す。III-o でも高血圧，脂質異常症，糖尿病などの異常者が多い。

5.3　内臓脂肪型肥満に伴う脂肪組織の微小循環障害とメタボリックシンドローム

5.3.1　脂肪組織の微小循環障害とアディポサイトカインの分泌（図5）

肥満症の問題は内臓脂肪型肥満が生活習慣病として将来的に脳卒中や心臓病の発症の原因になること，体重過多の物理的負荷による介護の原因の最上位であるロコモティブシンドロームになりやすいことなどが挙げられる。

メタボリックシンドロームは内臓脂肪型肥満が原因となり，20歳すぎての肥満では脂肪細胞の分裂より脂肪細胞の肥大が，栄養が行き届きやすい腹部の腸間膜などに起こる。脂肪細胞は豊富な血管によって栄養されているが，白色細胞中の直径140μmを超えると脂肪組織は肥大脂肪細胞で過密状態となり互いに圧迫し，組織内の細胞間栄養毛細血管は圧迫され血流障害を生じる（図6）。脂肪細胞も大きくなると栄養が行き渡らなくなり，壊死（necrosis）が起きる。あるいはそこに炎症や炎症性マクロファージの浸潤がみられる。白色細胞の中には多分化能を有するadipose-derived stem cell（ASC）が存在し血管新生機能を有する。脂肪の分化の際には血管新生がみられ新生血管部位では白色細胞は150μmになると再び分裂することがある。

炎症性マクロファージ浸潤部位ではTNF αなどの炎症分子が分泌され，アディポネクチンの産生分泌機構が変調をきたし，血液中への分泌が減る。これらがインスリン抵抗性の原因となり，ストレスとしてメタボリックシンドロームのきっかけになる。また炎症マーカーである高感度CRPはメタボリックシンドロームが存在する重要な指標となる。

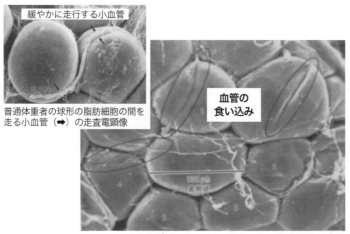

(杉原甫ら LIPID, 2012;;23:4-19) メタボリック・シンドロームの脂肪細胞・内臓

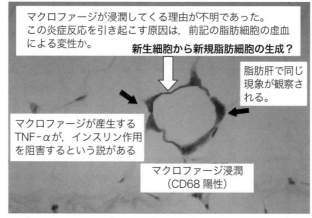

(杉原甫ら LIPID, 2012;;23:4-19) 脂肪組織のマクロファージ

メタボリック・シンドロームの脂肪組織にまれにみられるマクロファージ浸潤像。マクロファージは，CD68 免疫染色で染め出されている。

【図5】脂肪細胞が肥大した内臓脂肪の様子

球状の脂肪細胞が肥大して互いに圧迫して変形し（上図），血管も圧迫されて血流障害を来し脂肪細胞への栄養や酸素の供給が障害され，マクロファージが浸潤（下図），大きくなった脂肪細胞の周辺に新生血管や脂肪細胞の分裂新生もみられる。（杉原甫ら LIPID, 2012;;23:4-19）

　さらに喫煙による血管収縮作用やヘマトクリット上昇に伴う微小循環障害も脂肪細胞からのアディポネクチンの合成分泌障害を来し，また炎症機転が進行し TNFαの分泌を高める。このように喫煙はインスリン抵抗性や耐糖能異常そして糖尿病，さらにメタボリックシンドロームの原因となる。

5.3.2　脂質代謝

①　TG の合成と分解，脂肪の取り込み〜エネルギー脂質〜（図6）

肝臓や小腸で合成された中性脂肪（triglyceride：TG）が，コレステロールとともにリポ蛋白に乗って，

VLDL（超低比重リポ蛋白）やカイロミクロンとして，毛細血管まで運ばれる。TGは毛細血管で待ち構えている末梢性リポ蛋白リパーゼ（LPL）によって分解され，中間比重リポ蛋白（IDL）となり，さらに肝臓の肝性リパーゼによってグリセロールと遊離脂肪酸（FFA）に分解され，リポ蛋白は小さく重くなった低比重リポ蛋白（LDL）になる。

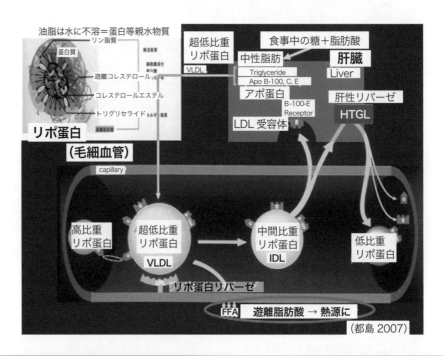

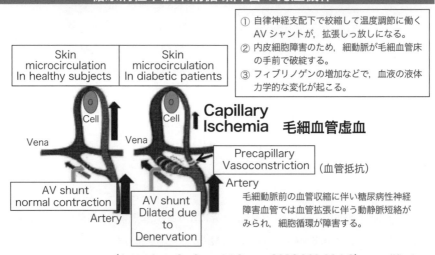

(Jorneskog G. Scand.J Surg. 2012;101:114-8) modified

【図6】中性脂肪の分解は毛細血管で行われる。高血圧による抵抗血管の収縮，喫煙や多血症，あるいは進行した動脈硬化により微小循環が滞ると，下図[23]のような皮膚末梢循環障害の際にみられるようなAVシャントにより，LPLがもっている毛細血管床に血液が届かず，中性脂肪の分解が阻害されて，成熟したHDLもできず，高TG，低HDL-C血症となる。

② コレステロールの役割，上昇制御機序～構造脂質～

LDL は各細胞や肝臓にある LDL レセプター（アポ B 受容体）から細胞内に取り込まれて，蛋白やリン脂質とともに細胞膜の構成成分あるいは，ホルモン合成，胆汁酸合成の素材に使われる。細胞内に受容体から取り込まれたコレステロールが充足すると，受容体を閉じ，同時に肝臓などのコレステロール合成に関わる酵素である HMG-CoA-Reductase（還元酵素）の働きを止めコレステロールの合成を止める。

血中のコレステロール濃度は細胞内への LDL レセプターからの取り込みにより肝での合成も制御されて，個人においてはほぼ一定であるが，食事の質や肥満によって変動する。遺伝的に個人差があり，集団においては幅がある。コレステロールの高値はメタボリックシンドロームの診断基準とは別の，独立した代謝障害である。

③ LDL，IDL のアテローム性動脈硬化の形成～異所蓄積～

血管は血流内の血液をはじめとする異物が内膜下に入らないように動脈全表面を覆っている一層の血管内皮細胞によって遮断されている。カイロミクロンや VLDL のような大型のリポ蛋白は，この間を通過して血管内膜下に入ることはない。しかし IDL，LDL といった少し小型のコレステロールを高率に含むリポ蛋白は，血管内皮を透過して血管内膜下に侵入蓄積する。血管内膜下に入り込んだリポ蛋白は生体では異物と認識して，血管内膜では単球は接着因子 ICAM-1，VCAM-1 等を分泌し，単球は血管内に入ってマクロファージに変貌する。IDL はレムナントとして血管壁内に侵入しそのままマクロファージ内にスカベンジャーリセプターから取り込まれる。血管壁に入った LDL は血流内の抗酸化物質の保護がなくなり，酸化 LDL となってスカベンジャーレセプターから無制限に取り込まれ，コレステロールエステルとしてマクロファージ内に蓄積する（粥腫の形成）。

④ HDL の合成・成熟　コレステロールの抜き取りと TG の異化～逆転送系の活動～

血管壁内マクロファージにコレステロールエステルが蓄積すると ABCA1 等の物質伝達機構により肝臓でのアポ蛋白 A1 主体の原始 HDL の合成が活性化され，血液中に分泌される。これがほかのリポ蛋白と接触し，とくに大型リポ蛋白が末梢毛細血管循環中での LPL による TG 分解時にリポ蛋白表層のアポ B，C などの蛋白やリン脂質や遊離型コレステロールなどが原始 HDL に転送されて成熟型 HDL3 となって，マクロファージやアテロームや他のリポ蛋白からのコレステロールを抜き取って HDL-C は上昇し，HDL2 になる。

⑤ 脂肪細胞と TG 代謝～インスリンの肥満形成の作用～

末梢細胞にブドウ糖からのエネルギーが行き渡らない空腹時やインスリンの分泌がない重症糖尿病のような場合は，食事から得られたあるいは脂肪細胞に蓄積された中性脂肪の分解産物 FFA が末梢細胞内で β 酸化を受けて活用される。食後には血糖が上昇しブドウ糖も摂食の刺激で膵臓の β 細胞から分泌されたインスリンによって細胞内に取り込まれてグリコーゲンとなりエネルギーとして活用される。このインスリンのもう一つの作用は，同時に摂食されて高濃度となった TG が分解されたあと，エネルギーとして使われない余剰の FFA とグリセロールを脂肪細胞の中へ TG に再合成して，エネルギー源として蓄積する作用がある。糖尿病治療の際，血糖が下がって食事を摂りすぎて血中インスリン量が高くなり抵抗性が取れると肥満の原因となる。

高血糖状態で生じた糖化反応最終生成物 AGE（Advanced glycation endproducts）が増えて RAGE（AGE 受容体）を介して細胞内に取り込まれると活性酸素を発生し，これが腎症，神経症，網膜症，糖毒性，動脈硬化の進展に寄与し，糖尿病合併症や癌発症の原因となる。

未病医学標準テキスト　33

5.3.3　内臓脂肪型肥満と糖尿病

　脂肪細胞が膨らむと，インスリンの働きを向上させるアディポネクチンが出なくなり，その一方でインスリンの働きを悪くする物質 TNF αや遊離脂肪酸やノルアドレナリンが分泌され，インスリン抵抗性を惹き起こす。また，高脂肪食も脂肪細胞の膨張を促す原因であるが，ファーストフードに多く含まれる飽和脂肪酸はインスリン抵抗性を来たしやすい。リノール酸を大量に含む紅花油の摂取はインスリン抵抗性を来たしやすいとされるが，魚油はインスリン抵抗性の発症を改善する。この事実から，2型糖尿病の予防にとっても食事の内容には十分気をつけるべきである。

5.3.4　内臓脂肪型肥満と高血圧

　交感神経の活動が上昇すると腎臓からレニンが分泌され，レニンがアンジオテンシノゲンを切断し，アンジオテンシン I を生成する。アンジオテンシン I はアンジオテンシン変換酵素によりアンジオテンシン II へ変換され，血管平滑筋を収縮して血圧を上昇させる。アルドステロンを過剰に分泌して，腎臓での Na^+ の再吸収を促進して食塩過剰摂取と同じように血中の NaCl を増加して循環血漿量を増やして血圧を著明に上昇させる。

　アンジオテンシノゲンは肝臓で産生され血中に存在するが，肥大化脂肪細胞からも分泌される。また脂肪細胞由来のアンジオテンシノゲンは血圧の上昇に重要な役割を果たす。この結果，脂肪細胞が肥大化すると，(1) 交感神経活動の亢進。(2) レニン・アンジオテンシン系を活性化して高血圧を招く。(3) アルドステロン過剰分泌で食塩が蓄積し循環血漿量を増やす。(4) レプチンが視床下部に作用することにより，交感神経の活動が亢進し，心拍数増加，末梢抵抗血管の血管収縮などにより血圧が上昇する。

　高血圧が持続すると，血管壁が常に圧迫されて血管の内膜（内皮細胞）がストレスに曝される。内皮細胞に対するストレスが持続すると，これが原因となって動脈硬化が進む。

5.3.5　その他の肥満に合併しやすい病態

　①心肥大，②高尿酸血症・痛風，③脂肪肝，④胆石（ビリルビン結石，コレステロール結石），⑤逆流性食道炎，⑥睡眠時無呼吸症候群：脂肪組織が睡眠中に気道や鼻腔を圧迫するために起こり，いびき，次いで一時的に呼吸が停止して，十分な睡眠がとれず，突然死や居眠り運転などの原因となる。⑦変形性関節症・脊椎症・腰痛：高齢になって歩行障害やロコモティブシンドロームの原因になる。

6. 肥満症の治療

　肥満の原因はエネルギーのインバランス，すなわち摂取過多か消費不足である。それには各人の体質が原因であったり，ホルモン作用が関与したりするし，小児期からの肥満，成人してからの肥満によってもその対処の仕方が違ってくる。肥満の治療法は原則に基づく個人のオーダーメード治療となり，多くの場合エネルギーの摂取過多が肥満に寄与しており，食事療法は基本的な治療になる。

34　　第1章　総論

治療の継続や行動変容には，本人のモチベーションが重要で，①毎日あるいは定期的な体重測定，②万歩計による運動量の測定，③食事日記の記載，など治療効果が認識できる方法を考える。

6.1 食事療法

食事療法，低エネルギー療法にあたっての基本は安全，有効，持続性が必要で，短期的な節食はリバウンドを招く。また，長期間の栄養の偏りは必須栄養の不足を来し，将来，別の障害をもたらすことがあるので，厚労省の指導通り30種の食品を毎日摂取するよう努めることが必要である。

6.1.1 食事の摂取方法

1）1日3食きちんと摂る

2食にすると節約遺伝子が作動して，代謝を抑制し，肥満やメタボリックシンドロームの原因となる。朝の食事を摂らないと，脳はブドウ糖だけをエネルギーにするため，脳の働きが落ち，朝食欠食生徒では学業成績が朝食摂取生徒の80％といわれ，欠食成人でも仕事の注意力が散漫となり，朝の交通事故も多いなどとされる。

動脈硬化が進んだ高齢者では糖分の摂取をしない早朝などに運動すると，エネルギーは脂肪分解のためのノルアドレナリンが分泌され，明け方から上昇する交感神経活動と相まって，心筋梗塞，脳梗塞の発症の原因となり，午前10時までが発症の最頻発時間である。

2）通常勤務者の夜9時以後（睡眠2〜3時間前）の摂食を避ける

夜は副交感神経が優勢となり，細胞の代謝も落ち，エネルギーは蓄積され，肥満の原因となる。超勤者は夜6時に夕食あるいは夕食代わりの軽食をし，睡眠前の摂食量を極力減らす。食事してすぐ横にならない。

3）早食いを避ける（図3参照）

食事量を減らすには，30分以上時間をかけて食事をする。食事を摂って，動静脈血の血糖値の差が出たり，摂食内容物による胃壁の伸張や，食事誘発性熱産生の体温上昇によって満腹中枢が興奮するまでに15〜20分かかり，食欲の制動が効かないうちに過食となる。

食べたいという摂食中枢の興奮はこの反対で，動静脈血中の血糖値の差がなくなる，空腹で胃が収縮する，脂肪細胞のTGが分解して遊離脂肪酸が増える，視味嗅覚などの刺激，末梢細胞のエネルギーやグリコーゲン不足で乳酸がたまることなどによって起こる。

6.1.2 エネルギー制限食

1）摂取エネルギーの設定

肥満の程度，質，合併症の有無，体格，活動度に応じて，通常1000〜2000kcalの一般的な栄養バランスの通常食を実施。空腹感を満たすために野菜の量を増やすなどの工夫が必要である。

日本肥満症治療学会のガイドラインは，

25 ≦ BMI<30 の場合	25kcal/kg 標準体重（1000〜1800kcal/日）
30 ≦ BMI　　の場合	20kcal/kg 標準体重（1000〜1400kcal/日）
35 ≦ BMI かつ急速減量を要する場合	600kcal/日

耐糖能異常者の摂取（日本糖尿病学会ガイドライン）

軽労作（デスクワークが多い職業など）	25 〜 30kcal／kg 標準体重
普通の労作（立ち仕事が多い職業など）	30 〜 35kcal／kg 標準体重
重い労作（力仕事が多い労作など）	35 〜 kcal／kg 標準体重

2）栄養素の配分

エネルギー量は通常食においては主食50%，主菜25%，副菜25%を目安にし，1日30品目の食品を摂取し，ビタミンやミネラルなどが不足しないように配慮する。

通常食では成人でタンパク質15%，脂肪25%，糖質60%であるが，肥満食では，脂質のエネルギー量（9kcal／1g）が高いので，減らして，タンパク質25%，脂肪15%，糖質60%の配分が適切である。

タンパク質は高タンパク質摂取群（20%以上）では低タンパク食群（10%以下）と比べ，65歳以下で総死亡率が高いが，高齢者では総死亡率が低い。糖尿病群では65歳以下でも死亡率は低い[24]。

タンパク尿や腎症がない：標準体重1kgあたり1日1.0〜1.2gのタンパク摂取が必要。

腎障害やタンパク尿があれば，1日0.8g以下に減らすことも必要とされるが，見直し中である。

脂肪は1日10〜20gは必要である。獣肉に含まれる飽和脂肪酸を少なめにし，植物油や魚類に含まれる不飽和脂肪酸を多めに摂取する。

糖質は1日150〜200gの摂取が必要である。150g以下になると節約遺伝子が作動し，甲状腺ホルモンのT4からT3への変換酵素活性が落ち，T3が低下して代謝が落ちる[25]。菓子類，果物の糖分も肥満の原因となるので，摂りすぎないように注意する。アルコールは1日80〜160kcal程度に抑える。

食塩の摂取量は1日男性8g，女性7g以下を目標とする。肥満者では食塩の腎排泄が低下し血中濃度が増え，高血圧の原因となる。高血圧者では6g以下とする。

3）特殊低エネルギー食

現在，重症肥満者に超低エネルギー食を実施したり，種々のエネルギー制限食が実施されている。結果は通常低エネルギー食と大差なく，急激な体重減少は反動もきたしやすく，通常低エネルギー食が一般的である。

6.2　運動療法

公共交通が少なく自動車通勤が多い地域では肥満やメタボリックシンドロームが増え，沖縄男性は全国で最も長寿県だったのが瞬く間に30位以下に下がってしまった。

運動不足が肥満の原因になることは個々の例でも集団でも衆知の事実である。

身体活動には計画・意図する「運動」とそれ以外の職業活動を含む「生活活動」がある。運動は計画意図された身体活動であり，次のように分けられる。

① 有酸素運動：酸素を体内に取り入れて糖や脂肪を代謝してエネルギーにして長時間行う運動で，ウォーキング，水泳，エアロビクスなどがある。

② 無酸素運動（レジスタンス運動）：局所的に筋肉を鍛える運動で，筋量の維持・増加，筋力の増加，骨密度の増加などを目的にし，マシン運動，ダンベル運動，エクササイズなどが含まれる。

③ 柔軟運動：神経系の働きを活発に刺激して，柔軟性や平衡性を高める。ストレッチやヨガなどが含

まれる。

④　レクリエーション運動：球技スポーツなど敏捷性を高め，身体を自分の意志で自由自在に動かすことができる能力を高める。

　減量のための食事療法だけでは節約遺伝子が作動し基礎代謝は低下する傾向があり，減量には障害になりやすい。運動はこの障害を排除する。有酸素運動は末梢循環を高め，心臓，肺，血管を活発に働かせ，酸素の各器官での消費を高めて，運動中の脂質やエネルギーの代謝を活発にする。無酸素運動は運動後の安静時におけるエネルギー消費量が高くなり，1日のエネルギー消費量を増やす効果があり，肥満の治療にも有効である。レジスタンス運動は大きな体重の移動が少なく，体重移動の多い有酸素運動に比し，関節障害などの危険性は少ない。これらの運動を組み合わせて減量を計っていく。また，とくに高齢者では筋肉量の減少をおさえる。

運動の注意

　早朝の目覚め時，副交感神経から交感神経活性化へ移行する時間帯にあたり，動脈硬化が進んだ高齢者では心筋梗塞や脳卒中の最も発症しやすい時間帯でもある。早朝空腹時での運動はブドウ糖が枯渇した状態であり，エネルギーとして脂肪細胞を分解するための交感神経の活性化が必要で，交感神経の二重負荷状態となる。脱水も加わるため水分とバナナなどの適当な糖分を摂ってから運動を行い，空腹での運動はさける。

　食後30分以内の運動は血液が腸管に移行して消化吸収にエネルギーが使われている時間帯なので，激しい運動は避けたほうがよい。夜は運動の強さを徐々に緩め，ストレッチングなどが有効である。

　運動中は水分，エネルギー，汗によって失われるミネラル分の補給を行い，脱水に注意する。

運動強度

　日常生活において無理のない程度の身体活動の維持が必要である。一例として有酸素運動は持続的律動的な運動を「脈拍数 =138-年齢/2」位の強度で30〜60分（200〜300kcal のエネルギー消費）/日を3回/週ほど行う。

　運動でのカロリー消費はそれほど高くなく，ランニング8分は1エクササイズで，60kg の人なら消費カロリーは63kcal であり，速足歩き30分（2.7km）で約123kcal にしかならない。痩せるためには，食事療法が主，運動療法は従となる。

【文献】

1) 板倉弘重：食欲調節，臨床栄養医学，71 - 75，南山堂，東京（2009）.
2) 西山美由紀ほか：摂食調節機構と食行動　臨床と研究, **91**（6），721 - 726（2014）.
3) JM.Friedman et al.：Leptin and the regulation of body weight in mammmals, *Nature*, **395**（6704），763 - 770（1998）.
4) S.Stanley et al.：Hormonal regulation of food intake. *Physiol Rev*, **85**，1131 - 1158（2005）.
5) M.Kojima et al.：Ghrelin is a growth - hormone - releasing acylated peptide from stomach, *Nature*, **402**，656 - 660（1999）.
6) KL.Spalding et al.：Dynamics of fat cell turnover in humans, *Nature*, **453**，783 - 787（2008）.
7) 杉原甫ほか：肥満についての新しい細胞生物学的分類の提唱　肥満研究, **8**，17 - 22（2002）.

8) SK Biswas, A.Mantovani：Orchestration of metabolism by macrophages Cell, *Metab*, **15**, 432-437 (2012).

9) S.Cinti et al.：Adipocyte death defines macrophage localization and function in adipose tissue of obese mice and humans, *J Lipid Res*, **46** (11), 2347-2355 (2005).

10) T.Suganami et al.：Role of the Toll-like receptor 4 / NF-kappaB pathway in saturated fatty acid-induced inflammatory changes in interaction between adipocytes and macrophages, *Arterioscl Thromb Vasc Biol*, **27** (1), 84-91 (2007).

11) M.Tsushima et al.：Changes in fatty acid composition, lipid metabolism and platelet aggregation after the short- and long-term administration of eicosapentaenoic acid ethylester (EPA-E), *J Clin Biochem Nutr*, **9**, 61-66 (1991).

12) CN.Lumeng, JL.Bodzin, and AR.Saltiel：Obesity induces a phenotypic switch in adipose tissue macrophage polarization, *J Clin Invest*, **117** (1), 175-184 (2007).

13) Y.Iwashima et al：Association of hypoadiponectinemia with smoking habit in men, *Hypertension*, **45** (6), 1094-1100 (2005).

14) T.Yamauchi, J.Kamon, H.Waki et al.：The fat-derived hormone adiponectin reverses insulin resistance associated with both lipoatrophy and obesity, *Nat Med*, **7** (8), 941-946 (2001).

15) 日本肥満学会編集委員会：肥満をどのように測定・判定するか, 肥満・肥満症の指導マニュアル第2版, 1-11(2001).

16) メタボリックシンドローム診断基準検討委員会：メタボリックシンドロームの定義と診断基準, 日本内科学会雑誌, **94** (4), 794-809 (2005).

17) Y.Doi et al.：Proposed criteria for metabolic syndrome in Japanese based on prospective evidence：the Hisayama Study. *Stroke*, **40**, 1187-1194 (2009).

18) 山下尚子ほか：人間ドック男性受診者における20歳時からの体重増加率とメタボリックシンドローム構成要因との関連 日本臨床栄養学会雑誌, **34** (4), 172-180 (2013).

19) 日本肥満学会肥満症診断基準検討委員会（松澤佑次ほか）：新しい肥満の判定と肥満症の診断基準, 肥満研究, **6**, 18-28 (2000).

20) K.Tamakoshi et al.：The accuracy of long-term recall of past body weight in Japanese adult in men, *Int J Obes Relat Metab Disord*, **27**, 247-52 (2003).

21) Venus of willendorf christopher L.C.E. witcombe.

22) 世界美術全集 *ルノワール*, 集英社（1974）.

23) G.Jorneskog：Why critical limb ischemia criteria are not applicable to diabetic foot and what the consequences are, *Scand J Surg*, **101**, 114-118 (2012).

24) ME.Levine et al.：Low protein intake is associated with a major reduction in IGF-1,cancer,and overall mortality in the 65 and younger but not older population, *cell Matabolism*, **19**, 407-417 (2014).

25) H.Koh：Acute effect of low-calorie and low-carbohydrate diet on serum triiodothyronine-response to glucose ingestion and its relation to glucose tolerance, *Horm. Metab. Res*, **26**, 470-473 (1994).

〈都島　基夫〉

1-5　未病と体質

1. 個人の医療と中庸

　漢方の健康観の特徴をひと言で述べると、「個人差を前提とする」ということに行き着く。飲酒をしても酔う人と酔わない人がいるように、同じ薬でも反応はさまざまである。漢方は個人差、体質を前提にしているので、標準的反応を示す人も平均的な反応から外れた特殊な反応を示す人にも同じ重さをおいて考える。かつては古典的な統計手法にはなじまない考え方であったが、コンピュータの発展や遺伝学の進歩により、徐々に解決される方向にきている。

　漢方には天寿を受け入れる生命観と、中庸を理想とする体質観・健康観がある。体質は、未病と並んで伝統医学では重要視してきた概念である。心身ともにバランスのとれた年齢相応の活動性、反応性と健康度、これが中庸である。中庸を保つ具体的方法として、漢方では養生をきわめて重要視してきた。人間の身体は小宇宙に例えられる。小宇宙と自然・大宇宙のリズムが合ったとき、最も健康な状態になる。食事、睡眠、労働を規則的に1日24時間の中で適正に配分して生活することが養生の基本である。漢方薬や鍼灸の治療は、中庸からの偏位が養生のみでは不可能な場合、内的な自然治癒機転と協力して健康状態が最も効率的に中庸に回帰するための手段と位置づけられる。中庸とは静止した状態ではなく、一定のゆらぎをもち健康を維持する方向で最大限に生理機能が発揮されている態勢をいう。

2. 虚証と実証

　漢方で実証と判定される体質は、外部からの刺激に対して身体の反応力が高く、自律神経系の活動力、カテコールアミン、内因性ステロイドの予備能も高いタイプである。そのため血圧が高く、脈も充実して強くふれる。顔色も赤く、ともすると便秘がちである。仕事上も無理が利き、徹夜も平気、社会活動には適している。この状態は現代医学では健康と判断されるばかりでなく目標とされることも多い。しかし、漢方では病気の準備状態すなわち『未病』とみなす。実証の人は、自覚症状が少なく、いわば身体の異常を感じるセンサーの感応が鈍い。病院へは滅多なことでは受診しない。しかし一度症状がでて、病院に行くと重篤になっていることがよくある。例を挙げると、中高年のがん患者の反応には伝統医学の立場からすると、皆同じように捉えられるが、

未病医学標準テキスト　39

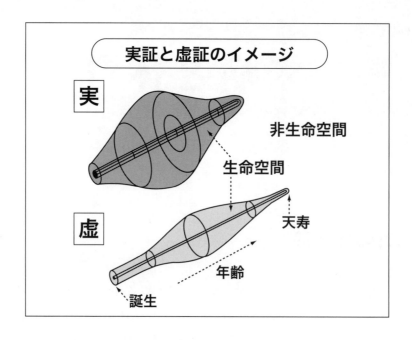

【図1】 実証と虚証のイメージ

患者自身が気付いていない。西洋医学的な立場だけからすると自分の体質が分かっていない。がん発症前の体質は実証の人が圧倒的に多いが，手術・抗がん剤・放射線などの治療により，虚証へとシフトしていく。

逆に，虚証の人はセンサーの感度がよく，少々のことで身体に異常を感じてすぐ不安になる。この段階では，検査値は正常のことが多い。虚証の人は俗に蒲柳の質と呼ばれ，若い頃から病気がちではある。しかし，中庸を保てれば，却ってよく長寿のことが多い。虚証の概念は，食が細い・疲れ易い・体力がない・感染症に弱いという低新陳代謝で誰でも分かりやすい。虚証，実証とはおもに遺伝的要因で体質として規定されるが，年齢，環境も関連することがある（**図1**）。

問題は実証である。元気すぎ・無理が利く・食欲旺盛・寝食を忘れる，と何事においても過剰反応である。漢方では治療薬として，虚証の人には補剤，実証の人には瀉剤を使う。瀉剤は過剰な反応を抑制するいわばブレーキ剤であり，元気が少し落ちることになる。そうすると，患者はもっと元気になりたいのに・・・と不満に感じる。実証と虚証をイメージで表すと，生命空間の広がりに個人差があるということだ。実証の人は広く短く，虚証の人は狭く長い。この中庸をとっている人が，生命状態が一番良いということになる。だから中庸が大事だという考え方になる。

〈丁　宗鐵〉

1-6 未病専門指導師の意義と役割

　日本未病システム学会では未病認定医制度と並んで，未病専門指導師の認定制度が定められている。未病専門指導師（以下，指導師）とは，臨床検査技師，薬剤師，看護師，保健師，助産師，管理栄養士などの医療資格を有し，その実務を5年以上経験し，本学会会員として3年以上の部会活動などを通じて未病に関する学識経験を積み，さらに未病医学に係わる所定のカリキュラムを研修し試験に合格して授与される本学会の特色ある認定資格である。この指導師の意義は，検査，薬剤，保健・栄養指導，看護など各専門領域の技術・学識を活かしつつ，未病認定医と協力して，たとえば未病臨床検査，未病薬学，未病栄養管理，未病保健指導，未病看護，メンタルヘルスなど専門チームとして相互に連携し，治未病の現場にきめ細かく対応することである。

　未病の領域は広範囲に及んでいる。健康に近い軽度の未病から医療介入すべき重度の段階まで，一人ひとりの生活者についてその健康状態を的確に診断・把握し，生活環境，習慣因子などを踏まえつつ，保健・生活指導，栄養相談，運動処方，サプリメントや薬の指導およびこれらの治未病啓発など健康長寿にかかわる幅広い専門的知識と総合的な判断力に基づいた健康支援行動が必要とされる。従来の医療体制では，病気になった人（患者）の診断・治療に取り組むシステムは充実しているが，病気ではない未病の段階においてこれを専門とする指導支援システムはまだ確立されていない。

　それゆえ指導師は未病医学の専門家として，病気の発現する前の未病期において疾病発症を防御するQOL（生活の質：Quality of Life）の向上と啓発（自立支援から医療介入まで）に努め，治未病支援と養生法を伝授する健康増進活動を行う。このニーズに応えるべく，本学会では未病専門指導師を国民の健康増進を担う実地専門職として位置づけ，認定制度は指導師の資質の絶えざる向上を図ることに主眼を置いている。

　認定審査は毎年行われるが，カリキュラム整備などの円滑な運用を図るため，2018年度まで制度規則に基づく暫定過渡的期間がとられている。現在の認定指導師数は42人（2017年度総会時）であり，その内訳として臨床検査技師，管理栄養士，薬剤師などの割合が多い。

〈加瀬澤　信彦〉

第2章

ライフステージと
生活習慣・未病

2-1 小児

1. 体質虚弱による未病

体質（constitution）とは，生まれながらに受けついだおおもとの原因（素因）と環境要因との相互作用によって形成される，個人の総合的な性質である。

人体には体力・気力・環境からなる自然治癒力がある。この自然治癒力は病気にかからないように身体を守る働きをするのであるが，自然治癒力には個人差が認められる。体質虚弱あるいは虚弱体質とは身体が弱く病気にかかりやすい，すなわち自然治癒力が弱いということである。自然治癒力が弱いということは，一般的には免疫力あるいは抵抗力が生理的範囲に達していないものと判断され，内容的には消化吸収能力，免疫力，解毒力，代謝能力が低下していると考えられている。

虚弱児については医学上の定義はないが，「虚弱体質の子」すなわち免疫力あるいは抵抗力が生理的範囲に達していない子どもと解釈されている。したがって病院に行っても病気と診断されないことがほとんどである。なお西洋医学では「虚弱体質」という病名はない。

2. 虚弱児になる誘因

胎児は母胎で育てられ，受胎40週で出生する。そのために母親のこれまでの生活習慣や妊娠中に食べている食べもののの影響を胎児は直接に受ける。また母親が冷え性で血行が悪かったり，免疫力が弱かったりするとそれらを受け継ぐこともある。また普段食べている食品の中には母胎には安全が確立されていない化学物質の食品添加物が入っている食べものもある。母親が妊娠中に，甘いお菓子類・インスタント食品・糖分の多い清涼飲料水，それにコンビニ食などの栄養的に偏っているものを好んで食べていたり，タバコを吸っていたりというこれまでの生活習慣を続けることで，母親の身体の血液は悪影響を受ける。また日常生活ではダイオキシンやPCB（polychlorinated biphenyl）などの内分泌かく乱物質ともいわれる環境ホルモンなどにも曝されている。母親が生活している環境や食事内容，それに日常生活が不健全であると，胎児は母親の生活習慣の影響を受けて，生まれたときからアトピー性皮膚炎や気管支ぜんそく，また慢性中耳炎，咽頭扁桃炎に罹患しやすいなどの虚弱体質の赤ちゃんとなる。したがって，母親は普段から食べる食べものに気をつけること，妊

未病医学標準テキスト

娠中は当然のことで妊娠前から病院で処方される薬などにも注意を払うべきである。また妊娠中の母親のストレスへの反応の程度により，子どもの精神活動に影響を与えることも十分想定される。結論としてアトピー性皮膚炎や気管支ぜんそく，そのほか慢性中耳炎などに罹患しやすい虚弱体質を予防するためには，妊娠中の母親は日頃から化学物質に曝されない生活環境や，偏らない食生活などに注意を払うことが重要である。

3. 体質虚弱の特徴

　顔色がすぐれない，おとなしくじっとしている，骨格はほっそりして肉付きが悪い，口唇が乾燥しやすい，いつも手足が冷たい，暑さや寒さに弱い，上気道炎に罹患しやすい，胃腸が弱く下痢や便秘を来しやすい，皮膚は過敏で湿疹を生じやすく，そのうえ痒みを伴ったり蕁麻疹を生じたりする，そのほか粘膜でも炎症を起こしやすく，慢性化しやすい傾向にあるなどが挙げられる。

4. 年齢的な虚弱体質の症状

4.1　3歳位までの乳幼児期
　顔色がすぐれなく，食欲は細く，あってもムラがある。吐きやすく，よくおへその周りの部位の腹痛を訴えることが多い（幼児がおへその周りが痛いと訴えるときは器質的な疾患はほとんど考えなくて良い）。体重の増加は十分でなくやせていることが多い。

4.2　3歳から12歳頃までの学童期
　顔色はすぐれなくて，中耳炎，咽頭扁桃炎，副鼻腔炎などの耳鼻咽喉科疾患に罹りやすい。便秘が増えてくる。

4.3　12歳頃から思春期への成長期
　顔色はすぐれず朝起きが悪い。乗り物酔いしやすい。動悸，息切れ，めまい，頭痛などいわゆる不定愁訴がある。また起立性調節障害（orthostatic dysregulation，OD）や登校拒否を訴える。

5. 虚弱体質を改善するには

　虚弱な赤ちゃんや子どもは，本来自分で治す力は大人より大きいために，医師は治す力を手助けしてあげるだけでよいはずである。要するに医師は虚弱な赤ちゃんや子どもの腸内環境を整え，体力の増進を図る方法を講じればよい。気管支ぜんそくは，子どもの身体の冷えと熱のバランスを整え，水分代謝を向上させてい

くようにすれば症状は改善する。慢性中耳炎は，免疫力を向上させ，細菌の繁殖を抑え，膿を排出しやすい身体に変えていくことで体調はよくなる。軽いアトピー性皮膚炎は，腸内環境，皮膚の再生力，免疫力などを向上させればよい。ステロイド剤を長期投与すると，病気は慢性化してしまい，そのために治癒するまで時間がかかる場合がある。

6. 体質虚弱の代表的疾患

6.1　起立性調節障害（OD）

　小学校高学年から思春期前後の子どもでは，朝起きられない，立ちくらみ，頭痛，腹痛，全身倦怠などの身体不調を訴えて小児科を繰り返し受診することがある。

6.1.1　症状

朝起きが悪い：朝に起きようと思っても身体を起こすことができない。目は醒めても身体がだるくて動かない。

立ちくらみ：急に立ち上がったときに目の前が暗くなったり，白くかすんだりする症状を呈するが，とくに午前中に強い。

全身倦怠感：身体が重くてだるい症状は，とくに午前中に強く，午後から軽くなり，夜にはほとんど感じなくなる。

食欲不振：朝起きた後は気分が悪くて食べものを食べられない，午前中は食欲がない。

立っていると気分が悪くなる：起立した状態で何か作業する，あるいは通学で電車の中で立っているときなどに気分が悪くなり立っていられなくなる，または倒れそうになる。ひどい場合には気を失ってしまう。その際に冷や汗をかいたり動悸を伴ったりすることもある。

失神発作：気を失って倒れてしまう。その場合，目がチカチカしたり，目の前が見えにくくなったり，気分が悪くなったり，冷や汗，動悸などの前兆を自覚する場合もあれば，前兆もなくいきなり気を失う場合もある。

動悸：心臓の拍動が速くなる。とくに午前中に起こりやすく，立ち上がったときや階段を昇ったりするときにみられる。

頭痛：朝に起き上がってから出現し，午前中に多く，午後から楽になる。痛みの性質や状態は片頭痛のようにズキズキすることもあるし，頭重感のこともある。片頭痛は，午前や午後と時間に関係なく発症し，目がチカチカして吐き気や嘔吐を伴うことがある。片頭痛は1～3日持続することもある。

夜寝つきが悪い：夕方から夜になると気分はよくなり，夜には目がさえて寝つけない。布団に入ってもいつまでも眠くならない。副交感神経は夜に活動を亢進し，朝方に活動を抑制するという日内リズム（circadian rhythm）があるが，起立性調節障害では副交感神経は夜に活動を亢進しないことが推察される。

イライラ感・集中力低下：午前中はほとんど頭が働かない，授業にも身が入らない，思考力が低下して考えがまとまらないのでイライラする。午後からは思考力は回復するが，午前中の授業に身が入らないためその遅れを取り戻そうとのイライラ感はなくならない。

未病医学標準テキスト　47

6.1.2　体位変換時の血行動態メカニズム

　背臥位から立位に体位を変換すると下肢からの静脈還流を十分に確保するために末梢血管神経が作働し末梢血管は収縮する。末梢血管神経（交感神経）の作働が不十分であると右心房への静脈還流が減少し，そのために1回心拍出量は減少する。その結果，立ち上がったときや，長く立っていると脳血流量も減少し，めまいや立ちくらみの症状が出現する。

6.1.3　ODの治療

　散歩などの有酸素運動を行い，自律神経の調節の改善を図ることが大切である。

6.2　気管支ぜんそく
6.2.1　発作のメカニズム

　気管支ぜんそくは気管・気管支などの気道にいつも炎症が起きている状態で，健康な人と比べて常に気道の粘膜が赤く腫れたり，気道の表面をおおっている細胞がはがれたりしているため，気道が狭くなり空気が通りにくくなる。そのために息を吸ったり吐いたりするたびに「ゼイゼイ」「ヒューヒュー」という音を発する。炎症を起こしている気道はとても敏感でホコリやストレスなどの少しの刺激でも発作を起こしてしまう。

6.2.2　発作を起こす原因

　吸入アレルゲン：ダニ，ハウスダスト，ペットの毛，カビ，花粉。

　アレルゲン以外：激しいスポーツ，季節の変わり目，天候不順，気温の変化，強い臭いやタバコの受動喫煙，ストレス，過労，感染症，肥満。

6.2.3　発作の症状

　気管支ぜんそくの約80％は3歳までに発症する。乳児から幼児，学童期までは特有の成長発育の段階にあるので，症状はそれぞれの段階で異なる。

　乳児期〜幼児前期：喘鳴，咳嗽が激しい，肋骨の間の軽い陥没がある，機嫌は少し悪い，頻呼吸，抱かれているときの方が楽である。

　幼児後期〜学童期：唇や爪の色が白っぽい，息を吸うときに小鼻が開く，頻脈になる，話すのが苦しい，横になれない，眠れない。

【文献】
1）五十嵐勝朗：乳幼児の生理学，金原出版　(2014).
2）田中英高他：小児起立性調節障害のスクリーニングチェックリストに関する検討，日本小児心身医学会雑誌，**21**，166-171 (2012).
3）日本小児アレルギー学会喘息治療・管理ガイドライン委員会：小児気管支喘息治療・管理ガイドライン (2013).

〈五十嵐　勝朗〉

2-2　成人

1. 成人における生活習慣病対策

1.1　内臓脂肪症候群（メタボリックシンドローム）と生活習慣病

　肥満，とくに内臓脂肪が増加した内臓脂肪症候群（メタボリックシンドローム）は生活習慣病の原因であり，その防止は生活習慣病対策として重要な役割を演じる。

　体脂肪が増加した状態が肥満であり，体脂肪率が男性で25％，女性で30％を超えると肥満と判定される。通常，体脂肪が増加すると体重も増加するので，身長に対する体重の割合で算出されるBody Mass Index（BMI＝体重(kg)÷身長(cm)^2）も肥満の判定に用いられる。日本では，男女ともにBMIが25を越えると肥満と判定される。

　肥満はⅡ型糖尿病，脂質異常症，高血圧症などの生活習慣病の原因となることが知られているが，BMIが40を超えた肥満者でもこれらの症状がみられない場合がある。その一方で，BMIが25～30くらいの軽度な肥満者でもこれらの症状がみられる場合がある。このことから，蓄積した脂肪の種類が問題であることが示唆された。体脂肪は皮下脂肪と内臓脂肪に大別される（図1）が，CTスキャンで観察すると，軽度の肥満で高脂血症などの症状がみられた場合，内臓脂肪が増加していた。したがって，内臓脂肪型肥満がⅡ型糖尿病，高脂血症，高血圧症などの生活習慣病の基盤となっていることが明らかになった。また，心筋梗塞や脳梗塞という命に関わる動脈硬化疾患も肥満度とは関係なく，内臓脂肪の蓄積と密接な関係があることが明らかになった。

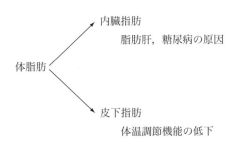

【図1】体脂肪の分類と役割

内臓脂肪が増加して，糖尿病，高脂血症，高血圧症のリスクが高い状態を内臓脂肪症候群（メタボリックシンドローム）として定義して，診断基準を確立する動きが世界中で起こっている。1999年から2000年にかけて，糖尿病，高脂血症（トリグリセリドの増加），高血圧が一個人に重複した状態（マルチプルリスクファクター症候群）をメタボリックシンドロームという名前で呼び，世界保健機構（WHO）を基盤に国際糖尿病学会（IDF）や，NIH（National Institute of Health）を基盤とした米国 National Cholesterol Education Program（NCEP）がメタボリックシンドロームの診断基準を発表した。さらに2004年から国際基準を決めるためのコンセンサス会議が開かれ，メタボシック症候群の本態が内臓脂肪（腹部脂肪）であることが合意された。日本では，動脈硬化学会，肥満学会，糖尿病学会，循環器病学会，高血圧学会，腎臓病学会，血栓止血学会，内科学会の8学会が参加した委員会によってメタボリックシンドロームの定義および診断基準についての検討が行われ，2005年4月8日に発表された（**表1**）。この基準のコンセプトは内臓脂肪の蓄積を必須項目とした上に，血糖値が高い，血清脂質値に異常がある（血清トリグリセリド値が高い。または HDL-コレステロール値が低い），血圧が高いなどのうち，二つ以上が重なっている場合にメタボリックシンドロームと診断する。内臓脂肪の蓄積は，できれば CT スキャンで測定して内臓脂肪の面積が 100 cm^2 という基準を超えれば異常とするが，簡易的にはウエスト周囲径をメジャーで測定し，内臓脂肪 100 cm^2 に当たる，男性 85 cm，女性 90 cm 以上を判定基準としている。女性方が男性よりも皮下脂肪が厚いので，基準値が高くなっている。

【表 1】 メタボリックシンドロームの診断基準

ウエスト周囲径	男性	≧ 85 cm
	女性	≧ 90 cm
上記に加え以下のうち 2 項目以上		
高トリグリセライド血症		≧ 150 mg / dl
かつ/または		
低 HDL コレステロール血症		< 40 mg / dl
収縮期血圧		≧ 130 mmHg
かつ/または		
拡張期血圧		≧ 85 mmHg
空腹時血糖		≧ 110 mg / dl

1.2 カロリー制限とバランスを意識した栄養管理

メタボリック症候群の予防および解消には，カロリー制限とバランスを意識した栄養管理が大切である。とくに摂取エネルギー量（摂取カロリー）と消費エネルギー量（消費カロリー）のバランスは重要である。成人の場合，加齢とともに運動による消費エネルギー量が減少するので，それに合わせた摂取エネルギー量の制限が求められる。しかし，摂取エネルギー量の制限は，栄養素バランスを崩す恐れがあるので，注意が必要である。エネルギー源は，糖質，脂質，タンパク質であるが，脂質エネルギー比は 20 〜 25% が適当である。

また，脂質を構成している脂肪酸比率としては，飽和脂肪酸：一価不飽和脂肪酸：多価不飽和脂肪酸 =3：4：3が適当である。一価不飽和脂肪酸（オレイン酸）は脂質源全般に含まれているが，飽和脂肪酸は畜肉に，n-3系多価不飽和脂肪酸 ｛エイコサペンタエン酸（EPA）やドコサヘキサエン酸（DHA等）｝は水産物に，n-6系多価不飽和脂肪酸（リノール酸等）は植物油に多く含まれている。日本では米を主食とし，脂質エネルギー比が25％程度である。また，畜肉と水産物を同等程度に摂取し，調理用油として植物油を多く使用している。このように和食は，カロリー制限とバランスに配慮した食事であると考えられる。一方，摂取エネルギー量の制限は，無機質やビタミンの不足を招く恐れがあるので，摂取エネルギー量の制限を行っている場合でも，無機質やビタミン摂取量が食事摂取基準（推奨量または目安量）を下回らないように配慮することが大切である。近年，生活習慣病対策が重視されており，生活習慣病予防のための食生活指針（**表2**）や食事バランスガイド（**図2**）が発表されている。

【表2】 生活習慣病予防のための食生活指針

---

1. いろいろ食べて生活習慣病予防
　　主食，主菜，副菜をそろえ，目標は1日30品目
　　いろいろ食べても，食べ過ぎないように
2. 日常生活は食事と運動のバランスで
　　食事はいつも腹八分目
　　運動十分で食事を楽しもう
3. 減塩で高血圧と胃癌予防
　　塩からい食品を避け，食塩摂取は1日10グラム以下
　　調理の工夫で，無理なく減塩
4. 脂肪を減らして心臓病予防
　　脂肪とコレステロール摂取を控えめに
　　動物性脂肪，植物性油，魚油をバランス良く
5. 生野菜，緑黄色野菜を毎日の食卓に
6. 食物繊維で便秘・大腸癌を予防
　　野菜，海藻をたっぷりと
7. カルシウムを十分とって丈夫な骨づくり
　　骨粗しょう症の予防は成壮年期から
　　カルシウムに富む牛乳，小魚，海藻を
8. 甘い物は程々に
　　糖分を控えて肥満を予防
9. 禁煙，禁酒で健康長寿
　　禁煙は百益あっても一害なし
　　百薬の長アルコールも飲み方次第

（厚生労働省：健康づくりのための食生活指針，1990年）

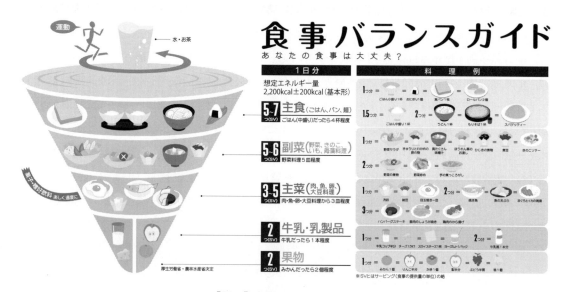

【図2】食事バランスガイド
（農林水産省ホームページ：「食事バランスガイド」についてより）

1.3 運動

　メタボリックシンドロームと診断されれば，心筋梗塞などの循環器系疾患になりやすいことを認識して，内臓脂肪を減らす（ウエスト径を減らす）努力をすべきである。幸いにして，内臓脂肪は貯まりやすいのと同時に皮下脂肪よりも運動で減りやすい性質がある。運動は，無酸素運動と有酸素運動に大別される（**図3**）が，脂肪をエネルギー源として使用する割合が高いのは有酸素運動である。また，有酸素運動は長時間行うと脂肪の燃焼効率が高くなるので，定期的に長時間行うことができる有酸素運動（ウオーキングなど）が，メタボリックシンドロームの解消に有効である。

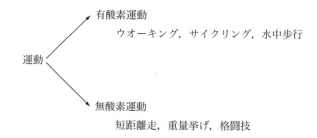

【図3】運動の分類と種類

【文献】
1) 鈴木庄亮，久道茂（監修），小山洋，辻一郎（編）：シンプル衛生公衆衛生学，南江堂，東京（2007）．
2) 町田和彦，岩井秀明（編）：21世紀の予防医学・公衆衛生，杏林書院，東京（2008）．
3) 松澤佑次：内臓脂肪，アディポサイトカインそしてアディポネクチンへ，肥満研究 **12**，95-101（2006）．

〈中島　滋〉

2. 女性の妊娠出産・周産期と未病

2.1　はじめに

　健康とは，単に"疾病や障害がない状態"にとどまらず，身体的，精神（mental），霊的（spiritual），社会的に健全な動的状態（dynamic state）とWHOは定義している。さかのぼること約70年，シモーヌ・ド・ボーヴァワールの著した第二の性に読むごとく，人は女に生まれるのではなく，女になる性において遺伝子の性から，ジェンダーとしての性までを切り口として健康を考えることが必要で，かつては性差医療，今ではダイバーシティ（後述）の視点で女性の終世の健康を考えなければならない。未病を疾病と健康の間の状態と捉えるならば，専業主婦コース，独身キャリヤーコース，仕事家庭の両立コースなど女性の生活パターンは多様化しているとはいえ，ステレオタイプなものの考え方ではなく個人の物語に深く寄り添う（Narrative）医療を実践していかなければならない。

　女性の生涯は思春期から更年期にかけて初潮と閉経にプロローグとエピローグをもつ性周期に特徴づけられる。その間に多くの女性が妊娠を通して子どもを出産し，次世代を担う人類の健康の質を運命づける。健康の定義を横軸に置き，女性の一生を縦軸にして未病を考えてみる。

2.2　胎児期からの未病

　妊娠・出産・授乳という哺乳類としての生物学的宿命を考えれば，女性の健康は次世代を担う子ども達の健康の原点であり，未来の人類の健康を視座に置いた重要な課題であるといえる。

2.2.1　巨大児の引き起こす諸問題

　日本における平均出生体重は3,000gの昨今であるが，時に4000gを超える児が生まれることがある。巨大児を産むひとつの要因は，境界領域にある妊娠性糖代謝異常である。これは妊娠中・後期にわたってほどほどの高血糖が放置されている状況下に発生するいわゆる妊娠時の未病状態といえる。発症の病態は，母体の血糖値が高く，胎盤移行した高血糖を児の膵臓は下げようとして高インスリン血症になっており，加えて胎盤を通過する脂肪の影響もあいまって児は巨大児になる。さらに重要なことは，この胎内代謝負荷は出生後長じてその個人の生活習慣病の素因ともなる事実である（生活習慣病胎児期起源説；DOHaD）。

2.2.2　究極の未病からみた低出生体重児

　不妊症の治療による多胎，高年齢出産，新生児医療の進歩，喫煙女性等があいまって2500g未満で生まれる低出生体重児の出生割合は今や約10％になろうとする日本の現状である。最近，世界的に低出生体重児の予後に関する報告が相次いで出てきている。一般的には，成人になっても身長が伸びない（低身長），または糖尿病・高血圧などのいわゆる成人病，生活習慣病が高率に発症しているということが分かってきた。

①　成人病胎児期起源説
　小児生活習慣病の理解参照：エピジェネティックス，胎盤機能に代表される胎内成育そして乳児期栄養環境

未病医学標準テキスト　53

などと成人病発症の関係が解明されつつある。

　我々は胎児にどのようにして健康を伝えられるか真剣に考えなければいけない。そのような時代に私たちがとるべき行動とは，大きな社会的な問題として未病対象としての胎児の健康，引いては経母体未病医学を考えていかなければならないと思われる。

　とくに母体の妊娠性糖尿病と生まれてくる小児の膵機能，糖代謝異常の関連では多くのコホートスタディが近年報告されている[1]。

②　さらに追加して母体と児の関係　キーワードとしての行動

　胎内環境は，生涯にわたるプログラミングを初期環境として決定する場であり，最近「食育」という言葉が流布するなかで，まさしく "両親がどのような食生活をしているか" が重要となる。両親が喫煙している場合は，明らかに実子における 10 代喫煙率は高くなり，それと同じように，我々はどのような食事を子どもに与えているか，否，食卓を囲んでいるのか。学校給食だけでなく，家庭においても食育ということを含めて果たしていかねばならない大切な環境があると思われる。

2.3　未病対象としての母体

「妊娠は負荷試験である」

　妊娠中一時的に表出している身体的変容は将来発症する可能性がある疾病と考え，これを見落とさず，早期介入しフォローアップしていくことが未病を視座に置いた周産期医療である。

2.3.1　「妊娠性糖代謝異常」の追跡調査

　我々は，「妊娠性糖代謝異常」の女性を，産後 5 〜 10 年にわたって，フォローアップしてきた。2,400 名あまりの妊婦を平均 5 年(最長 15 年)フォローアップしたデータを示す。妊娠糖尿病とかつて診断された 217 名のうち，103 名（47.5%）がエントリーされ，そのうち，糖尿病型を示した人は 42 名（40.8%），境界型が 31 名（30%），正常型は 30 名（29.1%）であった。

　一方，エントリーされたかつて非妊娠糖尿病女性 234 名のうち，糖尿病型移行が 22 名（約 10%），境界型が 47 名（約 20%），正常型が 165 名（約 70%）で，明らかに妊娠中の糖尿病というのは決して妊娠中だけではなくて，産後の未病の状態を我々はフォローアップしていく必要があることを示している。

　その中でとくに 5 〜 10 年後に糖尿病になっている母体の悪い因子は，妊娠中の血糖値が非常に高い，また OGTT 施行時のインスリン分泌能が低いなどが挙げられる。さらに一番影響がある因子は肥満(内臓脂肪型肥満，ウエスト/ヒップ比)であった[2]。

　このように，分娩後の耐糖能機能が正常化しても，GDM 既往の女性は将来 2 型糖尿病を発症するリスクは妊娠中耐糖能正常（空腹時 92mg，1 時間 180mg，2 時間 153mg 未満）女性の 7.43 倍と高率が報告されている[3]。興味あることは妊娠前血清性ホルモン結合グロブリン（SHBG）低値が GDM 発症リスクと関連あるという報告で，この血清 SHBG 低値は閉経後女性の糖尿病リスクと関係している[4]。

　妊娠中に糖代謝異常がみつかった場合こそ，個人の行動変容導入の時期であり，産後のみならず生涯の生活習慣に，そして家族の食習慣，食育に未病としての注意を喚起しなければならない。

2.3.2　妊娠高血圧症候群

　収縮期 140mmHg，拡張期 90mmHg を超える高血圧と尿蛋白（30mg／dl 以上）を兆候として約 10% の妊婦に観られる症候群であるが，妊娠前よりあるいは妊娠初期から高血圧であったり分娩後も低下しない高血圧においては，原発性アルドステロン症，腎血管性高血圧症など二次性高血圧の鑑別診断を実施する必要がある。対象は妊娠する若年女性が大半であり，診断と治療によっては完治する高血圧が隠されていることが少なくないことである。妊娠中は各種検査値が生理的に変化しており，非妊娠時の標準値をもって判断することはできない。また被爆の胎児影響の観点から放射線による画像診断は制限される。

　妊娠性高血圧症候群発症者は将来高血圧および心血管イベントのリスクファクターであることはすでに報告されている[5]。いずれにしても，産後フォローアップをして確定診断を実施し生涯の健康負荷から開放できる可能性を念頭においておかなければならない。

　2017 年 9 月に日本妊娠高血圧学会で妊娠高血圧症候群の定義と病型分類が改訂されている。欧米のガイドライン改訂に対応，略称も PIH（pregnancy induced hypertension）から HDP（hypertensive disorders pregnancy）に変更になっている。

2.3.3　メンタルヘルス

　産後のうつや子育てを中心とした夫婦関係，あるいは性差，ジェンダーなど社会的ストレスも産後の生活に影を落とす。すべての点で妊娠というものが女性にとって健康を考えるよいきっかけにならなければならず，次世代育成支援対策推進のために，未病医学の概念こそが身体的，精神的，社会的健全を保証する医療体系の根幹を成すものと考える。

【文献】
1) T.Holder, et al. : A low disposition index in adolescent offspring of mothers with gestational diabetes : a risk marker for the development of impaired glucose tolerance in youth, *Diabetologia*, **57**, 2413-2420. (2014).
2) 和栗雅子, 他：肥満者の妊娠，分娩と長期予後　内科医の立場から　当センターにおける肥満妊婦の管理　妊娠前から分娩後まで，糖尿病と妊娠，**5**，50-55 (2005).
3) L.Bellamy, et al. : Type 2 diabetes mellitus after gestational diabetes : a systematic review and meta-analysis. *Lancet*, **373**, 1773-1779 (2009).
4) MM.Hedderson, et al. : Prepregnancy SHBG concentrations and risk for subsequently developing gestational diabetes mellitus., *Diabetes Care*, **37**, 1296-1303 (2014).
5) JH.Veerbeek, et al. : Cardiovascular disease risk factors after early-onset preeclampsia, late-onset preeclampsia, and pregnancy-induced hypertension, *Hypertension*, **65**, 600-606 (2015).

〈木戸口　公一〉

3. 女性固有のストレスによる未病

　ダイバーシティ，ノーマライゼイションの立場からさらに理解と対応策を講じなければならないメジャーな未病の課題は，女性のホルモン分泌に関係する現実であろう。それは生涯にわたる健康とライフプランに密接に関係している。月経や更年期に伴うメンタルやフィジカルの不調からくる個人の生活の質の低下のみならず，社会的損失も計り知れないものがある。月経前症候群に代表される周期的変調や更年期症状への理解は男性においてはハラスメントの的となる可能性があり，よくて哀れみの感情でしか捉えられないことが多く，一層生活の質を個人の尊厳が損なわれることになる。女性自身においても知らず知らずのうちに堪えることを美徳の代償として自己満足する日本の傾向が無策の未病領域を構築している。

　少子化や労働力低下で日本を憂うるのであれば，未病として女性のこれらの問題に積極的に取り組む必要があると思われる。「女性が子どもを産み育てたいと思える環境」「女性が活躍できる環境の実現」こそが日本の喫緊の課題であるからである。義務教育のなかで取り入れられている性教育は単にセックス教育（性行為，避妊），感染症教育だけではなく，ホルモンを中心として広い見地に立った健康教育の一部としなければならない。健康教育は義務教育期間だけでなく，企業（就労期間）においても，また地域（更年期は企業でもオーバーラップ）においてもその機会を求めれば応えられるように図っていくのがシステムとしての本学会の提言の一つとしたい。

　月経や更年期不調で企業などにおける昇進辞退は 2 〜 5 割に達するという報告もあり [1]，いや，それ以前に生理周期に伴うメンタル，フィジカルの不安定さからくる労働能力の低評価からくる昇進の遅れは，不当な場合がかなりの割合で存在すると思われる。国が推進する女性管理職の増員も掛け声だけ，数字合わせだけでは個人も社会もいつまでも実を伴わない徒労と損失だけに終わってしまうであろう。

　一方，少子化においては女性の生理周期はどのようなメカニズムで発来し，妊孕性（にんようせい）の高い時期，妊娠をしにくい時期を正しく知ることは医学的にそして社会的に不本意な妊娠を避け，精神的に満足いく性生活をおくることにつながるであろう。無為な人工妊娠中絶および不妊治療を減らし健康を担保し，多少なりとも経済効果を与えるかもしれない。

　更年期に限れば，女性自身のメンタル，フィジカルの不調に加えて，育ててきた次世代の巣立ち（子離れ），配偶者の疎遠感，両親の認知症対応や介護負担が目前に迫っている，ストレスフルな時期を迎えている。

　女性に多いとされる甲状腺機能異常症（TSH／freeT4）にはメンタルな症状が強く前面に診られることが多く，更年期での身体症状やメンタル不調などでは FSH／LH／E2（エストロジェン）検査からホルモン状態を正しく分析することが必要で，とくに生活の背景分析を合わせて行わなければならない。寄り添う立場（NBM）でのカウンセリングも欠かせない。

【文献】
1) Y.Osuga et al. ：Burden of menstrual symptoms in Japanese women：results from a survey‐based study, *J Med Economics*, **2**, 1255‐1266（2013）.

2) L.Bunting, I.Tsibulsky and J.Boivin, Fertility knowledge and beliefs about fertility treatment : findings from the International Fertility Decision‐making Study Hum, *Reprod*, **28**, 385‐397 (2013).

〈木戸口　公一〉

4. 生活習慣病と未病
～とくに高血圧症，脂質異常症，糖尿病，痛風，PAD 末梢動脈疾患ならびにメタボリックシンドロームを中心に～

4.1　はじめに

　未病とは単に症状に対して対症的に薬を処方したり，経験的な効果のみを期待するものではない。

　最先端の機器類を駆使した，症状に対しても詳細に影響因子を追求し，最も適した医療を探索し，それを患者に提供するものである。したがって，それは西洋的，東洋的を問わず双方相まって最も良い医療の追求に努めなければならない。

　本文では，これまでのデータをもとに生活習慣病と未病との相違について説明し，未病介入の重要性について述べる。

4.2　未病と生活習慣病との違い

　高血圧症，糖尿病，高脂血症，痛風（血清尿酸値が高値で，関節に尿酸が沈着し，関節炎を起こし疼痛を伴う），閉塞性動脈硬化症（おもに下肢動脈の狭窄により，歩行時の疼痛を伴う）ならびに肥満症（多くの疾患を合併することからメタボリック症候群として独立）について概説し，これらを一括して生活習慣病と呼び，未病との関連について述べる。

　したがって，それぞれの生活習慣病はそれぞれに独立した疾患であるが，生活習慣病は脳卒中や心筋梗塞ならびに急性心不全などの致死的疾患の前段階的疾患でもあり，これら致死的疾患からは未病として考えられている。

　もともと未病とは，症状はあるが一般臨床検査で正常範囲にあるものを未病Ⅰ（めまい，しびれ，冷感，頭痛，疲れなど），症状はないが一般臨床検査で異常値を示すものを未病Ⅱ（高血圧，高血糖，高脂血，高血小板凝集能など）と分けているが，いずれも健康そうに振舞っているものである。

　このようにして，未病とは病気の前段階的状態であるが，生活習慣病は病気そのものと認識され，両者には明らかな相違がある（**図1**）。

予防医学	未病医療	従来の医療（生活習慣病）
健　康	未　病	病　気

・しびれ，めまい，冷感など

【図1】 未病と生活習慣病の違い

4.3　従来の医療，予防医療ならびに未病医療について

ここでは，未病概念を入れた場合の医療の独立性について述べる。

1)「病気になったら治療しよう」というのが，従来の医療であり，医師主導型医療である。

2)「健康なうちに予防しよう」というのが本人主導型予防である。

3)「未病状態を察知し，病気になる前に治療しよう」とする医療が，患者・医師協働型医療である。

これらは健康を維持するためにはいずれも重要であり，とくに未病医療は患者・医師協働型医療であり新分野のものである。今後大いに期待されるものと考える。

次項では，それぞれの場合について説明する。

4.4　高血圧症と未病

高血圧とは，血圧が高いという病態である。たまたま測った血圧が高いときには血圧高値あるいは高血圧といえるが，「高血圧症」とはいい切れない。一方，高血圧症とは，くり返して測っても血圧が正常より高い場合をいう。くり返しの測定で診察室血圧においては最高血圧が 140mmHg 以上，あるいは，最低血圧が 90mmHg 以上であれば，高血圧と診断される。家庭血圧では，最高血圧が 135mmHg 以上，あるいは最低血圧が 85mmHg 以上で診断される。高血圧，高血圧症とは血圧が上昇し，将来，心血管病のリスクとなりうる病態である。

未病の立場から問題になるのは，高血圧症に合併する心血管病の発病であり，心血管病に伴う各種臓器の障害である。したがって，心血管病や臓器障害を予防するためには，心血管病を合併していない高血圧症の段階を未病として位置づけて対策を講じることも必要である。

とくに血圧はいろいろの状態で高くなったり低くなったりと寸時に動いている。したがって，血圧の把握に当たっては，どのような特性をもっているかを十分に精査し，その上で加療しなければならない。

血圧の記載に当たっては，高い方の血圧（最大血圧）と低い方の血圧（最小血圧）とが記載されるが，それぞれに生理的な意味がある。

最大血圧は心臓が収縮するときの大動脈から急速に流れる血圧を意味し，別名「収縮期血圧」ともいう。

最小血圧とは最大血圧のときに血管は柔らかさに応じて膨らみ，それがまたもとに戻るが，心臓では拡張期となり血液を左心室に戻す作業が行われる。このときの血圧を最小血圧という。別名「拡張期血圧」ともいう。

血圧は固定して高くなる前に，いろいろ変動する。したがって，この変動の時期と変動幅についてよく理解し，対策をたてる必要がある。

いろいろな環境因子の状態により，血圧は**図2～図7**に示してあるように種々幅をもちながら動いている。

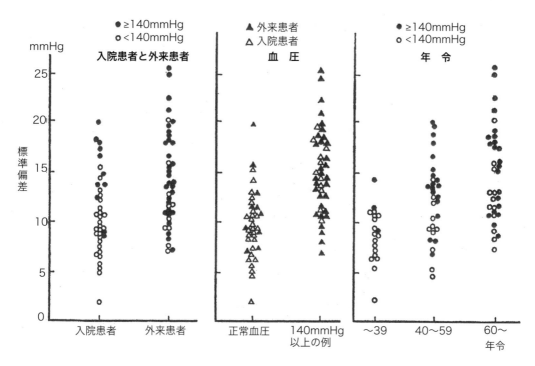

【図2】 血圧レベルによる血圧変動の大きさ

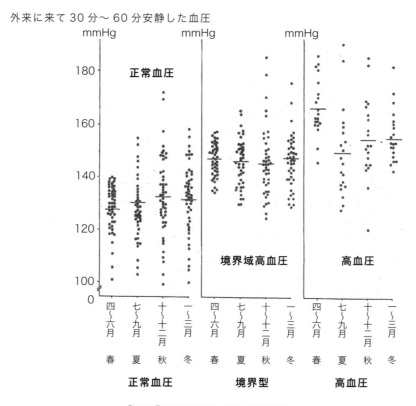

【図3】 春夏秋冬による血圧変動

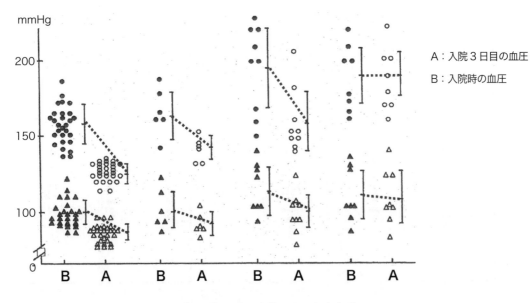

【図4】入院時安静による血圧変動

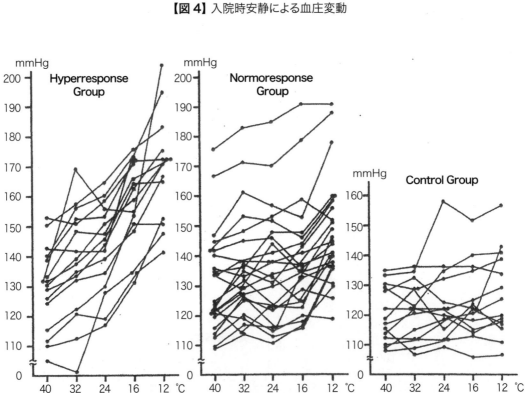

【図5】水温変化による血圧変動

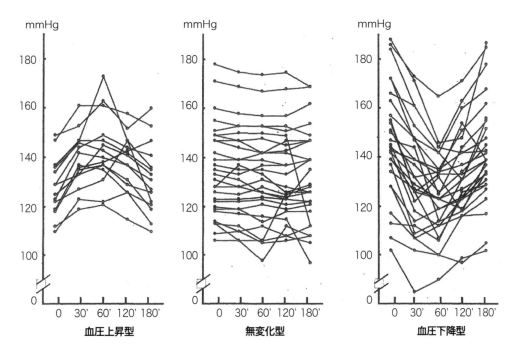

【図6】 ブドウ糖負荷による血圧変動

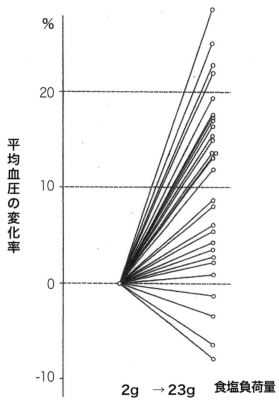

【図7】 食塩負荷による血圧変動

4.5 脂質異常症と未病

以前は高脂血症として分類されていた。高 LDL コレステロール血症に関しては良かったが，低 HDL コレステロール血症も重要であることが判明し，以後は脂質異常症として分類されるに至った。

ウサギにコレステロールを与えると図8に示すように血管壁には明らかに脂質が沈着し，血管表面に凸凹した粥状硬化が出現してくる。したがって，血管の狭小化が招来されることになる。

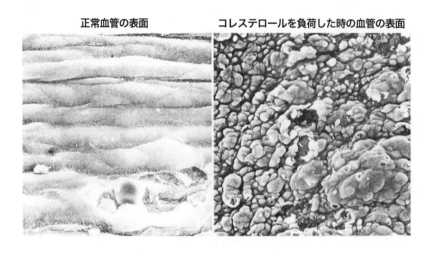

【図8】ウサギのコレステロール負荷による胸部大動脈の電子顕微鏡図

さらにこのメカニズムを検討するために，ウサギにコレステロール食を与え，7週間後に LDL を分離して，LDL 粒子サイズを測定した。図9に示すように LDL の粒子サイズは明らかに増大した。この増大した LDL を別なウサギの耳静脈に注入すると，図10に示すように血管の表面には多数の血球成分（白血球，赤血球，血小板など）が付着することが判明した。

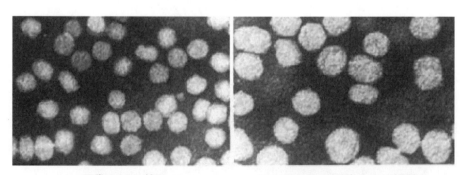

【図9】コレステロール負荷による LDL 粒子の変化（電子顕微鏡写真）

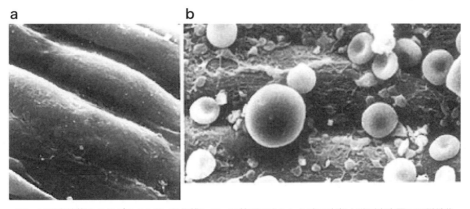

図aは正常状態のウサギからLDLを分離して，耳静脈に注入した時の胸部大動脈走査電子顕微鏡像。
図bは0.5％コレステロール混合飼料にて5週間ウサギを飼育し，その時のLDLを分離して，図aの場合と同様に胸部大動脈を走査電子顕微鏡でみたもの。

【図10】正常LDLならびに巨大LDL注入による動脈血管像（走査電子顕微鏡像）

したがって，急性高脂血の場合には粒子LDLが出現することになり，それによる動脈血管表面には，傷害性変化が起こることになる。したがって，LDLコレステロール値の是正はきわめて重要となる。一方，LDLの粒子サイズが小さくかつ高密度なsmalldense LDLは酸化を受けやすく，すなわち酸化LDLを生じやすくなり，血管内皮傷害が生じやすいことになる。**図11**にはその一端を示した。

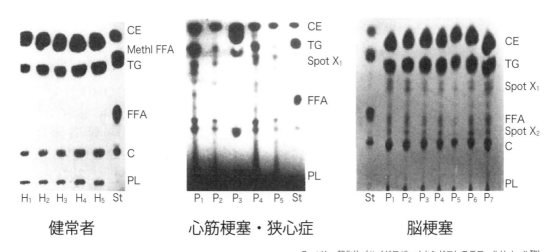

健常者　　　　　心筋梗塞・狭心症　　　　　脳梗塞

Spot X₁…酸化体（ハイドロパーオキシドコレステロールリノール酸）
FFA…その他の酸化体
Spot X₂…酸化体

【図11】各疾患患者から抽出されたLDLのTLC分画

図11では虚血性心疾患，心筋梗塞や脳梗塞のときには，血液中のLDLは多量に酸化されており，酸化LDLが高濃度に存在していることが示された。

一方，HDLコレステロールが低値の場合には虚血性心疾患の発症が多いことも多数報告されている。

したがって，悪玉LDLとは以下の4種が挙げられる。単にLDLを悪玉と呼ぶのはふさわしくないことになる。

ここには示していないが，正常サイズの LDL は酸化を防ぎ，さらにはコレステロール値を下げ血管壁を守ることが立証されている。

1) 大粒子 LDL
2) 小粒子 LDL
3) 酸化 LDL
4) 低 HDL 血

また，コレステロールの動脈血管壁への沈着が活性酸素の消去の面からも傷害されていることが立証された。

大久保ら（東北大学）は，XYZ 系活性酸素消去発光法を提唱し，金澤らはその臨床的検証を行った。すなわち，一般的酸化還元の思考に問題を提起している。

活性酸素 X は生体に入ると還元（Y）されるが，その Y が今度は酸化体となり悪玉となる。したがって，これで反応が終わるとすれば，生体内では活性酸素の無毒化は不可となることになる。しかし，生体系にはそれと反応して光を発する物質（Z）が存在し，酸化体のエネルギーを光に変化させ無毒化するというものである。（図12〜図14）

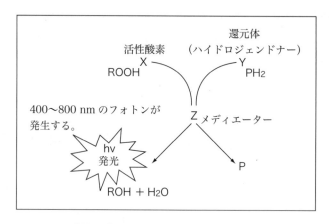

【図12】 XYZ 系活性酸素消去発光法

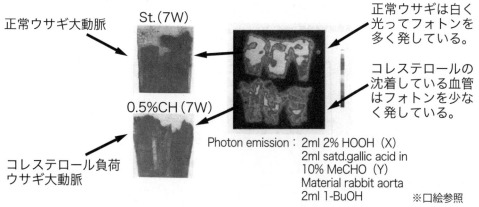

【図13】 正常血管とコレステロール負荷血管の XYZ 系活性酸素消去発光法によるフォトン図

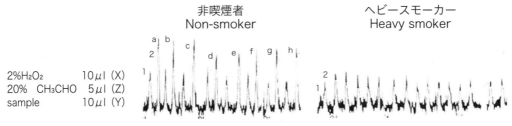

スパイクの高い程，活性酸素を無毒化するフォトンが多いことを示している。

【図14】 血清 XYZ 系活性酸素消去発光法によるフォトン強度

これまでに，
1) コレステロールを付加した血管壁はXYZによる発光が抑制されていること，すなわち，血管壁上の粥状硬化は生体反応を抑制していることが分かる（図13）。
2) ヘビースモーカーの血清には，XYZ系の発光のスパイク，すなわち酸化体を無毒化させる機能が明らかに小さいことが分かる。

以上のことから血管病の未病状態を把握するには，XYZ系活性酸素消去発光法がきわめて有用であることが知れる。

4.6　糖尿病と未病

糖尿病には一次性糖尿病（インスリン分泌不足）と二次性糖尿病があるが，それによって網膜症，腎症，末梢神経障害などを合併するが，合併すると治療は難しくなる。したがって高血糖の状態のときにすなわち糖尿病の未病状態のときに加療するのが最も有用であり，可逆的にもとに戻ることも多い。

高血糖も長くなるとAdvanced Glycation Endoproducts(AGE)へと変化し種々合併症を伴うもととなる。一方，腎にはPAS陽性物質が沈着することとなり，血管傷害のもとになる。

糖尿病には，網膜症，蛋白尿（腎症），神経症の3大合併症があり，いずれも難治性であるので，これら合併症の前段階を見出し，加療する必要がある。

4.7　痛風と未病

痛風は高尿酸血で体液が酸性に傾くと，尿酸の針状結晶が析出し，針のように刺し込むこととなり疼痛を伴うもので，発赤や腫脹を伴うことになる。

さらには腎には尿酸の析出により，腎機能を悪化させ，ついには腎透析へと移行する。

また，関節を多く動かしたり，酷使すると関節液が酸性になり，尿酸結晶の析出となり関節痛を伴う場合が多い。したがって，痛風の場合には酸性になることから身を守ることがきわめて重要となる。

尿酸は核酸からつくられるので，核酸が多量に含まれるもの，タラの白子，レバー，肉類などに偏らないよ

う食事に注意を払わなければならない。

したがって，血清尿酸の測定は最も重要な検査といえよう。

4.8　末梢動脈疾患（PAD）と未病

近年，PAD をみる頻度が多くなり，外来でも普通にみられるようになった。粥状硬化症が大きな原因とされている。

この疾患が多くみられるようになったのは診断法の発展と生活様式の欧米化に伴い粥状硬化の頻度が大になったことが挙げられる。すなわち，画像診断の進歩，ヘリカル CT による下肢動脈の撮像 ABI による血流の測定などが簡単にできるようになったことがあげられよう。

歩行により下肢のしびれ，冷感のある場合に率先して検査を受けるようにしなければならない。症状としても下肢に集中しているので，症歴を詳細にとることによってほぼ診断が可能となる。

動脈硬化が根底にあるので，動脈硬化のリスク因子や，喫煙などがとくに関係が深い。したがって，これらの是正は有効である。

4.9　メタボリックシンドロームと未病

日本内科学会では，2005 年にメタボリックシンドロームを独立した疾患として発表した。

すなわち，次のような項目を満たしている場合にはメタボリックシンドロームとして考えようということである。

1）内臓脂肪蓄積（必須）：ウエストの周径が男性は 85cm 以上，女性は 90cm 以上あること。

2）高血糖

3）高血圧　　　　　　　　　　　　　　　　　このなかの 2 項目以上を満たすもの

4）高中性脂肪かつまたは低 HDL コレステロール

メタボリックシンドロームの根底には，脂肪細胞が肥大化するとアディポネクチンの分泌が減少し，さらには TNF α 2 の分泌が増大するという。この結果，インスリン抵抗性の増大が起こり，さらには交感神経の亢進が起こり，その結果，血管抵抗が増大し高血圧となるという。

一方，内臓脂肪の蓄積によりインスリン作用の低下が招来され，血糖が上昇する。さらにはリポ蛋白リパーゼが少ないために中性脂肪の分解が遅延し，高中性脂肪血になる。

このようにアディポネクチンの減少からインスリンに影響し，高血圧や糖尿病が招来されるという。

したがって，まずは体重の減少に注意し，脂肪細胞の肥大化を防ぐ必要がある。すなわち，①低カロリー食，②運動，③副食の制限が必要となる。

【文献】
1）XYZ 系活性酸素消去発光研究会誌，**1**（2002）．
2）XYZ 系活性酸素消去発光研究会誌，**2**（2003）．
3）日本未病システム学会雑誌，**21**，46-52（2015）．

〈金澤　武道〉

5.Developmental Origins of Health and Disease

5.1 はじめに

生活習慣病の増加は，先進国のみならず発展途上国においても重大な問題となっている。近年，多数の疫学研究や動物実験，ヒトを対象とした研究により，生活習慣病をはじめとする成人期の慢性疾患の発症基盤が受胎前後や胎児期，出生後早期の環境の影響を受けている可能性が示唆され Developmental Origins of Health and Disease（DOHaD）という概念が生まれた。

5.2 成人病胎児起源説から DOHaD へ

5.2.1 成人病胎児起源説とは

DOHaD は，成人病胎児起源説（Fetal Origins of Adult Disease（FOAD））に端を発している。FOAD とは，Barker らによって提唱されたもので，低出生体重児では成人期の冠動脈疾患による死亡率や，メタボリックシンドロームのリスクが高いという疫学研究をもとに提唱された。彼らは，胎児発育が抑制されて低出生体重児となり，同時に不可逆的な組織や機能の変化が生じる（プログラミング）ことが成人期の心血管系疾患や 2 型糖尿病のリスクとなると考えた（胎児プログラミング仮説，Barker 仮説ともいう）[1]。また，子宮内でのプログラミングは，胎児が子宮内で低栄養にさらされたとき，胎児発育不全（結果的に低出生体重児）となり，またインスリン抵抗性をもつことによって出生後の飢餓（thrifty）に備えるための適応で（thrifty phenotype 倹約表現型）[2]，これによって胎児期に成人病の起源を獲得するのではないかと考えられている[3]。

5.2.2 DOHaD 仮説へ

Barker らの報告をみると，メタボリックシンドロームの発症は，胎児発育不全による低出生体重児に顕著であるが，2500g 以上で出生した場合においても段階的に減少するものの一定の関連性を有している（**図1**）[4]。胎児発育不全の有無に関わらず早産低出生体重児ではメタボリックシンドロームのリスクが高い[5]。FOAD 仮説では，胎児発育不全を伴わずにどのようにして胎内環境の影響を受け成人期の慢性疾患へと至るのか，さらにこのような傾向が数世代にわたって持続することに対する説明が困難である。

そこで，Gluckman と Hanson は，「発達期の環境の変化に対応した反応（developmental plasticity）が生じると，発達が完了した時期の環境とマッチすれば健康に生活できるし，もしマッチしなければ成人期のさまざまな疾患の源となる」という考え方を提唱し，またプログラミングの本態はエピジェネティック変化によってもたらされるとして，FOAD 仮説の限界を合理的に説明した。さらにこのような研究を通じて人の健康についての公衆衛生学的な啓発あるいは疾病予防に資することをも意図し，Developmental Origins of Health and Disease（DOHaD）という用語を用いた[6]。

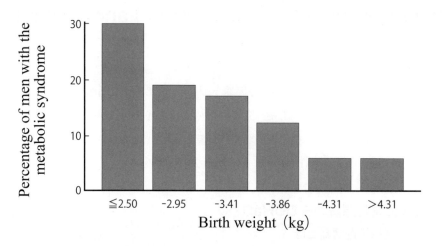

【図1】 出生体重とメタボリックシンドローム発生率 [4]

5.3 DOHaD 仮説

　Gluckman らは，感受期における環境要因の内容や程度によって，ヒトはさまざまな変化を示し，生存と引き換えに胎児発育不全や早産となる場合（"trade-off" あるいは "coping"「取引」あるいは「交換」の意で，"immediately adaptive response" ともいう）や，胎児発育不全とはならなくとも発達完了期の環境を予測するかのように内分泌・代謝などの反応性が変化（predictive adaptive responses；PARs）するのではないかと考えた [7] [8]。

　DOHaD の概念は，メタボリックシンドロームのみならずさまざまな成人期の慢性疾患との関連性を説明するうえで都合がよい。出生前・後の環境によって変化がもたらされる時期（developmental plasticity が起こる時期，つまり感受期）は各臓器や器官で一定ではなく，またその反応も一様ではない。これらの反応は発達期の環境に適応したものであるために意味をなすものであって，各臓器や器官の発達が完了する頃の環境とそぐわない（ミスマッチ mismatch）場合，何らかの健康への影響が出現することになる。

5.3.1　trade-off

　感受期の環境が慢性的に悪化すると，developmental plasticity によって本来もっていた成長・発達の軌道が変化し，その後はそれに沿った軌道を描くこととなる（ホメオレーシス）。たとえば，胎盤機能が悪化し慢性的な低酸素状態にさらされ，母体からの栄養が十分に供給されないと，胎児は自身の代謝・内分泌機能を変化させ脳重量を維持しながら低体重となることで生存を図ろうとする。しかし，子宮内環境によってもたらされた変化は出生後の環境に適応するには不利であり，メタボリックシンドロームをはじめとするさまざまな成人期の慢性疾患のリスクになる（**表1**）[9]。Barker らによる成人病胎児起源説は，DOHaD の概念においては trade-off に該当する。

【表1】胎児発育不全に関連する疾患・病態[9]

1. 心血管系疾患
    - 血圧上昇
    - 耐糖能異常／1型糖尿病／妊娠糖尿病
    - 脂質異常（高コレステロール血症／LDL上昇／中性脂肪上昇）
    - 肥満
    - 血清フィブリノゲン上昇／第Ⅶ因子やその他の凝固因子の上昇
    - 腎疾患，尿中アルブミン／Cr比の上昇
    - 血管の弾性低下
    - 甲状腺機能の亢進
    - 交感神経系優位の状態
    - 血清コルチゾール上昇
2. 精神疾患
    - 統合失調症のリスク増加
    - うつ病のリスク増加
    - 自殺のリスク増加
3. 呼吸器系
    - 気管支喘息のリスク増加
    - COPDのリスク増加
4. その他
    - 初潮年齢の早期化
    - 閉経年齢の早期化
    - 卵巣がん
    - 骨そしょう症
    - 低IQ
    - 非婚率の増加

5.3.2　predictive adaptive responses

Gluckmanらはさらに環境への反応性についてpredictive adaptive responses（PARs）という考え方を導入した[6]。出生後の環境が子宮内環境と類似したものであれば健康状態への影響は少ない（appropriate PARsという）。しかしながら，発達が終了した後に発達期とは異なる環境下におかれると，発達期に得た適応では対応することが困難となり，その結果さまざまな疾病を発症することになる（inappropriate PARsという）（**図2**）[8]。

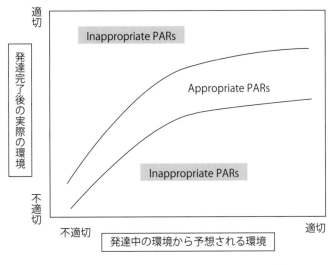

【図2】　predictive adaptive responses[8]

5.3.3　maternal constraint

本来，胎児は遺伝的な要因のもとに最大限の成長や発達が認められるはずである。しかし，遺伝的要因ではなく母体に関わる要因（小柄であることや骨盤が狭い，初産である，ダイエットなど）によって成長があ

る程度抑制される（maternal constraint）と，子宮内の極端な環境の悪化がなくとも PARs をもたらす[8)10)]。先進国や発展途上国における生活習慣病の増加も PARs の考え方を導入すると理解しやすい。農耕社会では母体の栄養状況も悪く，出生後の食料の供給が不安定なことが多いため，ある程度の maternal constraint があるほうが生存には有利である（appropriate PARs）。一方，農耕社会から工業化社会に変遷していくと，maternal constraint は大きく変化しないが食糧事情がきわめて良好であることにより子宮内で獲得した PARs とのミスマッチが生じる（inappropriate PARs）。

5.3.4 DOHaD の本態

これまで述べてきたように，DOHaD は発達期の環境に応じて個体に developmental plasticity が起こることを起源としている。環境によってもたらされるヒトへの影響を決定するのは遺伝子と環境の相互作用であり，developmental plasticity の本態を説明するうえでエピジェネティクス（epigenetics）の概念が欠かせない[8)11)]。つまり，DOHaD は環境により DNA の塩基配列の変化を伴わずに遺伝子の発現のスイッチの on-off が変化する（エピジェネティック変化）ために生じた developmental plasticity によってもたらされた状態である。

5.4 DOHaD 研究の現状とわが国の課題
5.4.1 海外における DOHaD 研究の現状

FOAD を経て DOHaD という概念が導入されるにいたったのは，疫学研究の成果によるところが大きい。とくに胎児発育不全との関連性においては 2004 年発刊の Fetal nutrition and adult disease には表 1 に示したように多くの慢性疾患や病態との関わりが推測されている。米国や EU 連合，アジアの発展途上国では国をあげてコホート研究に取り組んでいる。とくに発展途上国ではメタボリックシンドロームの急増に伴う 2 型糖尿病患者や冠動脈疾患の急速な増加が社会問題となっており，DOHaD への関心が高い。また，最近のスウェーデンの疫学調査では，低出生体重児でそのリスクが高いことが報告されている[12)]。その他，学習障害や行動異常，アレルギー疾患，がんなど多くの疾患を対象に，DOHaD の視点からの population-based study が進められている。

これまで胎児発育不全による低出生体重児と成人期の疾患の関連性を中心に研究されていたが，最近では，早産低出生体重児出身では成熟児出身に比べてインスリン抵抗性が高く血管弾性が低いことや慢性腎臓病のリスクが高いこと[13)]，修正 40 週の超低出生体重児の内臓脂肪率が多い[14)] ことなどが報告され，極低出生体重児も成人期慢性疾患のリスクが高いことが知られつつある[15)]。

5.4.2 わが国の DOHaD 研究の現状と課題

わが国では 1970 年代半ばから年々出生体重の平均値が低下しており，これは先進国にあっては特異な状況で，海外の研究者の注目を集めている。出産年齢女性の BMI の低下や，妊娠中の一律の体重増加制限，高齢出産の傾向などによってより強い maternal constraint が起こっている可能性は否定できない。もしこれが事実であるとするならば，生活スタイルの欧米化とあいまって，メタボリックシンドロームおよびそれに引き続

く心血管系疾患の増加が数世代にわたって持続することが懸念される[16]。しかしながら，わが国における出生体重とメタボリックシンドロームや，2型糖尿病，心血管系疾患などとの関連性について大規模な疫学研究は不十分で，その他の疾患との関連性についてはさらに研究が少ない。各疾患をターゲットに各領域の研究者によって前方視的コホート研究も計画されているようであるが，むしろ欧米のようにさまざまな領域の疾患をターゲットに各領域の研究者が一堂に会してより大きなポピュレーションで集学的に実施するほうが，対費用効果などの点からも有益であると考えられる。

5.5　おわりに

　成人期の慢性疾患がすべて胎児期などの発達期の環境によってその基盤が形成されると説明しうるとはいえないと思われるが，どのような疾患がその影響を強く受けているのかを明らかにすることが，疾患予防対策の原点ではないだろうか。今後，わが国でも欧米のような大規模なプロジェクトが立案されることが強く望まれる。

【文献】
1) DJP.Barker：The fetal and infant origins of adult disease, *BMJ*, **301**, 1111 (1990).
2) CN.Hales, DJP.Barker：The thrifty phenotype hypothesis, *Br Med Bull* , **60**, 5-20 (2001).
3) DJP.Barker：In utero programming of chronic disease, *Clin Sci* , **95**, 115-118 (1998).
4) DJ.Barker, CN.Hales, CH.Fall, et al.：Type 2 (non-insulin-dependent) diabetes mellitus, hypertension and hyperlipidaemia (syndrome X)：relation to reduced fetal growth, *Diabetologia* , **31**, 62-67 (1993).
5) PL.Hofman, F.Regan, WE.Jackson, et al.：Premature birth and later insulin resistance, *N Engl J Med*, **351**, 2179-2186 (2004).
6) PD.Gluckman, and MA.Hanson：Living with the past：evolution, development and patterns of disease, *Science* , **305**, 1773-1776 (2004).
7) PD.Gluckman, MA.Hanson, HG.Spencer, et al.：Environmental influences during development and their later consequences for health and disease：Implications for the interpretations of empirical studies, *Proc Biol Sci*, **272**, 671-677 (2005).
8) PD.Gluckman, MA.Hanson：The conceptual basis for the developmental origins of health and disease. In：Developmental origins of health and disease. (ed. by Gluckman PD, Hanson MA), Cambridge university Press, Cambridge, 33-50 (2006).
9) SC Langley-Evans：Fetal programming of adult disease：an overview. In：Fetal nutrition and adult disease. (ed. by Langley-Evans SC), 1-20, CABI Publishing, Oxfordshire (2004).
10) PD.Gluckman, MA.Hanson, and AS.Beedle：Early life events and their consequences for later disease：A life history and evolutionary perspective, *Am J Hum Biol* , **19**, 1-19 (2007).
11) 佐々木裕之（編）：エピジェネティクス，3-6，シュプリンガー・フェアラーク東京，東京 (2004).
12) E.Mittendorfer-Rutz, F.Rasmussen, D.Wasserman：Restricted fetal growth and adverse maternal phychosocial and socioeconomic conditions at risks factors for suicidal behaviour of offspring：a cohort study. *Lancet* , **364**, 1135-1140 (2004).
13) A.Singhal, TJ.Cole, M.Fewtrell, et al.：A low nutrient intake and early growth for later insulin resistance in adolescents born preterm, *Lancet* , **361**, 1089-1097 (2003).
14) S.Uthaya, EL.Thomas, G.Hamilton, et al.：Altered adiposity after extremely preterm birth, *Pediatr Res*, **57**, 211-5 (2005).
15) PD.Gluckman, W.Cutfield, P. Hofman, et al.：The fetal, neonatal, and infant environments-the long-term consequences for disease risk, *Early Hum Dev*, **81**, 51-59 (2005).
16) 板橋家頭夫，岡田知雄（編著）：よくわかる子どもの肥満，155-159，永井書店，大阪 (2008).

〈板橋　家頭夫〉

未病医学標準テキスト

2-3 高齢者

1. 高齢者におけるフレイル（虚弱）予防対策

1.1 はじめに

2013年に日本の高齢者（65歳以上）人口は3,000万人を越し，高齢化率は24％を超えた（平成28年10月1日総務省「人口推計」で27.3％）。今後も高齢化率はさらに上昇することが予想されている。また，高齢者人口のうち要介護（要支援）認定を受けている人口は，約600万人（高齢者人口の約20％）に達し，実に高齢者の5人に1人は要介護認定者という時代に突入している。

この要介護認定を受けるに至ったおもな原因は，高齢者の中核症状であるフレイル（frailty）である。Frailtyを以前は「虚弱」と訳してきたが，日本老年医学会が動揺性のニュアンスをもつ「フレイル」という呼び方を提唱した。このフレイルの位置づけとしては，加齢を横軸にとると，ヒトは，成年期から壮年期の比較的安定した時期を過ぎ，加齢を重ねることで体力，気力，記憶力など身体的な予備能力の衰えが顕著になる。さらに併存する慢性疾患の増悪や合併症，急性疾患の併発，転倒，意欲低下などにより体力や気力が消耗し自立した生活が困難になっていく。脳血管障害や心疾患などの急性疾患や事故による身体障害に陥る場合を除けば，加齢による身体機能・予備能力の低下によりフレイルと呼ばれる時期を経過する（図1）。

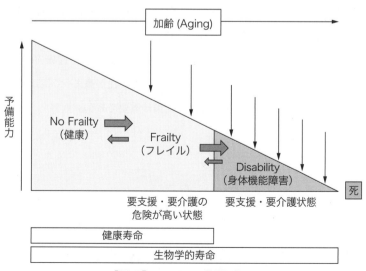

【図1】フレイルの位置づけ

フレイルは要支援・要介護の危険性が高い状態であり，健康障害をきたしやすい脆弱な状態と考えられるが，自立した生活を過ごせる点では「前障害状態」ということで健康状態と身体機能障害（disability）の間のグレーゾーンである。疾患・ストレスに対して適切な介入を適切な時期に行うことにより，disability に陥ることを回避できる可能性があり，より早期であれば健康な状態に回復できる可能性がある点が重要である。

フレイルの概念は，超高齢社会に突入した日本をはじめとする先進諸国において，未病状態で早期に発見し介入（治療）することにより，健康長寿社会を実現するという目標において注目を集めている。このフレイル（虚弱）をどのように定義するかはさまざまな意見があり，多くの指標が提案されているが，具体的な内容は未だ統一されたものはない。Fried らによる frailty phenotype（phenotype モデル）[1] と Rockwood らによる frailty index（cumulative deficit モデル）[2][3] が広く用いられている[4]。両者は類似点があるが，基本的には異なる部分が多い。どちらの指標にも利点，欠点があるために，両者の特性と研究目的をふまえた活用が望まれる。一方，わが国の高齢者に適応できるフレイル指標として，新開らが開発した 15 項目の質問からなる「介護予防チェックリスト」[5][6] がある（**表1**）。このチェックリストは Fried らの frailty phenotype の五つの特徴（shrinking, exhaustion, low activity, slowness, weakness）と密接に関連した質問項目を含んでおり，要介護リスクの指標としてのみではなく，フレイル指標として用いることの予測的および併存的妥当性が確認されている[6]。新開らのチェックリストは，今後のわが国における高齢者フレイルに関する疫学研究や予防的介入において有効に活用されることが期待されている。

1.2 栄養

Fried らのグループはフレイル・サイクルという悪循環モデルを提唱し，進行に注意喚起している（**図2**）。この図が示しているのは低栄養が筋肉量の減少（狭義のサルコペニア）をきたし，筋力低下，疲労，安静時基礎代謝の低下などを惹起する。筋力低下は筋肉機能の低下（歩行速度の低下）や活動性の低下を起こし，総エネルギー消費を低下させる。筋力や筋肉機能の低下はバランス障害をきたし転倒・外傷に関連し，身体機能障害や生活機能障害を起こし，要介護状態に至ると考えられている。

日本人の成人における栄養問題は栄養過多がクローズアップされ，過栄養が肥満症，糖尿病，脂質異常症，高血圧，メタボリックシンドロームなどの生活習慣病に直結し，動脈硬化性疾患の誘導が問題視されてきた。しかし今後，超高齢社会における栄養問題は成人期の過栄養のみではなく，健康寿命の延長，介護予防の視点から後期高齢者が陥りやすい「低栄養」「栄養欠乏」の重要性が高まってくる。フレイルの問題を考えた場合，上記のサイクルにも示すとおり低栄養の評価・対策は重要である。

74 | 第2章 ライフステージと生活習慣・未病

【表1】介護予防チェックリスト

(1) 一日中家の外には出ず，家の中で過ごすことが多いですか。
　　　1. はい　　0. いいえ
(2) ふだん，仕事（農作業も含める），買い物，散歩，通院などで外出する（家の外に出る）頻度はどれくらいですか。　注）庭先のみやゴミ出し程度の外出は含まない。
　　　0. 2〜3日に1回程度　　1. 1週間に1回程度以下
(3) 家の中あるいは家の外で，趣味・楽しみ・好きでやっていることがありますか。
　　　0. はい　　1. いいえ
(4) 親しくお話ができる近所の人はいますか。
　　　0. はい　　1. いいえ
(5) 近所の人以外で，親しく行き来するような友達，別居家族または親戚はいますか。
　　　0. はい　　1. いいえ
(6) この一年間に転んだことがありますか。
　　　1. はい　　0. いいえ
(7) 1 kmぐらいの距離を続けて歩くことができますか。
　　　0. 不自由なくできる　　1. できるが難儀する・できない
(8) 目は普通に見えますか。　注）眼鏡を使った状態でもよい。
　　　0. 普通に見える（本が読める）　　1. あまり見えない・ほとんど見えない
(9) 家の中でよくつまずいたり，滑ったりしますか。
　　　1. はい　　0. いいえ
(10) 転ぶことが怖くて外出を控えることがありますか。
　　　1. はい　　0. いいえ
(11) この一年間に入院したことがありますか。
　　　1. はい　　0. いいえ
(12) 最近食欲はありますか。
　　　0. はい　　1. いいえ
(13) 現在，どれくらいのものが噛めますか。　注）入れ歯を使ってもよい。
　　　0. たいていのものは噛んで食べられる　　1. あまり噛めないので食べ物が限られる
(14) この6か月間に3 kg以上の体重減少がありましたか。
　　　1. はい　　0. いいえ
(15) この6か月間に，以前に比べてからだの筋肉や脂肪が落ちてきたと思いますか。
　　　1. はい　　0. いいえ

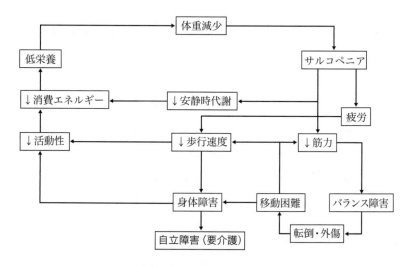

【図2】フレイル・サイクル

実際，フレイル高齢者に対して，世界的に普及している高齢者栄養評価法 mini nutritional assessment (MNA®) [7]-[10] (**表2**) を用いて，フレイルとの関連性を調べた Bollwein らの報告によると，MNA®18 項目の質問のうち 12 項目がフレイルと関連し，また MNA® で「低栄養リスクあり」と評価される高齢者 90% がプレフレイルかフレイルのいずれかの状態であった。この結果から MNA® を用いた評価での「低栄養リスク」は，おおむねフレイルを抽出している可能性がある。わが国においても佐竹らの歩行可能な高齢者 134 名を対象にした MNA® による低栄養評価と血液検査，フレイルの関連性を検証した研究 [11] があるが，フレイルの状態はアルブミンやコレステロールなどの栄養指標と有意な関連性はないものの，低栄養に至る前段階のリスク状態にあるものが多く，フレイルには低栄養リスクが潜在していると考えられ，フレイル・サイクルの妥当性が示唆された。

●タンパク質摂取

米国の約 24,000 名の女性を対象とした調査において，摂取エネルギーあたりのタンパク質摂取率が高い群ではフレイルの発症率は低く，低い群ではフレイルの発症率が高いことが報告されている [12]。日本でも約 2,000 名の高齢女性を対象とした多施設横断研究があるが，この報告ではタンパク質摂取総量が高いほどフレイル発症率は低い結果となっている [13]。三大栄養素の一つであるタンパク質の欠乏は，血漿タンパク質濃度の低下から血漿浸透圧の低下を招き，組織から血管への体液の移行ができず，組織に体液が貯留することで浮腫を生じることとなる。浮腫の程度が高まると，肝臓肥大，脂肪肝，腹部腫大，皮膚炎，毛髪の変質などが出現するようになる。このような症状が出現することを防ぐことや，筋タンパク合成系を刺激する目的においても適切なタンパク量の摂取が課題となる。75 歳以上の地域在住高齢者 194 名を対象にした調査では，フレイル群では 1 日の摂取タンパクの割合が朝食で少なく，昼食で多い報告がなされており [14]，タンパク質摂取配分のバラツキがフレイルと関連していることが示され，毎食ごとのタンパク質摂取量にも注意が必要である。

●ビタミンD摂取

低ビタミンD血症では，筋肉量の減少と関連があること，とくにⅡ型の筋肉繊維が委縮することが報告されており [15]，ビタミンDの不足は筋肉減少症（サルコペニア）の発症に関連することが示唆されている。また，ビタミンDの不足はフレイルと関連するという報告が多い [16]。

フレイルと栄養に関するこれまでの報告をまとめると，筋肉量を維持するように働く栄養素のとり方が重要であること，また，慢性炎症を抑制する栄養素のとり方に留意することである。栄養摂取は生命を支える重要な営みであるが，その内容が加齢を修飾させることが科学的に明らかにされている。健康長寿を実現するためにもまた，未病を予防する観点からもさらなる科学的なエビデンスが蓄積され，有効な対応策が確立されることが望まれる。

【表2】MNA[7)-10)]

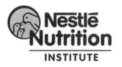

簡易栄養状態評価表
Mini Nutritional Assessment®-Short Form
MNA®

氏名：　　　　　　　　　　　　　　　　　性別：
年齢：　　体重：　　　kg　身長：　　　cm　調査日：

下の□欄に適切な数値を記入し、それらを加算してスクリーニング値を算出する。

スクリーニング

A 過去3ヶ月間で食欲不振、消化器系の問題、そしゃく・嚥下困難などで食事量が減少しましたか？
0 = 著しい食事量の減少
1 = 中等度の食事量の減少
2 = 食事量の減少なし

B 過去3ヶ月間で体重の減少がありましたか？
0 = 3 kg 以上の減少
1 = わからない
2 = 1〜3 kg の減少
3 = 体重減少なし

C 自力で歩けますか？
0 = 寝たきりまたは車椅子を常時使用
1 = ベッドや車椅子を離れられるが、歩いて外出はできない
2 = 自由に歩いて外出できる

D 過去3ヶ月間で精神的ストレスや急性疾患を経験しましたか？
0 = はい　　2 = いいえ

E 神経・精神的問題の有無
0 = 強度認知症またはうつ状態
1 = 中程度の認知症
2 = 精神的問題なし

F1 BMI (kg/m²)：体重 (kg)÷身長 (m)²
0 = BMI が 19 未満
1 = BMI が 19 以上、21 未満
2 = BMI が 21 以上、23 未満
3 = BMI が 23 以上

BMI が測定できない方は、F1 の代わりに F2 に回答してください。
BMI が測定できる方は、F1 のみに回答し、F2 には記入しないでください。

F2 ふくらはぎの周囲長 (cm)：CC
0 = 31cm 未満
3 = 31cm 以上

スクリーニング値
（最大：14ポイント）

12－14 ポイント：　栄養状態良好
8－11 ポイント：　低栄養のおそれあり (At risk)
0－7 ポイント：　低栄養

copyright statement ©Nestlé, 1994, Revision2009.N67200 12/99, 10M

1.3 身体活動と運動

　身体活動の低下は総エネルギー代謝を減少させ，食欲減少から低栄養状態に陥り，その状態が筋量減少を招き，筋力や有酸素運動能力の低下から歩行能力が低下し，活動性を減少させる結果となる。また，筋力の低下は基礎代謝量を減少させ，総エネルギー代謝の減少につながることから，運動はフレイルの負の連鎖を断ち切るための必須の課題となる。

　高齢者に対する運動内容は，有酸素運動，筋力トレーニング，バランストレーニング，ストレッチなどが中心となる複合したプログラムが提供される。高齢者は自己判断で「いまさら運動してもよくならない」といった否定的な見解をもつ者が少なくない。また，高齢者を取り巻く周囲の見解としても「年なのだからむりしないように」というように運動に積極的ではないことがある。高齢者の身体機能の低下は加齢性変化と廃用が混在しているために，少なくとも廃用に対しては運動介入により改善可能であることを認識する必要がある。

　高齢者は多様な疾患や障害を有している場合が多く，運動を開始する前にはリスク評価が重要である。とくに，心疾患を有する高齢者であれば細心の注意が必要であり，運動負荷試験を事前に行うことが望ましい。また，多くの高齢者が高血圧，動脈硬化疾患を有しており，運動に伴う急激な血圧上昇により血管障害を引き起こす可能性があるために，運動時の血圧測定は重要である。さらに，運動を安全かつ効果的に行うためには，①運動の開始時は負荷の小さなものから開始して，漸増量も少なくする，②理解が得られやすい簡単な運動から開始する，③運動時の転倒事故を予防するために，手すりの使用や監視を強化する，④運動強度の誤認を予防するために，心拍数に影響を与える薬剤の使用を確認する，などが重要である。身体活動や運動によって向上した身体機能を維持するためには，運動を習慣化する必要があり，運動に対するモチベーションの持続が重要である。運動を行うための周辺環境の整備も重要であるが，仲間づくりや他人からの励ましといった心理的な要因が大きく作用する。このような目的を共有できる環境づくりをすることが高齢者の継続的な運動を支援するうえで有効であると考えられる。

1.4 口腔

　口腔は歯，歯周組織，舌などから構成されているが，歯の残存数が全身の健康と強く関連することから口腔ケアの有用性が指摘されている。歯を多数残存することで口腔の働きを最大限に維持，発揮することによって全身の健康につながると考えられる。歯を使い「よく噛み，よく味わう」ことにより，「脳の活性化」を促し，味わって食べることで「満足感，幸福感」を得ることができ，バランスのよい食事を取ることで「健康と長寿」を達成できるからである。平成23年度の歯科疾患実態調査[17]では，80歳で20本以上の歯を有する割合が38.5%（平成5年では10.9%，平成11年では15.3%，平成17年では24.1%）と漸増傾向にある。また，加齢とともに残存歯数が減少し，80歳では平均13本が残存しており（平成17年では9本，平成11年では8本，平成5年では5本であった），過去の統計結果と比較すると改善傾向にあるものの，現状では十分な咀嚼が困難である。残存歯数に関わる抜歯のおもな原因として高齢者では歯周病が多数を占める。

　歯周病の増悪には，糖尿病などの全身疾患が関わることは周知の事実であるが，近年では全身疾患から口腔への影響だけではなく，歯周病が全身疾患の危険因子であるとのさまざまな研究結果が報告されている。現在明らかになっているものとして，①冠動脈疾患（心血管疾患），②早産・低体重児出産，③糖尿病，

④呼吸器疾患（誤嚥性肺炎）が挙げられる。歯周病の存在はこれらの疾患の発症と増悪に関わる可能性が高いために歯周炎に移行する以前の歯肉炎（可逆的病変）の段階で積極的な治療と口腔ケアが重要である。

　口腔ケアは口腔内を清潔にして口腔内知覚の改善や唾液分泌の調節など口腔環境を改善することより肺炎の発症率を約半分に減少させること[18]が報告されており，さらに嚥下反射や咳嗽反射を改善する効果[19]や，認知症例の認知機能を改善する効果もあるとされる[20]。

1.5　生きがい（社会貢献）

　高齢社会対策の基礎となっている「高齢社会対策基本法」（1995年に成立）では，「国民一人一人が生涯にわたって安心して生きがいをもって過ごすことができる社会」を目指すとある。このように，生きがいをもって過ごすことが高齢者の生き方として重要視されている。生きがいとは何か？どうすれば生きがいをもつことができるのか？については，長寿社会開発センターの『生きがい研究』においてもさまざまな議論がなされている。清水の『生きがい研究』の成果と課題[21]や金子の高齢者生きがい研究の帰結と展望[22]などのレビューからは，生きがいを生きる（生きている）価値や喜びとして捉えており，それらを得るためには他者との交流や社会との関わりをもつことが重要である。具体的には，生涯学習，ボランティア，就業などの活動参加の促進が考えられる。

　平成25年度「高齢者の地域社会への参加に関する意識調査」[23]によれば，生きがいを感じている（「十分感じている」と「多少感じている」の合計）と回答した人は，全体の役8割（79.2%）となっている。年齢層別に時系列でみると60代，70代では生きがいを感じていると回答した人は減少傾向であるが，80代以上は増加傾向を認める。また，参加している活動としては，健康・スポーツ，趣味（俳句，詩吟，陶芸など），教育関連・文化啓発活動などに参加した人でより高い満足度を得ている。

　米国の老年学者Butler, R. Nは，長寿社会におけるプロダクティブ・エイジング（生産的高齢者）を提唱している。これからは社会に何らかの形で寄与する能力を備えた，元気な高齢者を増加させることで，「周囲の役に立つ」ことが高齢者個人の“誇り”や“生きがい”となり，そのような心理効果が健康保持につながるのではないかと考えられている。高齢者の潜在能力に応じて参加できる社会，その選択肢が豊富である社会であれば，個々の高齢者が得意な形で社会貢献が可能であり，高齢者にとっても健康保持につながると考えられる。

　フレイル状態の高齢者では活動の場がない社会ではなく，どのような形で社会に包摂していくか，活躍の場をどのように提供していくかが今後の課題となる。

2. 加齢変化による未病（腎虚と老年症候群）

2.1　はじめに

　加齢に伴って生じるさまざまな症候・障害は，西洋医学的な疾患概念としては「老年症候群」としてひとまとめにすることができる。老年症候群とは，さまざまな原因から高齢者のQOLやADLを阻害する一連の症

状・徴候のことである。具体的には，フレイル（虚弱），摂食嚥下障害，体重減少，歩行障害・転倒，認知機能障害，うつ，せん妄，頻尿・失禁，視力障害，めまい，筋骨関節の廃用などが挙げられる。このなかの歩行障害・転倒を例に挙げても，筋力，バランス能力，視力，関節の状態，骨量，認知機能，気分（うつ），呼吸機能，循環機能など各臓器の機能低下が複合的に関わって生じる病態であり，老年症候群の原因を特定することは困難であり，「年齢のせいだから仕方ない」として経過観察とされることも少なくない。しかし，高齢者は日常生活に支障があるために次第に QOL や ADL が低下する。加齢に伴って高齢者の老年症候群の保有数は増加する傾向が明らかであり [24)]，また，基本的 ADL（Barthel index）の低下に伴い老年症候群の保有数が増加することも明らかである。

　一方，本稿では東洋医学的な考えで未病と加齢性変化を解説する。人体は五つの「臓」（肝・心・脾・肺・腎）と六つの「腑」（胆・小腸・胃・大腸・膀胱）から構成され，それぞれが調和し機能しているとしている。この臓の一つ「腎」のはたらきは，一般的（西洋医学的）な腎臓のはたらきとは異なり，人が生まれたときに親から受け継いだ生命エネルギー（先天の気）を蓄えておく場所であるとされる。そして，日々の摂食行動や絶え間ない呼吸を行うことで新たなエネルギー（後天の気）を継ぎ足しながら生きていくが，腎に蓄えられた「気」がなくなることで，寿命を迎えてしまうのが東洋医学的なライフサイクルである。「老化予防」としては，後天の気を補う能力を高めることが重要であると考えられる。つまり，老化の速度を抑える方法としては，先天の気の減少速度を抑えること（腎を補う：補腎）と後天の気の体内への取り込みを向上させるべく消化器・呼吸器に機能低下があればそれを治療すること（脾・胃を強化する）である。東洋医学では「老化・加齢」現象を「腎機能の低下：腎虚」として捉えられている。東洋医学の古典の一つ「黄帝内経」には男性に関して年齢を 8 の倍数で六十四歳までにわたって以下のように記述されている。「四十歳になると腎気が衰えてきて髪が薄くなり，歯が悪くなる。四十八歳では顔に皺がよるようになり，髪や髭に白いものが混ざる。五十六歳では筋肉が働かなくなり，生殖能力が衰えて精気が少なくなり，全身が老化する。六十四歳になると歯と髪が抜け落ちる」。この「経年的な老化現象」が腎虚であり，臨床的には腎虚は老化に伴って生じることが多く，老年症候群と腎虚は密接な関係であることが想像できる。

　腎虚はさらに陰証と陽証に分けられる。生体内での陰とは液体成分を意味し，その不足による腎陰虚は，腎をめぐる水が不足しているので，軽い脱水とイメージすることができる。症状としては，手足のほてり・口渇・イライラが出現する。一方，陽とはエネルギーを意味するので，エネルギー不足の腎陽虚は腎そのものの機能低下を意味し，とくに水の再分配機能の低下により，下肢の浮腫や冷えが強く出現する。なお，腎陰虚と腎陽虚に共通な症状や所見，つまり腎虚証に一般的な症状としては，老年症候群における，めまい・耳鳴り・難聴・夜間尿・下肢の痛みや痺れ・膝痛・腰痛がみられる。また東洋医学的な腹症としては臍下不仁・小腹拘急がある。腎陰虚と腎陽虚との鑑別は，前述のとおり腎陰虚は「ほてり」であり，腎陽虚は「冷え」のイメージとすると理解しやすい。

　腎陰虚と腎陽虚の治療であるが，脱水だけを呈している状態であれば腎陰虚を考慮し，血液の濃縮を改善する生薬からなる六味丸を投与する。六味丸の構成生薬である茯苓や沢瀉は血管へ水分を引き込み，牡丹皮は血液をサラサラにする作用があるので脱水（腎陰虚）にふさわしいと考えられる。一方の腎陽虚では，腎の臓腑としての機能が低下しているので，機能を高めるような生薬を追加する必要があり，六味丸に附子末と桂

皮を加えて血行を改善させて腎機能を高めるように合成されたものである八味地黄丸が適切な処方となる。

　腎虚の臨床症状として現れる老年症候群に対して，上記のような漢方治療も有用であるが，高齢者を対象としているために，生薬で附子のほか大黄，柴胡，甘草，黄連，石膏などといった比較的副作用を起こしやすい生薬に対する反応も，人によって非常に個人差が大きく，"用量依存性"は老年期の漢方治療では成り立たないので注意深い観察が必要である。

【文献】

1) LP.Fried, et al：*J Gerontol A Biol Sci Med Sci,* **56**, M146-M156 (2001).

2) K.Rockwood, et al：*Lancet,* **353**, 205-206 (1999).

3) K.Rockwood, et al：*CMAJ,* **173**, 489-495 (2005).

4) A.Clegg, et al：*Lancet,* **381**, 752-762 (2013).

5) 新開省二ほか：日本公衛誌，**57**, 345-354 (2010).

6) 新開省二ほか：日本公衛誌，**60**, 262-274 (2013).

7) B.Vallas, H.Villars, G.Abellan, et al：Overview of the MNA®-Its History and Challenges, *J Nutr Health Aging,* **10**, 456-465 (2006).

8) LZ.Rubenstein, JO.Harker, A.Salva, Y.Guigoz, B.Vallas：Screening for Undernutrition in Geriatric Practice：Developing the Short-Form Mini Nutritional Assessment (MNA-SF), *J Geront,* **56A**, M366-377 (2001).

9) Y.Guigoz：The Mini Nutritional Assessment [MNA®] Review of the Literature-What does it tell us?, *J Nutr Health Aging,* **10**, 466-487 (2006).

10) MJ.Kaiser, JM.Bauer, C.Ramsch, et al：Validation of the Mini Nutritional Assessment Short-Form [MNA®-SF]：A practical tool for identification of nutritional status, *J Nutr Health Aging,* **13**, 782-788 (2009).

11) 佐竹昭介ほか：*The Journal of Japanese Society for Parenteral and Enteral Nutrition,* **29** (1), 402 (2014).

12) JM.Beasley, et al：*J Am Geriatr Soc,* **58** (6), 1063-1071 (2010).

13) S.Kobayashi, et al：*Nutr J,* **12**, 164 (2013).

14) J.Bollwein, et al：*Nutr J,* **12** (1), 109 (2013).

15) K.Ziambaras, et al：*West J Med,* **167** (6), 435-439 (1997).

16) YY.Wong, et al：*J Clin Endocrinol Metab,* **98** (9), 3821-3828 (2013).

17) 厚生労働省：平成23年歯科疾患実態調査，http：//www.mhlw.go.jp/toukei/list/dl/62-23-01.pdf

18) A.Yoshino, et al：*JAMA,* **286** (18), 2235-2236 (2001).

19) A.Watando, et al：*Chest,* **126**, 1066-1070 (2004).

20) T.Kikutani, et al：*Geriatr Gerontol Int,* **10**, 327-328 (2010).

21) 清水浩昭：生きがい研究，19号，6-25 (2013).

22) 金子勇：生きがい研究，19号，74-91 (2013).

23) 内閣府：平成25年度 高齢者の地域社会への参加に関する意識調査結果（概要版），
http：//www8.cao.go.jp/kourei/ishiki/h25/sougou/gaiyo/index.html

24) 鳥羽研二：日老医誌，**34**, 981-986 (1997).

<入谷　敦／森本　茂人>

第3章

未病と診断

3-1 未病と症状

1. 更年期症状（男女）

1.1　女性

　乳児期以降，生活習慣に応じた緩徐かつ慢性的な変化が心身に染みとなって固着していくが，女性の場合，劇的変化を迎えるのがいわゆる更年期である。健康の定義に従って未病を展開してみる。

1.1.1　社会的

　パートナーの社会的地位の変動，子どもの独立（大学生，社会人），親の養育が相次いで雲の湧く如く発生してくる時期が 50 歳前後である。地域において，確固たる自分の存在を確立できている女性が増えている一方で，家族に尽すことを生きがいとしてきた女性にとっては，孤独感が実存として表出してくる。40 歳頃からの生活圏の拡充と，家族にのみ依存しない自己の生き方の確立が図られていなければならないであろう。

1.1.2　精神的

　卵胞ホルモンの低下が始まる 45 歳頃より，更年期の初発症状として①自律神経症状と②精神神経症状が出現してくる。のぼせ，ほてり，発汗，心悸亢進，知覚異常，関節痛，消化器症状が，これという明確な誘因なく現れては消える。固定した症状として持続する症状もなかにはある。一方，頭重感，めまい，恐怖感，圧迫感，不安感，うつ状態などの精神神経症状が自律神経症状とあいまって，さらにスパイラル状に負の思考過程へと女性を導く結果となる。これに社会的要因が重なるとさらに負へのベクトルは強くなる。

1.1.3　身体的

　生物学的性差は性ホルモンの違いによるが，女性ホルモンの一つである卵胞ホルモンは，女性の生殖期における生理周期の主役であるのみならず，自律神経系（視床下部），循環器系（血管内皮），血液凝固系，代謝系（水・電解質，脂質など），免疫系（Th1・Th2），結合組織系（皮膚，骨）に重要な影響を及ぼしている。ほぼ 40 年に及ぶ生殖期の後，短期間の不順期間後平均 53 歳で閉経となり，卵胞ホルモンは激減する。卵胞ホルモン作用の多様性から，単に生理が無くなるのみならず，あらゆる身体的機能の大変革をきたすのがこの閉経前後 5 年間ぐらいの更年期である。主訴待機型の医療である限り，また耐え忍ぶ対象者

未病医学標準テキスト　85

を領域とする限り，更年期の実態を的確に捉え，早期介入を計ることは今までの医療では困難だったといえるであろう。予知観点から実施される検査としては，血中エストラジオール，LH，FSH の測定で，ある程度更年期の進行具合を類推することができる。

時系列的には閉経直後（50 歳頃）から，③泌尿生殖器症状　④皮膚の萎縮。10 年弱のタイムラグ（60 歳前後）を置いて⑤高脂血症～動脈硬化[1]，⑥骨粗鬆症，最後に 65 ～ 70 歳より⑦認知障害が出現してくる。③は萎縮性腟炎，性交痛を伴う性交傷害と過活動膀胱症状である頻尿，排尿痛，尿失禁などの排尿障害で，いずれも大きく日常生活の質を低下させる。排尿障害は外出の機会を減少させて引きこもりの誘因となり，これらの相乗作用により社会的，精神的健康が大きく損なわれる結果となる。

1.1.4　日本人女性の更年期症状

① 顔や上半身が状況によらず火照る　動悸を感じる　（ホットフラッシュ）
② 汗をかきやすい　とくに頭の中　突然に
③ 夜寝付きにくい　眠りが浅い
④ 興奮しやすく，イライラ感が常にある
⑤ 些細なことが気になり，いつも不安感がつきまとう
⑥ くよくよし，憂鬱感が晴れない
⑦ 無気力で疲れやすい
⑧ 目が疲れる
⑨ 物忘れが多い
⑩ めまい　フラフラ
⑪ 頭重感　頭痛
⑫ 胸が締め付けられる　（微小血管狭心症との鑑別注意）
⑬ 肩こり　頚部の凝り　背部痛　腰部痛
⑭ 手足の冷感
⑮ 音や刺激に敏感になる

とくに，これら症状の鑑別として忘れてならないのは甲状腺機能低下症である。また 40 歳代女性健診者に見つかるのは，生活習慣病（男性）よりも子宮筋腫などで増強される鉄欠乏性貧血の伴う症状ともオーバーラップしている。各症状の鑑別ともに複合的にその人の置かれている状況を捉えることが更年期にはとくに大切である。

HRT（hormone replacement therapy），漢方，カウンセリング，とくに閉経をネガティブに捉えず，ポジティブなこれからの時間展開を期する考え方の構築が肝要である。

1.2　男性

閉経という明確なリプロダクティブ期間の終焉が無い男性においては，更年期という概念は適応されない。女性に遅れること約 10 年の頃から自覚される身体症状のほとんどは加齢に伴う通常機能の劣化である。

男性の特性から泌尿生殖器，運動器に関する訴えが多いけれど，実は全身の機能劣化は年齢とともに必然であり，個人の自覚症状の訴えはその個人におけるすべての今までの健康感の表象である。

　勃起障害（ED）は訴えにくいものの，医療に反映されている数字の多くは海面上の氷山であり，多くは水面下の健康問題と風俗的問題とが峻別されずに混在しているのが現状であろう。

　医学的には疾病の成り立ちとして確立している前立腺肥大症状が男性更年期の特徴的疾患であるが，多くの男性が秘密裏に悩んでいるのが（女性に負けず劣らず）排尿障害すなわち尿失禁である。過活動膀胱が更年期（時期）に男女ともに見られる。男性はズボンを穿く関係から，衣服のシミが目に就きやすい。男性は尿道が長いので女性に比べて尿漏れが少ないと一般に考えられているが，これは長所でもあり短所でもある。尿道に遺残した少量の尿が排尿終了後に漏れ出てくる。この予防には排尿後会陰部，少なくとも陰嚢の裏側辺りから尿道にそって先まで，指でこするようにしてみること。男性も洋式トイレの使用は案外気持ちが休まる。

　過活動膀胱は尿意を催すと以前ほどのがまんができず，尿漏を起こしてしまう。トイレ探し，長時間の旅程は人生の質が劣化するので，骨盤底筋の強化は男女ともに必要である。

　髪は結わねど五十肩は男性でも日常生活に支障をきたすことがある。車社会の駐車場での発券・精算などに肩の存在を自覚する。男の沽券を意識している人ほど，この時期の加齢変化は悉く否定材料に成り兼ねない。多くの同世代が自覚していく通過の自覚症状であることの情報提供が未病としては必要であろう。

　一般的な疾病に関しても生活習慣が与える性差から各種データが蓄積されつつあり[3]，単にホルモン要因をステレオティピックに扱うことなく，遺伝・環境要因，個体差からの医療介入がさらに発展するものと思われる。

　未病においては，個人の行動こそが疾病に向かうベクトルを決定付けているといえるであろう。行動は遺伝，環境からの学習で規定されるが，未病システムは個人のあるいは集団のあるいは社会の行動変容にも指針を与える気概とエビデンス，そして一人ひとりの人生の物語の寄り添うナレーションの優しさを兼ね備えていかなければならない。

　医療とは，「人生の究極の使命を発見することを援助する」（権利の保証）といわれているが，これに加えて「発見した使命を遂行し，生まれてきた責務を果たす」（義務感の保証）ということを付け加えたい。自分が考え，行動することで，生まれてきた責務を果たすことが，人としての真の喜びにつながるのではないかと考える。つまり，「人として存分の責務を果たせるように医学的指針と支援を与えるのが未病」ではないだろうか。これを次世代への贈り物としていく社会こそ，優しさと暖かさと包まれた笑顔であふれることを期待したい。

【文献】
1) PF.Schnatz, et al：Dyslipidemia in Menopause：Mechanisms and Management, *Obstet Gynecol Surv*, **61**, 608-613 (2006).
2) 2017 年改訂予定，ホルモン補充療法 GL（2012 版）日本女性医学学会，日本産婦人科学会.
3) CI.Henschke, et al：Women's Susceptibility to Tobacco Carcinogens and Survival After Diagnosis of Lung Cancer, *JAMA*, **296**, 180-184 (2006).

〈木戸口　公一〉

2. もの忘れ

2.1　はじめに

「もの忘れ」は正常加齢でも生じる症状であるが，アルツハイマー病（AD）をはじめとする認知症性疾患の前駆症状でもありうる。本稿では認知症の未病状態について述べる。

2.2　加齢によるもの忘れと認知症の未病状態

認知症は「いったん発達した脳の機能が何らかの原因により持続的に低下し，日常生活や社会生活がうまくできなくなった状態」である。認知症において，「未病状態」がどのような状態であるかを考えた場合，脳疾患の病理学的変化が潜在しながらも，臨床症状を出していない，もしくは，軽微な症状で認知症の状態に至っていない状態が相当すると考えられる。この場合の臨床症状は，必ずしも自覚症状ではない。認知症性の疾患の場合，症状に対する自覚（病識）が乏しい場合があるためである。

正常な加齢とともに記憶力の低下がみられ，いわゆる「ど忘れ」，「うっかり忘れ」といったもの忘れは加齢とともに目立つようになる。加齢によるもの忘れは一般には，きっかけがあればまた思い出すことができる，体験そのものの忘却はない，障害の範囲が限定されている，明確な自覚がある，といった点が特徴であり，病的状態である認知症とは異なる。AD における記憶障害では，体験そのものを忘れるといった，エピソード記憶の障害が特徴的である。しかしながら，ごく初期の認知症性疾患と，加齢によるもの忘れを区別することはかならずしも容易でない。

2.3　AD による認知症の未病状態

認知症の原因となる背景疾患は多数あるが，もっとも代表的なものが AD であり，60% 程度を占めると考えられている。AD の診断基準は 1984 年に発表された NINCDS - ADRDA の診断基準が長年用いられてきた[1]。この中では「ほぼ確実例（probable AD）」を満たすには，神経心理検査を行い，記憶障害の確認と，それ以外の一つ以上のドメイン（失語，失行，失認，実行機能障害など）の認知機能障害が証明され，AD として矛盾のない緩徐進行性の臨床経過などが診断の骨子となっている。AD はある日突然脳内に変化が生じるわけではなく，その症状の出現の 10 ～ 20 年前より，病理学的変化が始まる。まず脳内へのアミロイド β 蛋白の蓄積がはじまることで老人斑の形成につながり，遅れて異常リン酸化タウ蛋白の蓄積による神経原線維変化が進み，徐々に神経細胞脱落，シナプス障害が起こることにより，認知機能の低下へと進んでいくものと考えられている。

AD の確実な診断は病理学的診断であるが，近年発達した髄液アミロイド β やタウなどのバイオマーカー，ポジトロン CT（PET）を用いたアミロイドイメージングにより，これらの病理学的変化が生じているか否かを生体においてとらえることが可能となった。これらを用いることにより，AD の病理学的変化を脳内に有する状態にありながらも，認知機能低下が軽度であり認知症に至っていない状態である軽度認知機能障害（Mild cognitive impairment；MCI）や，さらにはまったく症状が出ていない状態を見出すことができる。2011

年に新たに提唱されたNIA-AAの診断基準においては，これらをMCI due to AD（アルツハイマー病による軽度認知機能障害），preclinical AD（発症前アルツハイマー病）と位置付けることが提唱されている[2]。まさに，ADによる認知症の未病状態が定義づけられたことになる。ADの根本的治療薬開発のためのターゲットは，バイオマーカー診断による早期例にシフトしてきている。PET検査は費用が高額である点，可能な施設が限定されている点，保険適用とはなっておらず，多くは研究や治験目的の使用に限定されているのが現状である。髄液バイオマーカーに関しては，総タウ，リン酸化タウ蛋白など一部は保険適応となったが，髄液採取の侵襲性と煩雑性の問題があり一般化するには至っていない。より感度・特異度が高く，低侵襲かつ安価に実施可能な血液バイオマーカーの開発が今後の課題である。

　認知症機能低下がない状態でAD病変が脳内に存在するpreclinical ADが，どの程度の速さで，どの程度の割合が認知症に至るかというデータも徐々に集積されてきている。van Hartenらはpreclinical ADは2年間で認知機能の低下が正常者よりも見られやすいことを報告している[3]。Vosらの検討では70歳代の被験者を対象とし，髄液マーカーより診断したpreclinical ADは5年後に11〜56%がMCIまたは認知症となり，髄液マーカー正常者ではその率は2%であったとされる[4]。一方，AD病変を脳内にもちながらも，高齢となっても認知症を発症せず，100歳以上の高齢まで生涯を送ることができる例があることも知られている[5]。

　ADの未病状態から認知症の発症を遅らせることが可能であるのかということは大きな課題である。ADの危険因子として確実なものは，加齢と遺伝的要素であるアポリポ蛋白ε4アリルの保有であるが，これらは修正不可能なものである。自己修正可能な危険因子として，糖尿病，高血圧，高脂血症などの生活習慣病は，動脈硬化性疾患のみならずADの危険因子として挙げられる[6][7]。若い年代より高い知的活動を維持することは，知的予備能を高め，認知症の発症を遅らせる可能性がある[8]。また有酸素運動などの身体活動が高齢者の認知機能の維持に有用であることも示されている[9]。これらの介入を行った場合にpreclinical ADあるいはMCI due to ADにおいてどの程度進行が抑制されるのかという点が今後注目される。

2.4　脳血管性認知症（Vascular dementia；VaD）の未病状態

　VaDは，脳血管障害（Cerebral vascular disorder；CVD）を原因として認知症を呈する病態であり，1990年代までは本邦の認知症原因の中で最大なものとされてきた。CVDは加齢とともに増加し，高齢者の運動機能や認知機能低下の原因として重要である。従来用いられてきたVaDの診断基準では，血管障害の発症と認知症発症の時間的関連が重要視されるとともに，認知症の診断においてADと同様に記憶障害が重要視されていた[10]。しかしながら，脳血管障害による認知機能低下は必ずしも記憶障害が目立たないことも多く，実行機能障害や注意障害，自発性低下などが示されやすい。近年では，認知症に進展する前により早期の介入をめざし，従来のVaDの定義には当てはまらない軽度な認知機能障害を含めた血管性認知障害（Vascular cognitive impairment；VCI）の概念が提唱されている[11]。

　VaDの未病状態は，脳画像検査で脳血管障害が存在するが，認知機能が侵されていない，もしくは軽微な認知機能障害にとどまる状態ということになる。一過性脳虚血発作後の35%の患者に軽微な認知障害がみられるともいわれ[12]，CVDの繰り返しは認知機能の増悪に結びつく。危険因子である生活習慣病の是正や心房細動への

未病医学標準テキスト　89

適切な対処などが重要である。

また，臨床的な VCI には，純粋な脳血管障害によるもののみならず，背景に AD 病変をもつものも含まれうる。VCI の認知機能の経過に関して，純粋な血管障害のみによるものと AD などの合併による差があるかについては十分に分かっていない。

2.5　薬剤性認知機能障害

高齢者においては種々の薬剤で，認知機能低下をもたらす場合がある。抗不安薬，睡眠薬，抗精神病薬などの中枢神経作動薬以外にも，抗ヒスタミン薬，抗コリン薬など多数の薬剤がその原因となりうる。これらの多くは原因薬剤の中止で症状が改善される。また，動脈硬化の進んだ高齢者における過度の降圧や糖尿病治療薬による低血糖などは，不可逆的な認知機能障害を進める可能性もあり注意が必要である。高齢者の特性として，複数の疾患の治療のため，多種類の内服をしていることがあり，認知機能低下が疑われる場合に，すべての内服薬の確認は必須である。

2.6　自覚症状があるが客観的検査に異常がない場合：
主観的認知機能障害（Subjective cognitive impairment；SCI）

MCI は客観的な認知機能テストで低下が示されるが，生活機能障害はなく認知症ではない状態と定義づけられ，SCI は自覚的にもの忘れなどがあるが，客観的な認知機能テストに異常がなく，生活機能障害がない状態に相当する。SCI の状態には，加齢に基づくもの忘れ，抑うつ・不安状態などが背景になっている可能性があるとともに MCI・AD の前駆状態も含まれうる。SCI は MCI となるリスクが 4.5 倍程度高いとされる[13]。もの忘れに関し自覚はあるが客観的に異常が捉えられない場合には，単なる加齢だけであると捉えるのか，あるいは，その時点においては客観的異常を捉えきれていないのかという結論を出すことは難しい。このような場合には，危険因子の管理とともに，症状の変化を観察することが重要である。

2.7　高齢者のうつ状態

非認知症者において，もの忘れの訴えはその時の認知機能そのものよりも不安や抑うつに影響され[14]，うつ病あるいはうつ状態ではもの忘れを強く自覚することがある。これらには認知機能テストにおいて，記銘力の低下が示される場合もあるが，必ずしも異常が示されない場合もある。

AD では，記憶障害が軽い軽度の時期に，将来への不安や自責の念，焦燥からうつを合併することがある[15]。また，高齢者におけるうつ状態は，レビー小体型認知症（DLB），VCI などの初期症状である場合がある。これらの状態では，記憶を中心とした神経心理テストに障害が明らかに見られなくても，視空間認知や実行機能など他の検査では異常が見られる場合もある。また，表情や思考活動の緩慢などで，パーキンソン病（PD）をはじめとする錐体外路疾患が，臨床的にうつと勘違いされる場合もあり注意を要する。DLB や PD が疑われる場合は，黒質―線条体神経の変性を確認するためのドパミントランスポーター（DAT）スキャンや心臓交感神経の評価となる MIBG 心筋シンチグラムが診断の一助となる。

90　第 3 章　未病と診断

2.8 自覚症状がない場合

認知症では自覚（病識）がないといわれることがあるが，必ずしもそうではない。AD の初期では，もの忘れの自覚やそれに対する不安が見られることも多い。AD における病識の乏しさは，病初期よりもむしろ，症状がある程度進行した場合に見られやすい。この段階では多くの場合，客観的に見た認知機能障害や，画像診断での異常が存在し「未病」の状態には相当しないことになる。一方，前頭側頭型認知症では初期から病識が欠如することが多いとされる[16]。このような状況では，認知機能障害や判断能力低下に基づき，事故や事件に発展することがある。症状が重度であるが自覚が乏しい場合は，介護者にとってはより注意を要する状況となる。

2.9 まとめ

もの忘れは，加齢でも生じるが，正常加齢と，病的な変化を完全に線を引いて分けることはできない。もの忘れ，うつと，CVD，AD をはじめとする認知症性疾患の初期状態は，病像が相互に複雑にからみあっていることになる。また，種々の疾患治療目的で投与されている薬剤がもの忘れの原因をつくる可能性や，ビタミン B1 欠乏や甲状腺機能低下症などの内科的疾患が症状を引き起こしている可能性にも注意が必要である。認知症の未病状態にある場合には，高血圧，糖尿病，高脂血症などの危険因子となる生活習慣病のコントロールを行い，適度な運動や知的活動を維持する生活を送ることが最善策である。

【文献】

1) G.McKhann et al：Clinical diagnosis of Alzheimer's disease：report of the NINCDS‐ADRDA Work Group under the auspices of Department of Health and Human Services Task Force on Alzheimer's Disease, *Neurology*, **34** (7), 939‐944 (1984).

2) G.M.McKhann et al：The diagnosis of dementia due to Alzheimer's disease：recommendations from the National Institute on Aging‐Alzheimer's Association workgroups on diagnostic guidelines for Alzheimer's disease, *Alzheimers Dement*, **7** (3), 263‐269 (2011).

3) A.C.van Harten et al：Preclinical AD predicts decline in memory and executive functions in subjective complaints, *Neurology*, **81** (16), 1409‐1416 (2013).

4) S.J.Vos et al：Preclinical Alzheimer's disease and its outcome：a longitudinal cohort study, *Lancet Neurol*, **12** (10), 957‐965 (2013).

5) D.A.Snowdon：Aging and Alzheimer's disease：lessons from the Nun Study, *Gerontologist*, **37** (2), 150‐156 (1997).

6) F.Forette et al：Prevention of dementia in randomised double‐blind placebo‐controlled Systolic Hypertension in Europe (Syst‐Eur) trial, *Lancet*, **352** (9137), 1347‐1351 (1998).

7) B.L.Plassman et al：Systematic review：factors associated with risk for and possible prevention of cognitive decline in later life, *Ann Intern Med*, **153** (3), 182‐193 (2010).

8) D.A.Snowdon et al：Linguistic ability in early life and cognitive function and Alzheimer's disease in late life. Findings from the Nun Study, *JAMA*, **275** (7), 528‐532 (1996).

9) K.I.Erickson et al：Exercise training increases size of hippocampus and improves memory, *Proc Natl Acad Sci USA*, **108** (7), 3017‐3022 (2011).

10) G.C.Roman et al：Vascular dementia：diagnostic criteria for research studies. Report of the NINDS‐AIREN International Workshop, *Neurology*, **43** (2), 250‐260 (1993).

11) J.T.O'Brien：Vascular cognitive impairment, *Am J Geriatr Psychiatry*, **14** (9), 724‐733 (2006).

12) F.G.van Rooij et al：Persistent cognitive impairment after transient ischemic attack, *Stroke*, **45** (8), 2270‐2274 (2014).

13) B.Reisberg et al：Outcome over seven years of healthy adults with and without subjective cognitive impairment, *Alzheimers Dement*, **6** (1), 11‐24 (2010).

14) J.Weaver Cargin et al：The nature of cognitive complaints in healthy older adults with and without objective memory decline, *J Clin Exp Neuropsychol*, **30** (2), 245-257 (2008).

15) J.Shimabukuro et al：Behavioral and psychological symptoms of dementia characteristic of mild Alzheimer patients, *Psychiatry Clin Neurosci*, **59** (3), 274-279 (2005).

16) D.Neary et al：Frontotemporal lobar degeneration：a consensus on clinical diagnostic criteria, *Neurology*, **51** (6), 1546-1554 (1998).

〈新畑　豊〉

3. 慢性閉塞性肺疾患(COPD)

3.1　はじめに

　未病とは，一般に「自覚症状はないが，検査では異常がある状態」と「自覚症状はあるが，検査では異常がない状態」を指し，放置すればやがて疾患が顕在化し疾病として成立するため，未病はそれまでの準備期間として理解される。しかし，未病を広く疾患が顕在化する前段階ととらえるならば，「自覚症状も無く検査でも異常がないが，環境因子や生活習慣，遺伝的素因などにより無症候性ながらすでに疾病としての微小な変化が始まっている状態」や「現在は疾病としての変化がまったく起こっていないが，今後の生活習慣や環境因子の制御により疾病を未然に予防しうる状態」も未病の重要な概念と考えられる。

　本邦における2014年の慢性閉塞性肺疾患（COPD, Chronic Obstructive Pulmonary Disease）による死亡は約16,000人であり，死因の第10位（男性では第8位）であった。本邦で行われたNICE Study[1] によると，40歳以上の日本人の8.5%（約530万人）がCOPDに該当すると推定されている。また，NICE StudyでCOPDと診断された症例のうち，すでにCOPDと診断されていた症例は10%程度であり，本邦におけるCOPDの認知度が低く，初期には受診が遅れることも指摘されている。このことからも本疾患は，未病の観点からも対策がとくに望まれる疾患である。

3.2　COPDの病態

　COPDでは，呼吸細気管支レベルでの慢性炎症の結果末梢気道の病変が進行し，末梢側では肺胞の破壊による気腫化が進み，中枢側では気管支粘液腺の肥大や気道平滑筋の肥大，気道上皮の浮腫や気道分泌液の貯留などが進行する。これらの病変のもととなる慢性炎症に密接に関連しているのが，煙草の煙，汚染大気，室内有機燃料煙などに含まれるオキシダントなどの外的因子である。実際，COPDの9割は喫煙者であり，喫煙者のCOPD発症リスクは6倍に達する[2]。また，遺伝的な因子の関連も明らかにされており，α1－アンチトリプシン欠損症では高率にCOPDを合併することが知られているほか[3]，マトリックスメタロプロテアーゼ12など，いくつかの遺伝子的素因も明らかにされつつあることから，今後は遺伝子診断で将来のCOPD発症予測も可能となると思われる（**表1**）。

　そして，このような外的因子や内的因子により肺の過膨張，閉塞性換気障害，気道分泌物の増加などがもたらされ，徐々にガス交換障害が進行し，初期には労作時の息切れが生じるようになる。また，この時期と

92　第3章　未病と診断

前後して慢性的な咳嗽や喀痰がみられるようになることもある。さらに病態が進行し肺胞の破壊が高度となると低酸素血症をきたし在宅酸素療法などが必要となる場合があるほか，全身性の炎症や筋力低下，体重減少，虚血性心疾患，骨粗鬆症など，種々の全身疾患を引き起こすようになる。

【表1】COPD のリスクファクター

	外的因子	内的因子
最重要因子	喫煙	α1- アンチトリプシン欠損症
重要因子	大気汚染 受動喫煙 粉塵や化学物質への暴露	
可能性のある因子	感染	気道過敏性 いくつかの遺伝子多型

3.3　COPD の診断

COPD の診断は，おもに呼吸機能検査（スパイロメトリー）によって行われる。呼吸機能検査では，努力肺活量（FVC，思い切り息を吸ってから強く吐き出したときの息の量），1 秒量（FEV1，最初の 1 秒間で吐き出せる息の量）などが測定される。そして，1 秒率（FEV1%，FEV1 値を FVC 値で割った値）を算出し，これが70% 未満のときに COPD と診断される。さらに COPD の重症度は，対標準 1 秒量（%FEV1，性，年齢，身長から求めた FEV1 の標準値に対する割合）に加え，労作時の呼吸困難などの症状や運動能力低下の程度，併存症の有無，増悪の頻度などから総合的に判定される（**表 2**）。

【表2】COPD の病期（重症度）

病期	特徴	
0 期	呼吸機能検査正常	咳嗽、喀痰などの症状のみがみられる
I 期	軽度の気流閉塞	%FEV1 ≧ 80%
II 期	中等度の気流閉塞	50% ≦ %FEV1 < 80%
III 期	高度の気流閉塞	30% ≦ %FEV1 < 50%
IV 期	きわめて高度の気流閉塞	%FEV1 < 30%

3.4 COPD の症状

当初は無症状であるが，おもな初発症状は労作時の息切れである。階段の上り下りなど身体を動かしたときに息切れを感じたりするが，緩徐に進行するため初期には見過ごしてしまうことが多い。また，咳嗽や喀痰も見られることがある。風邪でもないのに咳や痰が持続する場合には COPD の可能性を考えなければならない。そして，COPD が進行すると軽労作でも息切れし，日常生活もままならなくなる。さらに進行すると呼吸不全や心不全に至るばかりでなく，全身性炎症，心・血管疾患，骨粗鬆症，糖尿病などを併発することもある。

また，COPD は経過中に呼吸困難，咳嗽，喀痰などの症状が日常の生理的変動を超えて急激に悪化する場合があり，COPD の急性増悪といわれている。急性増悪の誘因となるものは呼吸器感染症と大気汚染がおもなものであるが，30% 程度は誘因が特定できない。COPD の増悪時には誘因の除去と共に薬物療法，酸素療法，換気補助療法などの集中的な治療を要することが多く，入院が必要となることも多い。

3.5 COPD の治療と管理

禁煙は COPD の発症リスクを低下させるばかりでなく，COPD 発症後も禁煙により肺機能のさらなる低下を遅延させることが示されている。このため，積極的に禁煙を指導することが望まれる。また，呼吸器感染症も COPD のリスクとなるためインフルエンザワクチンなどの接種も必要である。そして COPD の進行に伴い，I 期では症状の軽減を目的に短時間作用型気管支拡張薬などの使用が行われる。さらに II 期になると呼吸リハビリテーションや長時間作用型気管支拡張薬の定期的使用が行われ，III 期以上となると吸入ステロイド薬の併用や在宅酸素療法などが行われるようになる [4]。

3.6 COPD と未病

COPD が明らかな疾患として成立する前に回避する未病の段階では，おもに禁煙とワクチン接種などによる感染予防が重要となる。また，ウォーキングなどの運動や感染に強い状態を維持する栄養管理なども重要となる。

煙草の煙には約 4,000 種類もの化学物質が含まれ，その中に 200 種類以上の有害物質と 40 種類以上の発がん物質が確認されている。したがって，喫煙者全体の 15% に COPD が発症しているといわれており，世界保健機構と米国心肺血液研究所が発表したガイドラインである GOLD（Global initiative for chronic obstructive lung disease）では，呼吸機能が正常であっても喫煙歴があり，咳嗽や喀痰を呈するグループを 0 期と定義し，早急な禁煙指導を提唱している [5]。

COPD では感染を契機に急激に症状が悪化することがみられるため，感染予防対策が求められる。GOLD では 0 〜 IV 期のすべての段階でインフルエンザワクチンの接種を推奨している。Nichol らの報告 [6] では，インフルエンザワクチンの接種が COPD 患者の急性増悪による入院を 27 〜 39% 低下させ，死亡率を 39 〜 54% 低下させたとしている。また，高齢者では肺炎を発症することも多く，死中肺炎の約 30% が肺炎球菌によるものであることから，肺炎球菌ワクチンも COPD の急性増悪予防に有用と思われる。Christensen らはインフルエンザワクチンと肺炎球菌ワクチンの接種によってインフルエンザによる入院を 46%，肺炎球菌性肺炎による入院を 36% 低下させたことを報告 [7] しており，GOLD でも肺炎球菌ワクチン接種は推奨されている。

さらに，自覚症状もなく，検査値にも異常がない段階でも，最近では遺伝子診断により将来の COPD 発症リスクを推測することが可能となりつつある。このことは，これまでの未病のアプローチでは自覚症状もなく，検査値異常もない段階では特定の疾患を想定せず全般的な健康管理としていたものが，特定の疾患に特化した未病のアプローチが可能となることを意味している。したがって，未病と遺伝子診断の領域は今後の発展が待たれるところである。

3.7 おわりに

わが国では人類有史以来類を見ない高齢社会に突入しつつあり，団塊の世代が75歳以上となる2025年には社会保障費の増大が国家財政を圧迫する事態が予想されている。そのなかで，COPD を未然に防いでいくことは，その罹患率から考えても重要なテーマとなると考えられる。未病の重要性が一段と増している時代といえよう。

【文献】
1) Y.Fukuchi, et al: COPD in Japan: The NIPPON COPD Epidemiology study, *Respirology*, **9**, 458-465(2004).
2) GL.Snider：Chronic obstructive pulmonary disease. Risk factors, pathophysiology and pathogenesis, *Annual Review of Medicine*, **40**, 411-429 (1989).
3) ML.Brantly, et al：Clinical features and history of the destructive lung disease associated with alpha-1-antitrypsin deficiency of adults with pulmonary symptoms, *Am Rev Respir Dis*, **138** (2), 327 (1988).
4) 日本呼吸器学会 COPD ガイドライン第4版作成委員会：COPD（慢性閉塞性肺疾患）診断と治療のためのガイドライン第4版，メディカルレビュー社 (2013).
5) GOLD 日本委員会：慢性閉塞性肺疾患の診断，治療，予防に関するグローバルストラテジー，メディカルレビュー社 (2011).
6) KL.Nichol, et al：The efficacy and cost effectiveness of vaccine against influenza among elderly persons living in the community, *N.Eng J.Med*, **331** (12), 778-784 (1994).
7) B.Christensen, et al：Effect of a large-scale intervention with influenza and 23-valent pneumococcal vaccines in adults aged 65 years or older: a prospective study, *Lancet*, **357** (9261), 1008-1011 (2001).

〈中橋　毅〉

3-2 　未病と検査・診断

1. 血圧

1.1　わが国における血圧の現状と各種疾患リスクとの関連

　表1に示すように，成人における血圧分類では，収縮期血圧が140mmHg以上，または拡張期血圧が90mmHg以上は高血圧に分類される。高血圧でない血圧は，高血圧治療ガイドライン2014（JSH2014）[1]より「正常域血圧」と呼ばれることとなった。この正常域血圧の中で，高血圧予備軍となるのが「正常高値血圧」であり，具体的には130〜139/85〜89mmHgの血圧域が高血圧の未病の対象群となろう。

　2010年の国民健康・栄養調査によると，30歳以上の日本人男性の60%，女性の45%が高血圧と診断され，わが国の高血圧有病者数は約4300万人に達すると試算されている。高血圧は心血管病（脳卒中および心疾患）の最大の危険因子であり，本邦における死亡原因の第2位であり，年間約10万人が高血圧により死亡している。図1に血圧レベル別の心血管病死亡ハザード比と集団寄与危険割合（PAF：population attributable fraction）を示す[2]が，集団すべてが至適血圧だった場合に予防できたと推定される死者の割合（PAF）は，40〜64歳の中壮年者では正常血圧でも6%，正常高値血圧では7.9%もあることが分かる。II度，III度高血圧でPAFが減少するのは，各群の絶対数が減少するためであり，この意味からも正常高値群における積極的な未病段階からの取り組みが，心血管病予防に重要であることが推察される。

　EPOC-JAPANからの試算では，脳卒中死亡の52%，冠動脈疾患死亡の59%が至適血圧を超える血圧高値に起因する死亡と評価されている。また，心血管病リスクは，喫煙，糖尿病，脂質異常症，慢性腎臓病（CKD：chronic kidney disease）などの確立した危険因子が集積するとさらに上昇する。中でもメタボリックシンドロームの定義において，血圧の閾値は正常高値である130/85mmHgに設定されていることからも分かるように，複数の危険因子の集積は未病段階といえども疾患罹患と同様に捉えるべきであり，わが国のコホート研究からの試算では，メタボリックシンドローム合併時の心血管病の罹患または死亡のリスク上昇は1.5〜2.4倍に達する[3]。

　一方，血圧の上昇は，CKD，末期腎障害，認知症などの発症リスクをも上昇させる。とくに高齢化率の上昇が止まらない本邦では，認知症の発症予防が重要となるが，中壮年期の血圧に対する介入は，血管性認知症だけでなくアルツハイマー病発症予防にもつながる[4]とされており，JSH2014では第9章に新たに「認

未病医学標準テキスト　| 97

【表1】成人における血圧値の分類 (mmHg)[1]　(文献1, p19, 表2-5より)

	分類	収縮期血圧		拡張期血圧
正常域血圧	至適血圧	<120	かつ	<80
	正常血圧	120〜129	かつ/または	80〜84
	正常高値血圧	130〜139		85〜89
高血圧	Ⅰ度高血圧	140〜159	かつ/または	90〜99
	Ⅱ度高血圧	160〜179		100〜109
	Ⅲ度高血圧	≧180		≧110
	(孤立性)収縮期高血圧	≧140	かつ	<90

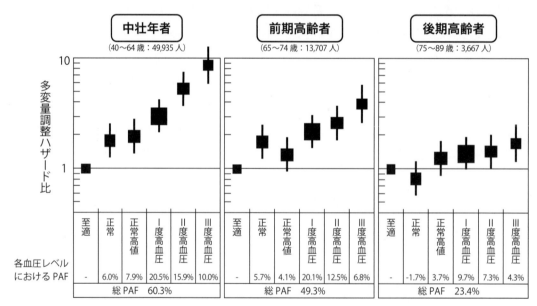

EPOCH-JAPAN。国内10コホート（男女計7万人）のメタアナリシス。年齢階級別。　　　　　　　　　　　　(*Hypertes Res.* 2012:35:947-53 より作図)
注1　ハザード比は年齢、性、コホート間、BMI、総コレステロール値、喫煙、飲酒にて調整。
注2　PAF（集団寄与危険割合）は集団すべてが至適血圧だった場合に予防できたと推定される死亡者の割合を示す。

【図1】血圧レベル別の心血管死亡ハザード比と集団寄与危険割合（PAF）[1]
(高血圧治療ガイドライン 2014, p.10, 図1-4 より抜粋)

知症」の項が設定され，中年期からの適切な血圧維持，未病段階での生活習慣改善の重要性が強調されている。一方で，高齢者における血圧は，低血圧や起立性低血圧，血圧日内変動異常なども認知症と関連するとの報告があり，高血圧のみならず過度の降圧や低血圧にも留意する必要がある。

1.2 血圧の測定と家庭血圧測定の重要性

血圧の測定はカフを心臓の高さに保ち，安静座位の状態で測定する。1～2分の間隔をおいて，複数回測定し，安定した値（測定値の差が5mmHg未満）を示した2回の平均値を血圧値とする。診察室血圧に基づく高血圧の診断には，少なくとも2回以上の異なる機会における血圧値に基づいて行う。JSH2014では，診察室血圧に加え，家庭における血圧測定を積極的に推奨している。この理由は，測定機会が多いこと，白衣効果の少ない落ち着いた環境で測定できること，早朝や就寝前の血圧が測定できることがあげられており，診察室血圧と家庭血圧の間に診断の差がある場合，家庭血圧による診断を優先することとなっている。

診察室血圧が≧140/90mmHgであっても，家庭血圧が<135/85mmHgであれば「白衣高血圧」と診断される。このストレスと関連が強いとされる白衣高血圧は，直ちに治療の必要はないが，長期的には心血管病が起こりやすい[5]と考えられており，高血圧の未病に相当する対象として位置付けられる。

一方で，診察室血圧が<140/90mmHgであっても，家庭血圧が≧135/85mmHgの群は「仮面高血圧」[6]と診断され，通常の高血圧と同じような対応が必要となる。生理学的にもカテコールアミンをはじめとする各種ホルモン活性は朝に高く，臥位から立位への体位変換，布団から外に出た寒冷刺激などとも相まって，朝の血圧は上昇しやすい。朝に高血圧を呈する病態は「早朝高血圧」と呼ばれるが，その多くに夜中の血圧下降が昼間の10%未満のnon-dipper型や，かえって夜中の血圧が高いriser型が多く含まれ，メタボリックシンドローム，糖尿病などの合併比率や食塩感受性も高いことが知られている[7]。とくに降圧薬を服用している患者では，朝食後の服用が多いことから，診察室では正常血圧だが，早朝高血圧を見逃して，心血管病の発症に到るケースが少なくない。この早朝高血圧群は，仮面高血圧の中に多く含まれており，仮面を剥がすためには家庭血圧測定が必須となる。すなわち，家庭血圧測定は，これまでの高血圧診療において未病と考えられた群の中に，「仮面高血圧」という本物の高血圧をあぶり出すきっかけとなる。

家庭血圧は早朝と眠前に2回ずつの測定が望ましい。筆者は，多くの患者が起床後，1時間以内，排尿後，坐位で朝食を摂取することから，朝食前に測定し，同じ条件で寝る前にも測り，測定値はすべて血圧手帳に記録するように指導している。家庭血圧測定は，降圧薬の薬効や持続時間の判定に有用であるだけでなく，日間変動，季節変動なども的確に反映する。最近，受診間変動（visit to visit variability）（これは診察室血圧で判定）や日間変動（day by day variability）などが，将来の心血管病発症リスクと関連することが次々に報告[8]されており，これらを小さくするような生活指導，薬剤の選択が推奨されている。こちらは，高血圧患者の心血管病の一次，二次予防を未病段階より予防するという観点で考えると理解しやすい。

1.3 高血圧における未病の検査と診断

前項で触れた血圧測定以外に，高血圧の未病と考えられる対象者で行うべき検査について述べる。問診でチェックできるものは，漏らさず確認する。高血圧・糖尿病・心血管病の家族歴，妊娠や閉経の有無，生活習慣（運動，睡眠，飲食，喫煙），性格・精神心理状態（抑うつ傾向やストレス状況）は必須である。二次性高血圧の未病を疑うものとしては，体重の急激な増減，いびきと無呼吸，夜間尿・血尿・多尿などの異常，脱力や麻痺，間欠性跛行，下肢冷感，めまい，呼吸困難などがあげられる。健診やドック，一般診療で留意すべき項目としては，視診のみでも判断可能な甲状腺腫，腹壁の皮膚線条，聴診可能な心雑音，

頸動脈や腹部血管雑音，触診で感じる四肢の動脈拍動などが二次性高血圧や合併症を疑う入り口となる。

臨床検査では，ヘモグロビン，ヘマトクリット，クレアチニン，ナトリウム，カリウム，血糖，コレステロールなどの血液検査，尿の蛋白や沈渣のチェック，胸部 X 線の心胸郭比（CTR），心電図は必須の一般検査となる。侵襲の少ない検査としては，エコー（心臓，頸動脈，腎血流ドップラー）眼底検査，足関節上腕血圧比（ABI），尿蛋白や微量アルブミンの定量，起立試験による自立機能検査などがあり，高血圧による臓器障害，合併症を未病段階から検討できるコストパフォーマンスに優れた検査と考えられる。

JSH2014 では，糖尿病，蛋白尿を伴う CKD，ハイリスクの冠動脈疾患を伴う高血圧患者では，降圧目標が 130／80mmHg 未満（診察室血圧）と設定されている。すなわち正常高値血圧の未病段階であっても治療対照群となる。一方で，75 歳以上の後期高齢高血圧患者の最初の降圧目標は 150／90mmHg 未満に設定され，QOL や ADL に配慮しながら，緩徐な降圧を目指すとされている。したがって，収縮期血圧 140 〜 149mmHg の後期高齢者や，要介護状態の考えられる高齢者では，高血圧と診断されても治療に入るかどうかは個別の判断が求められることとなる。なお，SPRINT 試験[9]において積極的降圧群の心不全発症や死亡が有意に抑制されたことを受けて，米国では高血圧の規準を 130／80mmHg に引き下げ，降圧目標も厳格化された。日本が追従するかどうかは，JSH2019 の発表を待たなければならないが，高齢者でも忍容性（ふらつき，眩暈，QOL 低下など）がなければ，より低い目標を目指すと理解すれば，JSH2014 の方針から大きく変化することはないと考えられる。いずれにせよ，高血圧未病を考えるためには，家庭血圧測定と各種リスク・臓器障害の評価，年齢，忍容性を考慮することが重要であることは間違いない。

【文献】

1) 日本高血圧学会，日本高血圧学会高血圧治療ガイドライン作成委員会（編）：高血圧治療ガイドライン 2014（JSH2014），ライフサイエンス出版，東京（2014）.

2) A.Fujiyoshi, T.Ohkubo, K.Miura, et al.：Blood pressure categories and long-term risk of cardiovascular disease according to age group in japanese men and women, *Hypertension research official journal of the Japanese Society of Hypertension*, **35**, 947-953（2012）.

3) T.Ninomiya, M.Kubo, Y.Doi, et al.：Impact of metabolic syndrome on the development of cardiovascular disease in a general japanese population：The hisayama study, *Stroke a journal of cerebral circulation*, **38**, 2063-2069（2007）.

4) PB.Gorelick, A.Scuteri, SE.Black, et al.：Vascular contributions to cognitive impairment and dementia：A statement for healthcare professionals from the american heart association／american stroke association, *Stroke a journal of cerebral circulation*, **42**, 2672-2713（2011）.

5) T.Ohkubo, M.Kikuya, H.Metoki, et al.：Prognosis of "masked" hypertension and "white-coat" hypertension detected by 24-h ambulatory blood pressure monitoring 10-year follow-up from the ohasama study, *Journal of the American College of Cardiology*, **46**, 508-515（2005）.

6) TG.Pickering, D.Shimbo, D.Haas：Ambulatory blood-pressure monitoring, *The New England journal of medicine*, **354**, 2368-2374（2006）.

7) K.Kario, Y.Yano, T.Matsuo, et al.：Additional impact of morning haemostatic risk factors and morning blood pressure surge on stroke risk in older Japanese hypertensive patients, *European heart journal*, **32**, 574-580（2011）.

8) PM.Rothwell, SC.Howard, E.Dolan, et al.：Prognostic significance of visit-to-visit variability, maximum systolic blood pressure, and episodic hypertension, *Lancet*, **375**, 895-905（2010）.

9) SPRINT Research Group：A randomized trial of intensive versus standard blood-pressure control, *N Engl J Med*, **373**, 2103-2116（2015）.

〈勝谷　友宏〉

2. 代表的な臨床検査：糖・脂質代謝，尿蛋白などの意義

2.1　はじめに

　臨床検査は病院や診療所などの医療機関や，人間ドックや学校や地域住民に対して行われる健康診断のためにはなくてはならないツールであり，現代医療を支える大きな柱である。ここでは，すべてを網羅することができないので，未病の代表的病態である，糖質，脂質代謝に関連した臨床検査とその意義について述べる。

2.2　糖質代謝（とくにグルコース代謝）に関する臨床検査

　わが国では，糖尿病（II型）および糖尿病予備群が急増している。日本人はもともとインスリンの分泌が悪いにもかかわらず炭水化物の摂取が多いためと考えられている。糖尿病に関する検査は**表1**に示してある。上段は，診断のための検査と治療効果や経過観察のための検査であり，下段は合併症の発見あるいは判定を行う検査が含まれる。

2.2.1　耐糖能異常の基準

　空腹時血糖は糖尿病または糖尿病予備群のスクリーニング検査としても大切である。空腹時血糖は110mg/dl以上で耐糖能異常を，126mg/dlで糖尿病を疑う。糖尿病学会の治療ガイドでは診断に米国と同じようにHbA1cを採用しており，HbA1cは6.5％以上を糖尿病型という。また糖尿病を疑う場合は7.5g経口糖負荷試験を行い，2時間値が140mg/dlを超えているときは糖尿病型としている。

　II型糖尿病で起っているインスリン抵抗性と肥満，高脂血症，高血圧が集積した状態をメタボリックシンドロームと呼び，国民の多くがこの状態となっていることはよく知られている。糖尿病はそのことだけではほとんど症状が出現しないが，その状態が長く持続すると動脈硬化を基盤とした重大な合併症が出現してくる。

2.2.2　耐糖能異常の未病基準

　未病の観点からは，糖尿病を未病のうちに発見して，対策を立てるよう指導をしていく必要がある。その目安は**表2**に示すように，まずは空腹時血糖値またはHbA1cである。糖尿病未治療の状態で，空腹時血糖100〜110mg/dlまたはHbA1cが5.6〜6.5％にあるものは，未病とみなすべきと思われる。75g経口糖負荷試験が行われた場合は負荷後2時間血糖値が140〜200mg/dlでは従来は境界型と呼んでいるが，これは明らかに未病である。また，血液検査が行われず尿検査のみが行われるケースもあり得るが，尿糖（＋）以上では糖尿病既病か未病の可能性が高い。とくに食後尿糖陽性の場合は75g経口糖負荷試験のように，血糖値が上昇して一過性に尿糖陽性となるからであり，血糖または（および）HbA1cの測定を行い，既病か未病かの判断を行う必要がある。

2.2.3　糖尿病合併症の早期発見

糖尿病の合併症は動脈硬化性病変により起こるものがほとんどであり，その病変の起こる箇所や組織を検

未病医学標準テキスト　101

【表1】 糖尿病の診断，糖尿病合併症の診断に用いられる検査

	検査項目
糖尿病を診断	血糖，尿糖，グリコヘモグロビン（HbA1c） 75g 経口グルコース負荷試験，グリコアルブミン (GA)， インスリン，C–ペプチド，AGE ケトン体，抗 GAD 抗体 抗インスリン自己抗体，IA-2 抗体，1,5-AG
糖尿病合併症の診断	尿蛋白，微量アルブミン，NAG　脂質異常症検査 eGFR，クレアチニンクリアランス (CCr) 脳波検査，脳 CT，MRI 眼底検査（含む蛍光眼底），眼動脈エコー 心電図 R–R 間隔変動係数 心電図，ホルター心電図，トレッドミル負荷試験 心臓エコー，心臓 3D–CT 頸動脈超音波検査，下肢動脈エコー 大動脈波速度（PWV CABI） 腱反射，運動（感覚）神経伝導速度，振動覚 サーモグラフィー

【表2】 糖尿病を未病のうちに発見する基準

空腹時血糖値（グルコース）・・・・・・・・ 110mg/dl 未満
HbA1c (グリコヘモグロビン)　・・・・・・ 6.4% 未満
75g 経口糖負荷試験・・・・・・・・・・・ 2 時間値 200mg/dl 未満
尿糖　・・・・・・・・・・・・・・・・・ (±) 以下
眼底　・・・・・・・・・・・・・・・・・ 糖尿病網膜症微細変化群

査により検索することで発見することができる。その部位の病変を早期に発見することは未病の段階で知ることになり，治癒の方向に誘導することが可能になろう。

　表 1 下段に示す検査は，おもな病変の起こる部位である脳，目（とくに眼底網膜，水晶体），心臓，大動脈（頸部，胸部，腹部），腎臓，末梢神経順に示してあり，これらを駆使して病変の発見ならびにその病変の程度を知ることに努める。

2.2.4　未病対策

耐糖能異常を未病のうちに発見し，対策をたてることができれば，糖尿病合併症で死に至らしめることもなくなり，健康長寿の日本人を増やすことが期待される。表2に示すような基準は広く特定健診などで用いられている基準であり，ここから未病対策を始める必要がある。

2.2.4.1　糖質摂取制限

日本人は糖質を含む炭水化物，とくに米，うどん，そば，芋類が大好きであり，これを無制限に食している人々が多く，耐糖能異常を起こしている原因となり，さらには高中性脂肪血症や内臓脂肪の原因となっている。これを是正するための食事指導がまず未病対策の第一歩である。そして，食物繊維が多く含まれる葉もの，魚類や鶏肉，豆腐などのタンパク質を多く含む食物摂取の奨励を行う。

2.2.4.2　運動奨励

有酸素運動が耐糖能異常の是正には欠かせない。現代人はスポーツ選手や野外での仕事をおもに行っている職種を除き，子供の時から運動不足が起こっている可能性が高く，歩行を中心とした運動を奨励しなければならない。

2.3　脂質代謝に関する臨床検査

血清コレステロール，LDL-コレステロール，HDL-コレステロール，中性脂肪（TG），non-HDL-コレステロールが脂質異常を知るスクリーニング検査である。脂質異常症の発見は未病の状態を見つけるのに大切である。一般的に脂質異常症が発症してから約20年経過すると症状としてみられる動脈硬化性疾患が起こるといわれていて，まさに未病の段階で治すことが大切である。とくに小粒子化したLDL（小粒子化LDL，sd-LDL）は動脈硬化惹起物質として大切であり，糖尿病患者で多く認められる。したがって，どのような原因によって脂質異常症が起きているのかを突き止める必要がある。食事療法や運動療法を指導し，データの改善がみられない場合は薬物療法を行う。表3に脂質代謝異常をチェックする臨床検査を示す。

2.3.1　脂質異常症の原因

脂質異常症の原因は遺伝的異常を除くと，多くは生活習慣病によるところが多い。遺伝的異常としては，家族性脂質異常症，先天的異常（脂質代謝関連酵素や受容体異常）があり，そのための検査がある。しかし，生活習慣病による脂質異常症は疾患が発症する前に，すなわち未病の段階で改善することができる。

2.3.2　脂質異常症の診断基準値

日本動脈硬化学会の診断基準値（2012年度）は表4に示してあるように，LDL-コレステロール値は境界域を設けて，より低値のLDL-コレステロールにおいても，他の動脈硬化のリスクなどを考慮しながら，動脈硬化性疾患を予防するために高脂血症として診断して治療を開始しなければならないことを示している。と

未病医学標準テキスト　103

【表3】 脂質代謝異常を知る臨床検査

★定量的測定項目
　総コレステロール，LDL-コレステロール，HDL-コレステロール，non-HDL-コレステロール
　トリグリセリド，遊離脂肪酸，Lp(a)，小粒子化 LDL（sd-LDL）
　アポリポ蛋白（A-I，A-II，B，C-II，C-III，E），リポ蛋白分画（HPLC 法）
★定性検査
　脂質分画（アガロースゲル電気泳動，ポリアクリルアミドゲル電気泳動）
　LPL（免疫的検査，PHLA (post heparin lipolytic activity)），LCAT

【表4】 脂質異常症の診断基準（動脈硬化性疾患予防ガイドライン 2017年）

LDL-コレステロール	140mg/dl 以上	高 LDL コレステロール血症
	120〜139mg/dl	境界域高 LDL コレステロール血症
HDL-コレステロール	40mg/dl 未満	低 HDL コレステロール血症
トリグリセライド	150mg/dl 以上	高トリグリセライド血症

くに米国においては，糖尿病患者において LDL コレステロールを低下させるために強力な薬物療法を行う指針が出るなど，予防的措置の重要性が増してきている。

2.3.3　脂質異常症の未病対策

　動脈硬化性疾患を念頭に置きながら，脂質異常症の未病対策を考えるときは表4に示す中で，境界域にある LDL コレステロール値を中心にして対策を考えるべきであろう。未病対策のポイントは食事と運動にある。
　まず，食事については，血中コレステロールは肝で合成されるのが約80% で，残り20% が食物中のコレステロールが小腸から吸収されたものである。食事中に含まれるコレステロールとしては，鶏卵，魚卵，牛乳，レバー，霜降り牛肉などにあり，これらを制限することにより体内に取り込まれる量が減少して，最終的に血中コレステロールが減少してくる。また有酸素運動（歩行，水泳など）によりコレステロールが減少することが明確になり，この二つの対策により，脂質異常症が改善されて動脈硬化リスクが軽減する。

2.4　CKD（慢性腎臓病）

2.4.1　腎機能検査

腎臓は排泄機能（水分，代謝終末産物，電解質，異物），浸透圧や酸塩基平衡の調節などを行っていて，生体の恒常性の維持に重要な役割を演じている。この異常を知るための検査を**表5**に示す。

2.4.2　CKD の定義と重症度分類

とくに，日本腎臓病学会は慢性腎疾患を CKD（Chronic Kidney Disease）として一括で定義している，日本腎臓病学会の CKD の定義では，

1）尿異常，画像診断，血液や病理検査で腎障害の存在が明らかであること。とくに 0.15g／gCr の蛋白尿または 30mg／gCr 以上のアルブミン尿の存在が重要である。

2）GFR<60ml／分／1.73m^2

1），2）のいずれかまたは両方が 3 か月以上持続することとある。

また，CKD ガイドラインでは**表6**に示すように CKD の重症度を分類している。ここでは糖尿病は特別枠で尿中アルブミンが微量か顕性かで分けて，GFR にて糖尿病性腎症の重症度を分類している。また高血圧，腎炎などを基礎にした CKD も尿蛋白量と GFR で重症度（末期腎不全，心血管死亡など）を分類した。

【表5】腎機能検査とその意義

項目	基準値	意義
尿素窒素 (BUN)	8〜20mg/dl	腎機能スクリーニング (鈍感)
クレアチニン	0.6〜1.0mg/dl	腎機能スクリーニング
尿酸	3.5〜7.5mg/dl （女性 2.5〜6.0mg/dl）	腎機能スクリーニング
eGFR(ml/分/1.73m^2)	≧90	CKD の重症度判定
NAG	8u/ml 以下	近位尿細管の指標
尿アルブミン	10mg/g・クレアチニン以下	腎障害の指標
β2マイクログロブリン(BMG)	血清 0.5〜2.0mg/l	尿細管の指標
シスタチン C	0.5〜1.0 mg/l	Ccr と同等の意味
Ccr (クレアチニンクリアランス)	70〜130ml/min	GFR （糸球体濾過値）
濃縮試験	1.022 以上	遠位尿細管の指標

未病医学標準テキスト　105

【表6】 CKD（慢性腎臓病）の重症度分類（CKD 診療ガイド 2012, 日本腎臓学会）

原疾患	蛋白尿区分		A1	A2	A3
糖尿病	尿アルブミン定量(mg/日)		正常	微量アルブミン尿	顕性アルブミン尿
	尿アルブミン/Cr 比 (mg/gCr)		30 未満	30〜299	300 以上
高血圧 腎炎 多発性嚢胞腎 移植腎 不明 その他	尿蛋白定量（g/ 日）		正常	軽度蛋白尿	高度蛋白尿
	尿蛋白 /Cr 比（g/gCr）		0.15 未満	0.15〜0.49	0.50 以上
GFR 区分 (mL/分/1.73m²)	G1	正常または高値	≧90			
	G2	正常または軽度低下	60〜89			
	G3a	軽度〜中程度以下	45〜59			
	G3b	中程度〜高度以下	30〜44			
	G4	高度以下	15〜29			
	G5	末期腎不全（ESKD）	<15			

注) 右下の色分けは濃い色程, 重症度が増すことを示している.

2.4.3 CKD と未病

　CKD の重症度分類からすると，微量アルブミンを呈する糖尿病や，尿蛋白が少量出現している高血圧などでは未病と考えるステージが存在する。糖尿病や高血圧の患者ではこれらのマーカーの動きを定期的に捉えて未病のうちに察知して，CKD が重症化するのを防ぐことは可能である。

　糖尿病患者はそうでない人に比べると動脈硬化になる比率ならびに速度が早いため，CKD を合併しやすい（糖尿病性腎症）。高血圧患者も CKD になりやすいことが分かっている。したがって，糖尿病では早期から血糖をコントロールすることにより，また高血圧患者では血圧をコントロールすることにより，CKD を重症化から守ることができる。これが未病のうちに CKD を起こさないことにつながるポイントがあり，さらに減塩（厚生労働省は 6g/日以下）することにより腎臓を CKD から守ることができる。

【文献】
1) 櫻林郁之介監修：今日の臨床検査 2017 - 2018，南江堂，東京.
2) 櫻林郁之介：検査と未病　未病医学入門，42 - 51，金芳堂，京都（2006）.
3) 日本動脈硬化学会編：動脈硬化性疾患予防ガイドライン 2017.
4) 日本糖尿病学会編：糖尿病治療ガイド 2016 - 2017.
5) 日本腎臓学会編：CKD 診療ガイド 2012.

〈櫻林　郁之介〉

3. 代表的な動脈硬化関連検査

3.1 はじめに

　動脈硬化症（arteriosclerosis）は動脈内膜の形態学的肥厚と生理学的弾力性機能の低下を引き起こす動脈血管病変であり，以下の3種類のタイプに分類される。そのなかで最も頻度が高いのは粥状硬化症（Atherosclerosis）であり，冠動脈，頸動脈，大動脈などに好発し，それぞれ狭心症・心筋梗塞，脳梗塞，大動脈瘤の原因となる。このような動脈内膜の肥厚病変では，近年，急性冠症候群の発症原因とされる粥腫（プラーク）の不安定化が注目されており，高LDL-C血症，さらには酸化LDLの増加が関わっており，動脈壁の病変組織ではコレステロールの蓄積と慢性炎症の所見が特徴的である。その他の動脈硬化症としては，筋型動脈の中膜の石灰化を特徴とするメンケベルグ中膜石灰化性硬化症（Monckeberg medial calcific sclerosis）や，高血圧や糖尿病の腎臓によくみられ小動脈・細動脈の硬化症すなわち細動脈硬化症（arteriolosclerosis）などや，加齢によってムコ多糖類の沈着の増加および弾性線維の断裂化（エラスチンの減少）・膠原線維の増加などで弾性の減弱を特徴とする経年的な動脈硬化症がある。

3.2 動脈硬化リスク因子のモニタリング

　動脈硬化症は10〜20年以上の長期にわたって静かに進行する病態であることから，臓器の障害による症状が出現する前に，リスクを評価し適切に対処することが予防につながる。

3.2.1 血圧

　高血圧は大血管の粥状硬化や全身の細動脈硬化を進行させ，心肥大や腎症をはじめ心血管系疾患の主要なリスク因子となり，生命予後にも影響する。したがって，高血圧であることはすでに少なくとも異常未病域にある。高血圧の診断基準は診察室血圧で「収縮期140mmHg以上かつ/または拡張期90mmHg以上」であるが，家庭血圧では「収縮期135mmHg以上かつ/または拡張期85mmHg以上」である。血圧を下げる努力目標である降圧目標は「若年・中年・前期高齢者高血圧」の場合には「140/90mmHg」，後期高齢者（75歳以上）では「150/90mmHg」，糖尿病または慢性腎臓病（CKD）の合併例では「130/80mmHg」である[1]。一方，至適血圧は120/80mmHg未満であり，120〜129かつ/または80〜84mmHgは正常血圧，130〜139かつ/または85〜89mmHgは正常高値血圧である。この正常高値血圧が少なくとも未病1に該当すると想定される。至適血圧，正常血圧と正常高値血圧をまとめて正常域血圧と呼称される。

3.2.2 血清脂質

　高LDLコレステロール血症は，管理すべき動脈硬化性疾患の主要なリスク因子である，LDLコレステロールが180mg/dL以上であると薬物治療を考慮すべきであるが，これは漢族性高コレステロール血症（FH）のヘテロ型に留意している。LDLコレステロールが250mg/dL以上ならばFHが強く疑われる[2]。また，

未病医学標準テキスト　107

140mg/dL 以上が高 LDL コレステロールの診断基準であるが，120 〜 139mg/dL を境界域の高 LDL コレステロール血症と考え，軽症あるいは未病の段階から生活習慣の是正に取り組む診療が求められている。脂質異常症はおおむね未病 2 の状態にあり，境界域の高 LDL コレステロール血症は未病 1 におおむね該当する。低 HDL コレステロール血症（40mg/dL 未満）および高トリグリセリド（TG）血症（150mg/dL 以上）も動脈硬化性疾患のリスク因子であり，とくに高 LDL コレステロール血症と併存している場合にリスクが増大する。高 TG 血症をより詳細に評価する検査としてレムナントリポ蛋白コレステロール（RLP‐C または RemL‐C）があり，7.5mg/dL 以上で高値であり，動脈硬化のリスクが高まる。低 HDL‐C 血症（40mg/dL 未満）は脂質異常症であり，動脈硬化性疾患のリスクである。HDL‐C が 60mg/dL 以上は動脈硬化抑制的であるが，コレステロール転送蛋白（CETP）欠損症による高 HDL‐C 血症やプロブコール服用による低 HDL‐C 血症は同様に扱ってはならない。LDL‐C/HDL‐C（L/H）比も有用な指標であり，L/H 比が 2.0 〜 2.4 を未病 2，1.5 〜 2.0 を未病 1 とおおむね解釈されるが，この L/H 比の評価の前に LDL‐C の評価が優先される。上記のⅢ型高脂血症の診断として電気泳動法によるリポ蛋白分画（アガロースまたはポリアクリルアミドゲル）が評価されるが，最近，リポ蛋白分画（HPLC 法）が保険適用になり，HDL，LDL のみならず，IDL や VLDL など他のリポ蛋白分画も簡易に測定できるようになった[3] [4]。また通常の血清脂質の検査に異常がなくても，リポ蛋白（a）（Lp（a））が高値（40mg/dL 以上）は動脈硬化のリスクを示す。この Lp（a）は遺伝的に規定されているが，FH では高値例が比較的多い。最近，日本人においても若年者の魚食離れがみられるが，エイコサペンタエン酸（EPA）とアラキドン酸（AA）の比（EPA/AA）については，動脈硬化性疾患では 0.4 以下が多く，1.0 以上あれば動脈硬化性疾患の再発は少なく，この比の低値は後述の動脈スティフネス（しなやかさ）の悪化とも関連する[5] [6]。その他として，動脈硬化に直結するリポ蛋白として酸化 LDL があるが，最近，MDA‐LDL が測定できるようになった[7]。しかしながら，その適応としては，冠動脈疾患既往歴のある糖尿病患者における冠動脈疾患発症に関する予後予測の目的のために，あるいは糖尿病患者の経皮的冠動脈再建術治療後の再狭窄に関する予後予測のマーカーとして測定するので，未病の段階以降の検査といえる。

3.2.3　血糖および HbA1c（またはグリコアルブミン）

空腹時血糖が 126mg/dL 以上，経口ブドウ糖負荷試験（OGTT）の 2 時間値が 200mg/dL 以上，随時血糖が 200mg/dL 以上のいずれか，または HbA1c が 6.5%（NGSP）以上のデータが 2 回確認されたら糖尿病と診断される（ただし，1 回は血糖値の基準での確認が必須）[8]。血糖と HbA1c が同日測定されて，両者ともに糖尿病型であれば 1 回で糖尿病と診断される。また，血糖値が糖尿病型で，口渇・多飲・多尿・体重減少などの典型症状または糖尿病性網膜症がみられた場合は 1 回で診断される。糖尿病は動脈硬化性疾患のリスク因子であり，日本の動脈硬化性疾患予防ガイドライン 2017[2] では，糖尿病があれば一次予防のなかでもハイリスクに位置づけられている。糖尿病が診断される前の状態，すなわち空腹時血糖異常（110 〜 125mg/dL）あるいは食後高血糖（140 〜 200mg/dL）の動脈硬化性疾患リスクへの関連性が注目されており，いずれか一方あるいは両者を満たす場合は境界型糖尿病という。とりわけ食後高血糖を呈するインスリン抵抗性は糖尿病発症前から認められることが多く，肥満やメタボリックシンドロームの特徴

108　第 3 章　未病と診断

を示している。糖尿病発症前の未病状態から動脈硬化性疾患のリスクが高まることは，未病期における動脈硬化疾患予防にとって重要な留意点である。糖尿病型の状態は未病 2 あるいは糖尿病であり，境界型糖尿病である空腹時血糖 110 ～ 125mg／dL，食後血糖 140 ～ 199 mg／dL あるいは HbA1c が 6.2 ～ 6.4% は未病 2，空腹時血糖が 100 ～ 109mg／dL（正常高値血糖），HbA1c が 5.6 ～ 6.1% が未病 1 とおおむね想定される。糖尿病合併症の予防すなわち臓器合併症を未病域に保つには HbA1c を 7% 未満に管理する。変異ヘモグロビン，妊娠糖尿病や貧血患者の糖代謝評価などでは HbA1c でなくグリコアルブミン GA の測定が推奨される。GA は基準範囲が 12.4 ～ 16.3 であり，血糖コントロールを良好に保つには 20% 以下にする。GA は HbA1c 値の約 3 倍である。

3.2.4　生活習慣

喫煙，適量以上の飲酒，身体活動不足などは生活習慣病・メタボリックシンドロームに共通した原因あるいは促進因子であるので，未病期からこれらの問診とケアは重要である。

3.2.5　ストレス

ストレス時はホメオスターシスの保持のため，各種ストレスホルモンが分泌され，細胞組織の機能不全が抑制される。アドレナリンなどのカテコールアミンは心拍数や血圧を上げ，呼吸数を増やして多くの酸素・栄養を細胞に供給する。しかしながら一方で，カテコールアミンは脂肪組織のホルモン感受性リパーゼ活性を亢進させて遊離脂肪酸の肝臓への動員を増やし，肝臓での糖新生を亢進するなど，インスリン抵抗性状態も発現する。ステロイドホルモンも同様にインスリン抵抗性を高める。以上から，ストレスは血圧高値，高血糖，脂質代謝異常の原因となるので，未病期からストレスの管理は大切である。

3.2.6　睡眠時無呼吸症候群（SAS）

SAS は肥満者で多くみられるが，非肥満者においても顎が小さい，顎が後退している（小顎症）などにより SAS が発症する。SAS 患者は，高血圧は 2 倍，心疾患 3 倍，脳卒中は 4 倍，糖尿病は 1.5 倍程度にリスクが高くなる可能性があり，SAS は動脈硬化性疾患予防ガイドライン 2017 においては，危険因子の評価のなかで，その他の考慮すべき疾患とされている。

3.2.7　家族歴

FH を含め原発性高脂血症（III型高脂血症，家族性複合型高脂血症など）は動脈硬化性疾患のハイリスク病態である。糖尿病（2 型糖尿病）や高血圧なども遺伝的素因が比較的強い。以上から，このような家族歴を問診などで確認することは動脈硬化性疾患の未病期から求められる。

3.3　動脈硬化の画像検査および生体検査

動脈硬化のリスクを有しているが，未だ冠動脈疾患や脳卒中を発症していない段階での無症状の症例を対象として，動脈硬化の診断や経過観察のために，いくつかの比較的非侵襲の生体検査が行われる。

未病医学標準テキスト　109

3.3.1　胸部 X 線

大動脈弓部の突出，胸部大動脈の拡張・蛇行，大動脈の石灰化，心肥大などが観察できる。これらの所見は老化，喫煙，肥満，高血圧などに伴ってよくみられる。

3.3.2　B モード超音波断層法

脳梗塞のリスク評価のみならず冠動脈疾患のサロゲートマーカーという意義も併せて，頸動脈エコー検査がよく行われる。内膜中膜複合体厚（IMT）が 1.1mm 以上の場合，あるいは IMT が 1.1mm 未満であっても限局性の隆起性病変であれば動脈硬化プラークがあると判定される。IMT が 1.1mm 以上あれば少なくとも異常未病域にある。大腿動脈エコーもしばしば行われ，プラークの判定は同様であるが，下肢閉塞性動脈硬化症（ASO）の診断や末梢動脈硬化性疾患（PAD）のリスク評価として行われる。動脈壁のコラーゲン量が多い安定したプラークは高輝度になり，一方，脂肪の蓄積が多いプラークは低輝度を示し，軟らかく不安定なプラークと判断される。その他にプラークとともに石灰化の所見がみられることもある。

3.3.3　X 線 CT

冠動脈 CT は心拍数を抑えるためのβ遮断薬の服用と造影剤使用を除くと比較的安全な検査であり，超高速 CT では 0.2mm 以下の薄いスライスで鮮明な画像が得られる。320 列 CT は，1 心拍で心臓を撮影できるため，撮影時間は 0.35 ～ 3 秒と非常に短時間であり，被ばく量が少なく，息止めも短いので身体への負担が少ない。ただし石灰化がある場合はカテーテル検査が必要となる。

3.3.4　心電図

心拍リズム異常などの不整脈の他に，心肥大，狭心症や心筋梗塞などの心筋虚血の所見が得られる。

3.3.5　脈波伝播速度（Pulse Wave Velocity：PWV）

PWV 検査（脈波伝播速度）は大動脈弁から足までの距離を脈波の伝播速度で割った値で，心臓の拍動（脈波）が動脈を通じて手や足にまで届く速度である。速いことは動脈硬化を意味し，動脈硬化の程度や早期血管障害を検出する。動脈壁が厚くなったり，硬くなったりすると，動脈壁の弾力性がなくなり，脈波が伝わる速度が速くなり，動脈スティフネス（しなやかさ）が失われる。すなわち，血管の弾性率，血管壁の厚さ，内径などが PWV に影響する。通常，上腕から心臓を含む足関節動脈間の脈波伝播速度（baPWV）を測定し，baPWV が 1400cm／s を超えて数値が高くなるほど心臓血管系疾患の発症するリスクが高くなる。すなわち baPWV が 1400cm／s 以上で少なくとも未病 2 にある。一般的に，男性が女性より高値を示し，年齢に応じて baPWV は高くなる。また baPWV は血圧に依存して高値となるので，未治療の高血圧の場合，baPWV は 1800cm／s 以上で動脈硬化プラークの存在が疑われる。

3.3.6　足関節上腕血圧比（Ankle Brachial Pressure Index：ABI）

ABI は足首と上腕の血圧を測定し，その比率（足首収縮期血圧 ÷ 上腕収縮期血圧）を計算したものであり，

PWV 同様に動脈硬化の程度や早期血管障害を検出する。ABI の基準範囲は 0.9 〜 1.3 である。動脈硬化が進んでいない場合，横になった状態で両腕と両足の血圧を測ると足首のほうがやや高い値を示し，ABI が 0.9 以下の場合，下肢 ASO が疑われ，少なくとも未病 2 にある。

3.3.7　心臓足首血管指数（Cardio Ankle Vascular Index：CAVI）

ABI は下肢動脈硬化症の診断であり，PWV では血圧の影響が強いなどの制限があるが，スティフネスパラメータβ法を利用した血圧非依存性の測定法として，PWV の欠点を克服した全身の動脈硬化検査として CAVI が測定されている[9]。CAVI が 9.0 以上になると，その約 50% に動脈硬化が認められ，少なくとも未病 2 にある。CAVI が 8 以上 9 未満は未病 1 が想定される。動脈スティフネスの検査として，CAVI は最近よく利用されている。

3.3.8　血管内皮機能検査（Flow Mediated Dilation：FMD）

Flow Mediated Dilatation（FMD）は血流依存性血管拡張反応であり，血管内皮機能評価の検査として近年注目されている[10]。動脈硬化は血管内皮機能障害から引き起こされるとも考えられ，FMD は動脈硬化症の早期発見，早期介入に有用であるとされている。FMD はカフで腕を締めた後の血流増大によるずり応力により血管拡張物質である一酸化窒素（NO）が血管内皮からどれだけ放出されたかを診る検査で，血管内皮機能が低下していると NO の産生が少なくなり，FMD 値は低下する。

%FMD ＝　100× 最大拡張幅（mm）/ 安静時血管径（mm）

正常値の目安は 6% 以上，5% 未満で血管内皮機能障害が疑われ，3% 未満で動脈硬化の高リスク病態とされている。以上より，5% 以上 6% 未満が境界域であり，未病レベルと想定される。

【文献】
1) 日本高血圧学会,日本高血圧学会高血圧治療ガイドライン作成委員会（編）：高血圧治療ガイドライン 2014（2014）.
2) 日本動脈硬化学会：動脈硬化性疾患予防ガイドライン 2017 年版，日本動脈硬化学会，119（2017）.
3) Y.Hirowatari, H.Yoshida, H.Kurosawa, KI.Doumitu, and N.Tada：Measurement of cholesterol of major serum lipoprotein classes by anion‐exchange HPLC with perchlorate ion‐containing eluent, *J Lipid Res. 2003 Jul,* **44**（7），1404‐1412.
4) 吉田博：HPLC リポ蛋白定量法の臨床的有用性，臨床病理，**58**，1093‐1098（2010）.
5) HR.Superko, SM.Superko, K.Nasir, A.Agatston, BC.Garrett：Omega‐3 fatty acid blood levels：clinical significance and controversy, *Circulation*, **128**, 2154‐2161（2013）.
6) H.Yoshida, K.Ito, R.Sato, H.Kurosawa, Y.Tomono, Y.Hirowatari, M.Shimizu, and N.Tada：Clinical relevance of decreased ratios of serum eicosapentaenoic acid / arachidonic acid（AA）and docosahexaenoic acid / AA to impaired arterial stiffness, *Int J Cardiol*, 517‐519（2014）.
7) 吉田博：酸化 LDL 測定の臨床的有用性，医学のあゆみ，**227**（13），1087‐1089（2008）.
8) 日本糖尿病学会：糖尿病治療ガイド 2014‐2015，文光堂（2014）.
9) K.Shirai, N.Hiruta, M.Song, T.Kurosu, J.Suzuki, T.Tomaru, Y.Miyashita, A.Saiki, M.Takahashi, K.Suzuki, M.Takata：Cardio‐ankle vascular index（CAVI）as a novel indicator of arterial stiffness：theory, evidence and perspectives, *J Atheroscler Thromb*, **18**（11），924‐938（2011）.
10) J.Yeboah, AR.Folsom, GL.Burke, C.Johnson, JF.Polak, et al.：Predictive value of brachial flow-mediated dilation for incident cardiovascular events in a population-based study, *Circulation*, **120**, 502-509（2009）.

〈吉田　博〉

4. 肝がんの未病と予防

4.1　はじめに

　未病を「健康」と「病気」の間の状態であり治療すると病気に進まないという定義から考えると，肝臓病（肝がん）における未病とは次の病態が考えられる。

　すなわちB型肝炎ウイルス（HBV）やC型肝炎ウイルス（HCV）キャリアで検査上軽度の異常があるが，まだ自他覚症状のない病態（健康保菌者，慢性肝炎，代償性肝硬変）や，最近話題のNASH（非アルコール性脂肪性肝炎）に進行する脂肪肝で，検査上異常があるが自他覚症状のない病態（脂肪肝，NASH初期）が挙げられる。いずれも，抗ウイルス治療や生活習慣に対する介入を行わないと高率に非代償性肝硬変による肝不全や肝がんを発症する。

　わが国での年間肝がん死亡数3万人の約6割がHCVキャリア，1割がHBVキャリア，残りの3割は非B非C肝がんであり，この中の大半がNASH由来肝がんと考えられている。さらに年間1万人の非代償性肝硬変による肝不全死があり，この原因の6割がHCVキャリア，1割がHBVキャリアである。過去10年間の年間肝がん死亡数の総数に変化はないが，HCV由来の肝がん死亡数の減少がみられ，逆にNASH由来肝がん死亡数は著しく増加している。

4.2　C型肝炎

4.2.1　C型肝炎の疫学

　HCVキャリアはわが国で約150万人と推定され，年齢構成では60〜70歳代にピークがあり若年では低率である。高年齢層での感染経路として終戦後の覚醒剤の乱用や輸血が考えられている。HCVは血液を介して感染し，急性肝炎を経て20〜30%は治癒するが残りのものは慢性化し，平均20年で慢性肝炎から肝硬変に進行し30年で肝がんを併発する。

4.2.2　C型肝炎の診断

　HCV抗体検査で陽性であればキャリアの確定診断のためにHCV-RNA検査を行う。HCV-キャリアについてはALT，AST活性測定により肝炎活動度をチェックし血小板数，線維化マーカー，さらに超音波検査により線維化の程度を推定する。正確には針生検による肝組織検査によって炎症と線維化の程度を知る。新犬山分類では線維化の程度をF0：線維化なしF1：門脈域の線維性拡大，F2：線維性架橋形成，F3：小葉のひずみを伴う線維性架橋形成，F4：肝硬変に分類する。C型肝炎における肝がんの発症は線維化の進展度と比例し，F0-1症例で年率1%以下，F2で1〜2%，F3で3〜5%，F4（肝硬変）6〜8%と増加する。

　したがって肝硬変においてはもちろん，慢性肝炎においても肝がんの発症を絶えず警戒しながら定期的な腫瘍マーカー（AFPやPIVKA-II）や画像検査（腹部エコー，CT）が必要である。

4.2.3　C 型肝炎と臨床症状

慢性肝炎や肝硬変の代償期においては炎症の強い時期を除いて自他覚症状のない症例がほとんどである。これが肝臓は沈黙の臓器であるといわれる由縁である。肝硬変の非代償期になると腹水貯留，浮腫，貧血，黄疸，出血傾向，食道静脈瘤，意識障害（肝性昏睡）がみられる。C 型肝炎における未病の病態は慢性肝炎や肝硬変の代償期である。

4.2.4　C 型肝炎の治療と肝がん予防

基本的には肝機能異常を認める症例はすべて治療対象となる。C 型肝炎の治療の根本はまずウイルス駆除である。抗ウイルス療法は，従来インターフェロンを中心とする治療であったが，この 2, 3 年で HCV の合成，増殖を直接阻害する DAAs（direct acting antivirals）が市販され大きく変わった。DAAs はプロテアーゼ阻害剤，NS5A 阻害剤，ポリメラーゼ阻害剤の三つに大別される。わが国における HCV 遺伝子型の分布は，インターフェロン抵抗性である Ib 型が 60% と多く，Ib 型で高ウイルス量の症例では完全にウイルスが駆除できる（SVR）率はインターフェロン療法では最大 50% であったが，DAAs 治療では 100% 近くまで向上し，ほとんど完全にウイルスを体内から駆除できる。

インターフェロン治療により，SVR を達成できた症例では炎症の鎮静化とともに線維化の改善が認められ，肝がんの発症も限りなく抑えられる(99%)ことが分かっている。DAAs においても同様の効果が期待されている。

また，DAAs は経口剤であり，インターフェロンと比較して著しく副作用が少なく，投与期間も 3 か月間と短く，高齢者においても安全に投与可能であり，治療完遂率が高い。

新しい C 型肝炎治療のガイドライン（2015，12 月改訂版）においても C 型慢性肝炎，代償性肝硬変の抗ウイルス治療の初回治療の第一選択薬として DAAs があげられている。

4.2.5　未病としての C 型肝炎の取り組み

厚生労働省によって現在全国で C 型肝炎検診が肝がん撲滅のために行われている。健診による HCV 検査の無料化による新たなキャリアの発見と同時にこれまでのインターフェロンを含めた従来薬では HCV の駆除ができなかった症例の見直しの動きが全国で行われている。いずれも DAAs 治療により肝がん予防を実現化するためである。

いずれにせよ HCV 肝がんについては新薬の DAAs 登場と HCV キャリアの高齢化のためこれから 10 〜 20 年でわが国では激減することが予想されている。

4.3　B 型肝炎と未病
4.3.1　B 型肝炎の疫学

HBV キャリアの多くは母子感染，一部は乳幼児期の水平感染に起因すると推定される。HBV キャリアはわが国では約 150 万人と推定されているが，1986 年に開始された B 型肝炎母子感染予防事業により新規の HBV キャリアは激減している。HBV キャリアにおける未病とは無症候性キャリア，および軽度の肝機能検査異常を示すが，自他覚症状のない B 型慢性肝炎の病態が考えられる。

未病医学標準テキスト | 113

4.3.2　B型慢性肝炎の診断

B型慢性肝炎の診断はHBs抗原の持続的な陽性とHBc抗体の200倍希釈での高値，ALT値の変動，さらに針生検による肝の組織学的検討が必要である。

4.3.3　B型慢性肝炎の治療

HBVキャリアに対する抗ウイルス療法の治療目標はHBe抗原の陰性化，次にHBV-DNAの持続陰性化であり，究極的にはHBs抗原の陰性化である。

この10年間でB型慢性肝炎治療は核酸アナログ製剤によりめざましく進歩した。

B型肝炎治療ガイドライン（2014年6月）によると，初回治療は原則としてPEG-インターフェロンを第一に検討する。線維化が進展して肝硬変に至っている可能性の高い症例では核酸アナログ製剤が第一選択薬となる。

4.3.4　未病としてのB型肝炎の取り組み

HBVキャリアからの発がん率はHCVキャリアに比べて1/5と推定される。核酸アナログ製剤により，B型慢性肝炎，肝硬変における炎症の再燃，線維化の進展は劇的に抑えられ，QOLも保たれるようになった。肝がんの発症も，減少することが期待される。

今後はHBVキャリアの検診での発見とともに小児期の水平感染からのキャリア化を予防するために幼児期のワクチン接種の法制化が望ましい。なお2016年10月よりB型肝炎ワクチンの小児における予防接種が制度化され開始された。

4.4　脂肪肝，非アルコール性脂肪肝炎
4.4.1　NAFLD，NASHの疫学

非アルコール性脂肪肝（non-alcoholic fatty liver disease：NAFLD）は現在，最も高頻度にみられる肝病変である。NAFLDのなかには非飲酒家であるにもかかわらず肝細胞の脂肪化に加えて肝細胞のballooning変性，Malloy体および線維化など，アルコール性肝炎類似の線維像を呈する非アルコール性脂肪肝炎（non-alcoholic steatohepatitis：NASH）が存在することがLudwigらによって1980年に示された（J.Ludwig, et al：*Mayo Clin. Proc.*, **55**, 434-438（1980).）。NAFLDの約10%にNASHが存在し，10年の経過でNASHの20%が肝硬変に進展し，肝硬変からは年率2%で肝がんを発症する。NAFLDやNASHは主要な原因に肥満，糖尿病などのインスリン抵抗性による高インスリン血症の関与が注目されており，メタボリックシンドロームの一病態とも考えられている。食生活の欧米化や車社会を反映した運動不足により，わが国でもNASHおよびNASH肝がんの増加が報告されている。

4.4.2　診断

ほとんどの患者は無症状であり血液生化学値異常で見つかることが多い。したがって未病の時期に早期診断することが必要である。NASHの場合は肝硬変や肝がんまで進行すると臨床症状が出現し患者のQOLは

低下する。NASH の診断上，ウイルス性肝炎，薬剤性肝炎や自己免疫性肝炎などの肝疾患の除外が必要である。日常臨床では腹部超音波検査によるところが大きい。血液生化学検査では ALT，空腹時インスリン値，TG の高値，HDL-コレステロールの低値がみられる。NASH の診断にはアルコール摂取量が 20gm/日以下と定義されている。いずれにせよ，NASH が上記の検査によって疑われたら最終的には肝組織検査による確定診断が必要である。

4.4.3　成因と治療

NASH の成因については，まず肥満や糖尿病など高インスリン血症により肝に中性脂肪が蓄積して脂肪肝が発症し，遺伝的，環境的要因の影響下に酸化ストレスや脂質過酸化により炎症性サイトカインが産生されて炎症性細胞浸潤や線維化をきたし NASH が発症するという考え方である。治療の根本は食事，運動療法により高インスリン血症を改善することが目的となる。薬剤としてはチアゾリジン誘導体やメトホルミンなどのインスリン抵抗性改善薬，クロフィブレートなどのβ酸化抗進薬，UDCA，ビタミン E などの抗酸化薬，PPC，EPA 製剤，ベタインなどの NASH 症例におけるパイロット的な報告がある。

4.4.4　未病としての NASH への取り組み

NAFLD，NASH は肥満や糖尿病などインスリン抵抗性を基盤に発病することが多く，いわゆるメタボリックシンドロームの一症状としても捉えられる。したがって未病としての NASH への取り組みはメタボリックシンドロームに対する取り組みと共通する部分が多い。NASH への進展の診断は肝の組織学的検討を要し，生活習慣病としての取り組みと同時に肝臓専門医との連携が必要である。

近い将来，NASH 肝がんが肝がんの第一位となることが考えられる。肝組織検査にかわるより簡便な NASH の診断法の開発が待たれる。

近い将来，肝がん症例のなかで NASH 肝がんの割合が増加して 50% を超える時代が間近である。

【文献】
1) 肝炎診療ガイドライン 作成委員会編：C 型肝炎診療ガイドライン（2015. 12月改訂版）日本肝臓学会（2015）．
2) 肝炎診療ガイドライン 作成委員会編：B 型肝炎診療ガイドライン（2014. 6月）日本肝臓学会（2014）．
3) NAFLD/NASH 診療ガイドライン 作成評価委員会編：NAFLD/NASH 診療ガイドライン（2014. 4月）日本消化器病学会（2014）．

〈山本　匡介〉

3-3 特定健康診査・特定保健指導

1. 特定健康診査・特定保健指導導入の背景

　特定健康診査制度は，2000（平成12）年から始まった健康づくり施策「健康日本21」の流れを受けたものである。「健康日本21」は，国民一人ひとりが健康を実現することで，病気や障害による社会的負担を軽減し，健康寿命を延長するとともに活力ある社会を築くことを目的とするものである。「健康日本21」では，①栄養・食生活，②身体活動・運動，③休養・こころの健康づくり，④たばこ，⑤アルコール，⑥歯の健康，⑦糖尿病，⑧循環器疾患，⑨がんの9分野80項目（最終評価における実質的な評価項目は59項目）について10年間で達成すべき具体的な数値目標が設定され実施された。しかし，その中間評価において，糖尿病有病者・予備群の増加，肥満者の増加（20〜60歳代男性），日常生活における歩数の減少といった健康状態や生活習慣に改善がみられず，むしろ悪化していることが示された。2010年の最終評価では，「目標に達した（16.9%）」と「目標に達していないが改善傾向にある（42.4%）」を合わせると，約6割の項目に改善がみられたが，「糖尿病合併症の減少」や「日常生活における歩数の増加」といった9項目（15.3%）に悪化がみられた（**表1**）。そこで，生活習慣病予防の徹底を図ることを目的として2008（平成20）年4月から，高齢者の医療の確保に関する法律により，医療保険者に対して生活習慣病に関する健康診査（以下，「特定健診」）および特定健診の結果により健康の保持に努める必要のある人に対する保健指導（以下「特定保健指導」）の実施が義務付けられた。

【表1】「健康日本 21」最終評価の結果[1]

評価区分（策定時※の値と直近値を比較）	該当項目数＜割合＞
A　目標値に達した	10 項目　＜16.9％＞
B　目標値に達していないが改善傾向にある	25 項目　＜42.4％＞
C　変わらない	14 項目　＜23.7％＞
D　悪化している	9 項目　＜15.3％＞
E　評価困難	1 項目　＜1.7％＞
	59 項目　＜100％＞

※中間評価時に設定された指標については，中間評価時の値と比較

＜目標に達した 10 項目＞

1．メタボリックシンドロームを認知している国民の割合の増加
2．外出について積極的な態度をもつ人の増加
3．何らかの地域活動を実施している者の増加
4．睡眠による休養を十分にとれていない人の減少
5．糖尿病有病者増加の抑制
6．歯の健康に関する 5 項目（幼児に対するフッ化物歯面塗布，進行した歯周炎，
　　80 歳で 20 歯以上，定期的な歯石除去・歯面清掃，定期的な歯科受診）

＜悪化した 9 項目＞

1．カルシウムに富む食品の摂取量の増加
2．朝食を欠食する人の減少
3．日常生活における歩数の増加（成人）
4．日常生活における歩数の増加（70 歳以上）
5．ストレスを感じた人の減少
6．睡眠確保のために睡眠補助品やアルコールを使うことのある人の減少
7．糖尿病合併症の減少
8．カリウム摂取量の増加
9．1 日の食事において果物類を摂取している者の増加

【文献】

1）健康日本 21 評価作業チーム：「健康日本 21」最終評価，平成 23 年.
　　http：//www.mhlw.go.jp/stf/houdou/2r9852000001r5gc-att/2r985200000
2）厚生労働省　健康局：標準的な検診・保健指導プログラム「改訂版」，平成 25 年.
　　http：//www.mhlw.go.jp/seisakunitsuite/bunya/kenkou_iryou/kenkou/seikatsu/dl/hoken-program2_01.pdf
3）厚生労働省：健康日本 21（第二次），
　　http：//www.mhlw.go.jp/stf/seisakunitsuite/bunya/kenkou_iryou/kenkou/kenkounippon21.html/

〈大荷　満生〉

2. メタボリックシンドロームを中心とした生活習慣病対策の必要性

　メタボリックシンドロームは，高血糖，脂質代謝異常（高トリグリセライド血症，低 HDL コレステロール血症），高血圧などの動脈硬化の危険因子が同一個体に重積した病態で，その背後には共通の基盤として内臓脂肪の蓄積（内臓肥満）が存在する。また，メタボリックシンドロームを構成する個々の危険因子は，たとえ軽症であっても重積することで動脈硬化を急速に進展させる。メタボリックシンドロームは心疾患や脳血管疾患の発症基盤として重要であるだけでなく，糖尿病の発症や病状の進行にも強く関与する。

　周知のように，近年わが国では食生活やライフスタイルの欧米化により，過体重や高血圧，耐糖能異常，脂質異常症，高尿酸血症，脂肪肝などのいわゆる生活習慣病が急増してきた。とくにメタボリックシンドロームが強く疑われる者と予備群と考えられる者を合わせた割合は，男女とも 40 歳以上で高くなり，40 〜 74 歳においては，男性では 2 人に 1 人，女性では 5 人に 1 人の割合にまで達している。したがって壮年期に身につけた生活習慣の乱れ，すなわち摂取エネルギーの過剰や適量を超えた飲酒，運動不足といった生活習慣の改善によって内臓脂肪を減少させ，高血糖，脂質代謝異常，高血圧といった危険因子をコントロールすることは，心疾患や脳血管疾患，糖尿病，さらには透析を必要とするような糖尿病の悪化による腎不全の発症予防にきわめて重要である。また，生活習慣病の予防は，高齢者の生活の質（QOL）の向上や健康維持にも重要な意味をもつ。高齢者を失明や下肢切断，四肢の麻痺，失語，嚥下障害などのために要介護状態や寝たきりなどの自立障害に陥れる原因の多くは，壮年期に発症した糖尿病，高血圧，脂質異常症といった生活習慣病である。国民の生涯にわたった健康の維持や QOL の向上のためには，生活習慣病の発症や重症化の予防に重点を置いた対策が不可欠であり，これは中長期的にみれば，医療費の抑制や超少子高齢社会における社会的負担の軽減にもつながる。

　このような観点から特定健診・特定保健指導は，40 〜 74 歳を対象にして，腹囲や BMI（body mass index），血圧，血清脂質，血糖などのメタボリックシンドロームに特化した項目の検査が行われ，この検診の結果により生活習慣の改善が必要な人に対して，重点的に保健指導を実施し，生活習慣病の発症・重症化を予防することを目的としている。

【文献】
1) 健康日本 21 評価作業チーム：「健康日本 21」最終評価，平成 23 年.
　 http：//www.mhlw.go.jp/stf/houdou/2r9852000001r5gc‐att/2r985200000
2) 厚生労働省　健康局：標準的な検診・保健指導プログラム「改訂版」，平成 25 年.
　 http：//www.mhlw.go.jp/seisakunitsuite/bunya/kenkou_iryou/kenkou/seikatsu/dl/hoken‐program2_01.pdf
3) 厚生労働省：健康日本 21（第二次）.
　 http：//www.mhlw.go.jp/stf/seisakunitsuite/bunya/kenkou_iryou/kenkou/kenkounippon21.html/

〈大荷　満生〉

3. 「特定健診・特定保健指導」の実施方法
（生活習慣病のリスクに応じた階層化，「情報提供」，「動機づけ支援」，「積極的支援」）

　特定健診・特定保健指導では，健診結果および質問項目により対象者を生活習慣病のリスクの数に応じて階層化し，リスクの高さに応じた保健指導（「情報提供」「動機づけ支援」「積極的支援」）が行われる（**表1**）。

　具体的には，まず腹囲および BMI によって内臓脂肪蓄積のリスクを判定し（ステップ1），次に血糖，脂質異常，血圧の3項目と質問表の喫煙歴の有無から追加リスクを評価する（ステップ2）。そして，その数によって「情報提供」，「動機づけ支援」，「積極的支援」の三つの保健指導レベルに分類する（ステップ3）。また，65歳以上75歳未満の前期高齢者に対しては，QOL を考慮して「積極的支援」の対象となった場合でも「動機づけ支援」とする。すでに内服治療中の者に対する生活習慣の改善支援は，医療機関において継続的な医学的管理の一環として行われることが適当であるため特定保健指導を義務とはしない（ステップ4）。なお，メタボリックシンドロームの判定基準（いわゆる8学会基準）と層別化の基準は異なっており注意が必要である（階層化基準では，喫煙歴のある者や BMI が 25 kg / m^2 以上の者，血糖値が 100 〜 109mg / dl の者も含めているとともに，服薬中の者は除外している）。

　特定保健指導では，対象者のライフスタイルを十分に把握したうえで，対象者自らが自主的に実行可能な目標を立てることを支援することが重要である。すなわち，対象者が健診結果に基づき自らの健康状態を認識したうえで，生活習慣（食習慣や運動習慣，喫煙など）と疾病の関係を理解し，生活習慣の改善を自らが選択し，行動変容に結び付けられるよう支援する必要がある。また，現在リスクがない者に対しても，適切な生活習慣あるいは健康維持・増進に必要な情報の提供を行う。

　特定保健指導は，医師，保健師，管理栄養士などが担うことになるが，アウトソーシング先の事業者が実施することもある。しかし，特定保健指導を効果的，かつ効率的に実施するには，指導者の職種に関係なく，①対象者に健診結果と生活習慣病の関連を説明でき，行動変容に結びつけられる能力，②対象者との信頼関係を構築できる能力，③個人の生活と環境を総合的にアセスメントできる能力，④安全性を確保した対応を考えることができる能力，⑤生活習慣の行動変容のため，行動科学や心理学に基づく指導や技法の実践能力，⑥生活習慣病に関する専門知識をもち，対象者にとって改善しやすい生活習慣の具体的内容と目標が提案できる能力，⑦効果的な学習教材を開発する能力，⑧活用可能な社会資源に関する情報収集を行う能力といった資質が求められる。

　このように，特定健診・特定保健指導は，主としてメタボリックシンドロームに着目した検診によって保健指導の対象者を抽出し，対象者がもつリスクの高さに応じた保健指導を実施することで，その要因となっている生活習慣を改善し，生活習慣病の発症や重症化を予防するものである。

●健康日本21（第二次）

　「21世紀における国民健康づくり運動（健康日本21）」は平成24年度末で終了となり，平成25年度から

は「健康日本21（第二次）」として改正が行われ，基本となる方針や理念，具体的な目標などが示されている。

　改正内容の基本的な方向として，1）健康寿命の延伸と健康格差の縮小，2）生活習慣病の発症予防と重症化予防の徹底（NCD（非感染性疾患）の予防），3）社会生活を営むために必要な機能の維持および向上，4）健康を支え，守るための社会環境の整備，5）栄養・食生活，身体活動・運動，休養，飲酒，喫煙および歯・口腔の健康に関する生活習慣および社会環境の改善の5項目が挙げられている。目標項目などの詳細については，厚生労働省のホームページを参照していただきたい。

【表1】特別保健指導における具体的な選定・階層化の方法（標準的な健診・保健指導プログラム「改訂版」[2]）

ステップ1　（内臓脂肪蓄積のリスク判定）

○腹囲とBMIで内臓脂肪蓄積のリスクを判定する。
・腹囲男性85cm以上，女性90cm以上→(1)
・腹囲 (1) 以外かつBMI≧25 kg/m²→(2)

ステップ2　（追加リスクの数の判定）

○検査結果および質問票より追加リスクをカウントする。
○①〜③はメタボリックシンドロームの判定項目，④はその他の関連リスクとし，④喫煙歴については①から③までのリスクが1つ以上の場合にのみカウントする。

①　血糖高値
　　a 空腹時血糖　100mg/dL以上または
　　b HbA1c（NGSP）の場合　5.6％以上または
　　c 薬剤治療を受けている場合（質問票より）

②　脂質異常
　　a 中性脂肪　150mg/dL以上または
　　b HDLコレステロール　40mg/dL未満または
　　c 薬剤治療を受けている場合（質問票より）

③　血圧高値
　　a 収縮期血圧　130mmHg以上または
　　b 拡張期血圧　85mmHg以上または
　　c 薬剤治療を受けている場合（質問票より）

④　質問票喫煙歴あり

※血糖検査については，HbA1c検査は，過去1〜3か月の血糖値を反映した血糖値のコントロールの指標であるため，健診受診者の状態を評価するという点で，保健指導を行う上で有効である。また，絶食による健診受診を事前に通知していたとしても，対象者が食事を摂取した上で健診を受診する場合があり，必ずしも空腹時における採血が行えないことがあるため，空腹時血糖とHbA1c検査の両者を実施することが望ましい。とくに，糖尿病が課題となっている医療保険者にあっては，HbA1cを必ず行うことが望ましい。なお，特定健診・特定保健指導の階層化において，空腹時血糖とHbA1cの両方を測定している場合は，空腹時血糖の結果を優先し判定に用いる。

※平成25年度からは従来のJDS値ではなく，NGSP値で表記する。また，JDS値とNGSP値は，以下の式で相互に正式な換算が可能である。
　JDS値（%）＝0.980×NGSP値（%）－0.245%
　NGSP値（%）＝1.02×JDS値（%）＋0.25%

未病医学標準テキスト　121

ステップ3 （保健指導レベルの分類）

ステップ1，2の結果を踏まえて，保健指導レベルをグループ分けする。

なお，前述のとおり,④喫煙歴については①から③のリスクが一つ以上の場合にのみカウントする。

(1) の場合

　　①～④のリスクのうち

　　　　追加リスクが2以上の対象者は積極的支援レベル

　　　　1の対象者は動機づけ支援レベル

　　　　0の対象者は情報提供レベルとする。

(2) の場合

　　①～④のリスクのうち

　　　　追加リスクが3以上の対象者は積極的支援レベル

　　　　1または2の対象者は動機づけ支援レベル

　　　　0の対象者は情報提供レベルとする。

ステップ4 （特定保健指導における例外的対応など）

○65歳以上75歳未満の者については，日常生活動作能力，運動機能などを踏まえ，QOL（Quality of Life）の低下予防に配慮した生活習慣の改善が重要であるなどから，「積極的支援」の対象となった場合でも「動機づけ支援」とする。

○降圧薬などを服薬中の者については，継続的に医療機関を受診しているので，生活習慣の改善支援については，医療機関において継続的な医学的管理の一環として行われることが適当である。そのため，医療保険者による特定保健指導を義務とはしない。しかしながら，きめ細かな生活習慣改善支援や治療中断防止の観点から，主治医と連携した上で保健指導を行うことも可能である。また，健診結果において，医療管理されている疾病以外の項目が保健指導判定値を超えている場合は，本人を通じて主治医に情報提供することが望ましい。

【文献】

1) 健康日本21評価作業チーム：「健康日本21」最終評価，平成23年.

　　http：//www.mhlw.go.jp/stf/houdou/2r9852000001r5gc‐att/2r985200000

2) 厚生労働省　健康局：標準的な健診・保健指導プログラム「改訂版」，平成25年.

　　http：//www.mhlw.go.jp/seisakunitsuite/bunya/kenkou_iryou/kenkou/seikatsu/dl/hoken‐program2_01.pdf

3) 厚生労働省：健康日本21（第二次），

　　http：//www.mhlw.go.jp/stf/seisakunitsuite/bunya/kenkou_iryou/kenkou/kenkounippon21.html/

〈大荷　満生〉

4. 生活習慣病のリスクに応じて階層化

「情報提供」「動機付け支援」「積極的支援」に該当した人に対して実施。

4.1　はじめに

　特定保健指導は，特定健康診査（特定健診）の結果に基づいて，生活習慣病の発症リスクが高く生活習慣改善による生活習慣病の予防効果が大きく期待できる者に対して医師や保健師，または管理栄養士などの専門職が生活習慣を見直す支援を行うものである。内臓脂肪の蓄積により動脈硬化の危険因子である高血圧，高血糖/糖尿病，脂質異常症などが増加し，その危険因子が重複するほど心血管疾患の発症リスクが増加することが知られている。したがって，保健指導対象者の選定にあたっては，内臓脂肪の蓄積の程度と危険因子の数に着目し，リスクの程度に応じた保健指導を実施することとされている[1][2]。

4.2　特定保健指導対象者の選定・階層化の方法

　特定保健指導を行うにあたり，特定健診の結果をもとに，内臓脂肪蓄積の程度とリスク因子の数，年齢に応じて対象者をレベル別（情報提供・動機付け支援・積極的支援）に階層化する。

　階層化の手順は**図1**に示すとおりである。まずステップ1として，内臓脂肪蓄積に着目して腹囲が男性85cm以上，女性90cm以上の者，または body mass index（BMI）が $25kg/m^2$ 以上の者を肥満者として抽出する。続くステップ2では，動脈硬化の危険因子である血糖高値［空腹時血糖100mg/dl以上またはヘモグロビン(Hb)A1c 5.6%以上］，脂質異常（中性脂肪150mg/dl以上またはHDLコレステロール40mg/dl未満），血圧高値（収縮期血圧130mmHg以上または拡張期血圧85mmHg以上）の有無を判定し，さらにこの3項目のうち1項目以上有する場合には喫煙歴の評価も行う。続いてステップ3では，このステップ1とステップ2の結果を合わせてリスクの階層化を行い，保健指導レベルを3つに分類する。

　すなわちステップ1で腹囲が基準値を上回っている場合には，ステップ2の4項目のうち2項目以上該当する場合を積極的支援レベル，1項目該当する場合を動機付け支援レベル，該当する項目がない場合を情報提供レベルとする。またステップ1で腹囲が基準値以下であるがBMIが $25kg/m^2$ 以上の者は，ステップ2の4項目のうち3項目以上該当する場合を積極的支援レベル，1または2項目該当する場合を動機付け支援レベル，該当する項目がない場合を情報提供レベルとする。

| ステップ1 | ●内臓脂肪蓄積に着目してリスクを判定 | 非該当の場合 → 情報提供 |

ステップ1　●内臓脂肪蓄積に着目してリスクを判定　　　　　　　非該当の場合 → 情報提供
　　　　　　▪ 腹囲　男性≧85cm，女性≧90cm
　　　　　　▪ 腹囲　男性＜85cm，女性＜90cm　かつ　BMI≧25kg/㎡

ステップ2　●動脈硬化の危険因子の判定
　　　　　　▪ 血糖高値：空腹時血糖 100mg/dl 以上または HbA1c 5.6% 以上
　　　　　　▪ 脂質異常：中性脂肪 150mg/dl 以上または HDL コレステロール 40mg/dl 未満
　　　　　　▪ 血圧高値：収縮期血圧 130mmHg 以上または拡張期血圧 85mmHg 以上
　　　　　　　（上記の 3 項目では，服薬治療者は除く）
　　　　　　▪ 質問票：喫煙歴あり（上記の 3 項目のうち 1 項目以上有する場合にカウント）

ステップ3　●対象者の階層化

腹囲	追加リスク ①血糖 ②脂質 ③血圧	喫煙歴	対象 40〜64歳	対象 65〜74歳
≧85cm（男性） ≧90cm（女性）	二つ以上該当	あり・なし	積極的支援	動機付け支援
	一つ該当	あり	積極的支援	動機付け支援
		なし		動機付け支援
	該当なし	あり・なし	情報提供	情報提供
上記以外で BMI≧25kg/㎡	三つ該当	あり・なし	積極的支援	動機付け支援
	二つ該当	あり	積極的支援	動機付け支援
		なし		動機付け支援
	一つ該当	あり・なし		動機付け支援
	該当なし	あり・なし	情報提供	情報提供

【図1】特定健康診査における階層化の手順

4.3　保健指導レベル

4.3.1　情報提供

　特定健診を受けた全員に対し，健診結果の返却時に個人の生活習慣やその改善に関する基本的な「情報提供」を行う。これは，受診者が健診結果から自らの身体状況を認識するとともに健康な生活習慣の重要性に対する理解と関心を深め，生活習慣を見直すきっかけとすることを目的としている。その内容については，全員に画一的な情報を提供するのではなく，健診結果や健診時の質問票から対象者個人に合わせた情報を提供し，健診結果に基づいた生活習慣病の改善について意識付けすべきであるとされている。健診結果や質問票においてとくに問題がない者には，健診結果の見方や健康増進に役立つ内容の情報を提供するとともに，毎年継続的に健診を受診することの重要性について説明を行う。

　「情報提供」の対象者のなかには，服薬中のため特定保健指導の対象とはならない者や，検査データは保健指導判定値を超えているが肥満がないため特定保健指導の対象とはならない者が存在している。このような者には，危険因子が重複すると特定保健指導対象者と同様に将来の心血管疾患の発症リスクが高まることに留意してもらうように情報提供を行うことが望ましいとされている。また，医療機関への受診や継続治療が必要な対象者が受診や服薬の重要性を認識するように工夫する必要がある。

4.3.2 動機付け支援

前述のように，特定保健指導の対象者は心血管疾患の危険因子の個数に応じて「動機付け支援」と「積極的支援」に分類され，上記の情報提供に加えてそれぞれ内容が異なる保健指導が実施される（図2）。

「動機付け支援」とは，対象者が自らの健康状態を自覚し，生活習慣の改善のための自主的な取り組みを継続的に行うことができるようになることを目的として行う支援である。特定健診の結果とともに喫煙，運動，食事，休養，その他の生活習慣の状況に関する調査票の結果を踏まえ，面接による支援および実績評価（計画策定の日から3か月以上経過後に行う評価）を行う。面接による支援は，1人当たり20分以上の個別支援，または1グループ（おおむね8名以下）あたりおおむね80分以上のグループ支援がある。具体的には，健診結果の説明と生活習慣改善に関する情報提供を行い，対象者とともに行動目標や行動計画を策定していく。その際，生活習慣改善に関する行動変容ステージ（準備段階，図3）を把握し，ステージごとに支援方法を変え，ステージが改善していけるような計画を立案することが重要とされている。実績評価は面接または通信（電話または電子メール，FAX，手紙など）を利用して実施する。個別の対象者に対する保健指導の効果，つまり設定した個人の行動目標が達成されているか，身体状況や生活習慣に変化が見られたかについて評価する。なお，評価項目は，対象者自身が自己評価できるように具体的な項目を設定しておく必要がある。

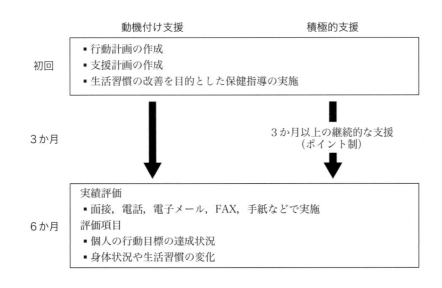

【図2】動機付け支援と積極的支援の流れ

無関心期：6か月以内に行動変容に向けた行動を起こす意思がない時期
関心期：6か月以内に行動変容に向けた行動を起こす意思がある時期
準備期：1か月以内に行動変容に向けた行動を起こす意思がある時期
実行期：明確な行動変容が観察されるが、その持続がまだ6か月未満である場合
維持期：明確な行動変容が観察され、その持続が6か月以上続いている時期

【図3】行動変容ステージモデル

4.3.3　積極的支援

「積極的支援」とは，動機付け支援と同じく対象者の生活習慣の改善のために，対象者による主体的な取り組みに資する適切な働きかけを3か月以上継続して行うものである。この継続的な支援についてはポイント制を導入し，実践的な保健指導などを行う支援Aのみの方法（180ポイント以上）か，または支援A（160ポイント以上）の方法と行動計画の取り組みの継続に向けた励ましを行う支援Bの方法によるポイントの合計が180ポイント以上の支援を実施することを最低要件としている（**図4**）。保健指導の評価は，動機付け支援と同様に面接または通信（電話または電子メール，FAX，手紙など）を利用して実施する。

なお，65〜74歳の前期高齢者については，積極的支援の対象となった場合でも動機付け支援とすることとなっている。これは，予防効果が多く期待できる65歳までに保健指導がすでに行われてきたと考えられることなどの理由によるものである。

支援A　積極的関与（保険指導）

	単位	支援1回あたりの最低実施条件	支援1回あたりの算定上限
個別支援	5分：20ポイント	10分以上	120ポイント
グループ支援	10分：10ポイント	40分以上	120ポイント
電話支援	5分：15ポイント	5分以上	60ポイント
電子メール支援	1往復：40ポイント	1往復	

支援B　励ましタイプ

	単位	支援1回あたりの最低実施条件	支援1回あたりの算定上限
個別支援	5分：10ポイント	5分以上	20ポイント
電話支援	5分：10ポイント	5分以上	20ポイント
電子メール支援	1往復：5ポイント	1往復	

最低要件 ⟶ ⎰ 支援Aを180ポイント以上
　　　　　 ⎱ 支援Aを160ポイント以上 + 支援Bで計180ポイント以上

【図4】積極的支援のポイント構成

4.4　まとめ

特定保健指導では，特定健診受診者について心血管疾患などの生活習慣病の発症の危険性に応じて情報提供，動機付け支援，積極的支援に階層化を行い，健診結果に応じた情報提供や保健指導を実施する。個々の対象者の生活状況や生活習慣改善に関する行動変容ステージ（準備段階）に応じて支援していくことが重要である。

【文献】
1）厚生労働省保険局：特定健康診査・特定保健指導の円滑な実施に向けた手引き（第3版）（2018）.
2）厚生労働省健康局：標準的な健診・保健指導プログラム（平成30年度版）（2018）.

〈吉田　大悟／清原　裕〉

第4章

未病と
チーム医療の役割

4-1 食生活と栄養

1. 栄養素の定義，分類，栄養価（働き）

　栄養をめぐるさまざまな問題は，未病と密接に関連している。未病と表裏一体の関係にある疾患でも，栄養不足，過栄養は疾病の発症，治癒に深く関与している。

　古くから，人類にとっての大問題は食糧確保であり，栄養不足は長い間未病に大きな影響を与えてきた。現在，この栄養不足問題は，多くの国々で解消されたかにみえるが，今度は新たに栄養過剰の問題に悩まされるようになった。過栄養は，脂質異常症，糖尿病，肥満などの生活習慣病を引き起こす。栄養の問題は，多かれ少なかれ未病と切ってもきれない関係にある。

1.1　栄養素とは

　食事により取り入れられた食物は，体内で消化，吸収，代謝され，エネルギーに変換されたり，体の構成成分につくり変えられる。この一連の流れを，「栄養（Nutrition）」と呼び，生物が物質を体外から取り入れて利用し，成長，発育して生命活動を営み，健全な生活活動を営むことと定義されている。

　一方，「栄養素」とは，人体にとって栄養となるおもな成分のことで，生物が生命を維持し，健康を増進するために利用する物質のことであり，食事から摂取するものを指している。

1.2　栄養素の定義

　コーデックス委員会の栄養表示のガイドラインでは，栄養素（Nutrient）を次のように説明している。

　通常，食品の成分として消費される物質で，次のどれかにあてはまるもの

・エネルギーを供給するもの

・成長，発達，生命の維持に必要なもの

・不足すると特有の生化学または生理学上の変化が起こる原因となるもの

　栄養素の中で，タンパク質，脂質，炭水化物（糖質）を三大栄養素とし，これに，ビタミン，ミネラルを加えて，「五大栄養素」という。このほかに，食物繊維や水なども栄養素として考えることもある。またこれら栄養素のうち，人間の体内で十分に合成できないものをとくに必須栄養素と呼んでいる。

未病医学標準テキスト | 129

1.3　栄養素の機能

栄養素には生体の構造をつくる物質を供給する機能，生体の反応を支える機能，生体にエネルギーを供給する機能がある。

生体の構造をつくる機能をもつ栄養素としては，タンパク質，脂質，カルシウム，リンなどのミネラルがあげられる。生体の反応を支える機能は，糖質，タンパク質，脂質，ミネラル，ビタミンが，生体にエネルギーを供給する栄養素としては，糖質，タンパク質，脂質が重要である。

1.4　栄養価・機能
1.4.1　糖質

糖質は生体内でエネルギーとして使われる。食事から摂取されるもっとも多い糖質はデンプンである。消化管から吸収される糖質としては，グルコースが 8 割を占め，このほかに，ラクトースに由来するガラクトースと，スクロースからのフルクトースが吸収される。

糖質としてのエネルギー貯蔵は，グリコーゲンの形で行われる。またエネルギー源以外の糖質の重要な役割としては，血液型の決定に代表される免疫における抗原性の発現や核酸の形成があげられる。

1.4.2　タンパク質

三大栄養素の中で，もっとも未病に影響するのがタンパク質の欠乏である。日本人の一日の食事タンパク質摂取量は平均約 70 g，体内にあるタンパク質量は成人の重さにして約 10 kg，割合にして 12 〜 15% あり，おもに血液や内臓組織，筋肉に存在している。タンパク質は主要栄養素であるものの体内に貯蔵する臓器はなく，組織の構成成分か代謝や輸送，ホルモンの構成成分として存在している。余分に摂取したタンパク質は，糖原性アミノ酸は糖になってグリコーゲンとして蓄えられる。ケト原性アミノ酸は脂肪酸を経てトリアシルグリセロールとして蓄えられる。欠乏すると，血漿タンパク質濃度の低下により血漿浸透圧の低下を招く。このため組織から血管への体液の移行ができず，組織に体液が貯留し，浮腫を生じる。浮腫の程度が高まると，肝臓肥大，脂肪肝，腹部の腫大，皮膚炎などが出現する。

1.4.3　脂質

脂質はタンパク質や糖質と並んで生体を構成するのに重要な成分である。

食事で摂取する脂質の大部分がトリアシルグリセロールで，日本人は一日平均約 60 g を摂取している。脂質の機能としては，まずエネルギー貯蔵があげられる。安静時にはエネルギー源として約 50% は脂肪から，40% 程度が糖質，10% 程度がタンパク質からのものとなっている。体内での脂質のほとんどは脂肪組織に存在し，一部は筋肉中に中性脂肪として，残りは血液中やごく少量は遊離脂肪酸として存在している。

中性脂肪はエネルギー源のほかに，保湿や衝撃や生体内機関の保護に役立っている。

また，コレステロールやリン脂質は細胞膜の膜成分として機能し，多価不飽和脂肪酸であるアラキドン酸由来のプロスタグランジンやロイコトリエンは生理活性物質として，血管の収縮，拡張や炎症などにおいて重要な役割を果たしている。

1.4.4　ビタミン

五大栄養素の中でビタミンも未病と関連が深い。ビタミンの定義は，「栄養素である。必要量が少ない。有機物である。体内で合成できない」である。大きく脂溶性のものと水溶性のものに分類され，13種類が知られている。ビタミンB群とCが水溶性で，脂溶性ビタミンはA，D，E，Kがある。水溶性ビタミンは尿中に排泄されるので過剰摂取による障害は起こらないが，脂溶性ビタミンは過剰摂取により肝臓に貯蔵され，過剰症を引き起こすことがある。機能はそれぞれのビタミンにより異なるが，多くは生体内で補酵素として働いている。

ビタミンAの欠乏は，夜盲症を発症させる。ビタミンB群の欠乏症としては，B1の欠乏で脚気や，ウェルニッケ症候群，B2の欠乏で口角炎，皮膚炎，B6の欠乏では，食欲不振，口内炎，B12の欠乏では，悪性貧血が起こる。さらにビタミンCの欠乏では，壊血病，ビタミンDでは，くる病や骨粗しょう症，骨軟化症が発症する。

1.4.5　ミネラル

ミネラルは水分および有機物の構成成分を除く無機化合物である。具体的には，カルシウム，リン，カリウム，硫黄，ナトリウム，塩素，マグネシウム，鉄，亜鉛…などがあげられる。生体には全ミネラルを合わせても体重の5%程度しか存在しない。カルシウムが最も多く，次いでリン，カリウム，硫黄，ナトリウム，塩素，マグネシウムで全ミネラルの99%を占め，主要ミネラルと呼ばれている。おもに構成材として機能するよりも微量で代謝調節するなど生命維持にかかわっており，欠乏症だけでなく過剰症も起こりうる。

〈近藤　和雄／才田　恵美／田口　千恵〉

2. 機能性食品

健康ブームの昨今，健康食品やサプリメントなどの保健機能食品の売上は増加の一途をたどっている。多種多様な保健機能食品が流通するなか，消費者が自らの食生活や健康状態に応じた食品を，安全かつ適切に選択し摂取するため，これらの食品の成分や機能，活用方法などについて正しく理解し，正しい情報を得ていかなければならない。そして機能性食品は，疾病の予防やコントロールに使うものであり，未病の治療やプライマリーヘルスケアの一端を担うのが本来のあり方である。

「健康食品」には法律上の定義はなく，一般に「健康の保持増進に資する食品として販売・利用されるもの」を総称して呼んでいる。健康食品には，実際に科学的な根拠をもとに「健康の保持増進効果」があるといわれているものから，そうでないものまで含まれている。

これらの中には，国が定めた安全性や有効性に関する基準などを満たした保健機能食品があり，制度としては，「保健機能食品制度」が存在する。保健機能食品制度とは，国が有効性や安全性を個別に審査し許可した特定保健用食品（トクホ）と，国が定める特定の栄養成分の規格基準に適合した栄養機能食品に加え，

未病医学標準テキスト　131

平成27年4月から，新しく「機能性表示食品」制度ができ，食品の目的や機能などの違いにより，「特定保健用食品」，「栄養機能食品」，「機能性表示食品」に分けられる（**図1，図2**）。

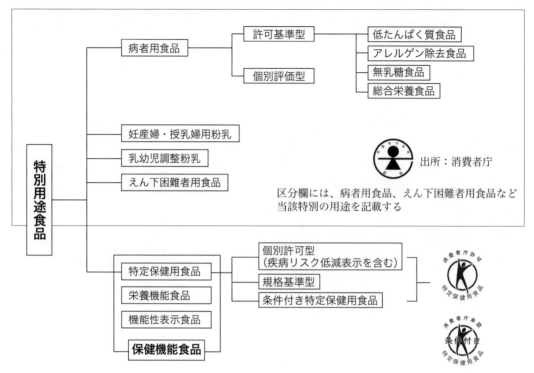

【図1】 健康食品の分類

健康食品				
いわゆる健康食品	保健機能食品			医薬品 (医薬部外品を含む)
^	機能性表示食品 (届出制)	栄養機能食品 (規格基準型)	特定保健用食品 (個別許可型)	^

【図2】 健康食品の分類

2.1 特定保健用食品

特定保健用食品は，1991年9月に制度化され，2001年4月には，国が有効性および安全性について定めた基準に基づき評価された食品を国民が適切に選ぶことができるよう，保健機能食品制度が創設された。

特定保健用食品は，身体の生理学的機能などに影響を与える成分を含み，特定の保健の効果が科学的に証明されている食品であり，健康増進法に基づき，個々の製品ごとに消費者庁長官の許可を受けている。

2.1.1 特定保健用食品の区分

「個別許可型」，「規格基準型」，「条件付き特定保健用食品」があり，個別審査許可型の中には，「疾病リスク低減表示」を認められたものもある。安全性および有効性は，基本的に消費者庁および食品安全委員会の審査が必要となる。

2.1.2 特定保健用食品の表示

一般の食品は，健康との関わりをラベルなどに表示したり広告したりすることは法律で禁止されている。これに対し特定保健用食品のラベルなどには賞味期限や原材料などの一般事項に加え，健康に関連した「保健の用途」（許可表示）と許可マークなどが表示できる。

表示内容としては，「お腹の調子を整える食品」，「血圧が高めの方に適する食品」，「コレステロールが高めの方に適する食品」，「血糖値が気になる方に適する食品」，「ミネラルの吸収を助ける食品」，「食後の血中の中性脂肪を抑える食品」，「虫歯の原因になりにくい食品」，「歯の健康維持に役立つ食品」，「体脂肪がつきにくい食品」，「骨の健康が気になる方に適する食品」となっており，身体の生理的機能や組織機能の維持・改善にはたらく趣旨の表示が認められている。

2.1.3 特定保健用食品の分類

特定保健用食品には，生活習慣病関連のリスクファクター低減に関連するものと，健康の維持・増進をはかるものがある。用途別では，「整腸」に関わる商品が最も多く，ヨーグルトや乳酸菌飲料が代表的である。近年は，生活習慣病予防の観点から，脂質（コレステロール，中性脂肪），体脂肪，血糖，血圧，骨粗鬆症などのリスク改善に関連する商品が増えてきている。

2.2 栄養機能食品

栄養機能食品とは，高齢化やライフスタイルの変化などにより，通常の食生活を行うことが難しく1日に必要な栄養成分を摂れない場合にその補給・補完のために利用することを趣旨とした食品である。

栄養機能食品の表示の対象となる栄養成分は，人間の生命活動に不可欠な栄養素であり，科学的根拠が医学的・栄養学的に広く認められ確立されたものである。現在は，脂肪酸1種類（n-3系脂肪酸），ミネラル6種類（カルシウム，亜鉛，銅，マグネシウム，鉄，カリウム），ビタミン13種類（ナイアシン，パントテン酸，ビオチン，ビタミンA，ビタミンB1，ビタミンB2，ビタミンB6，ビタミンB12，ビタミンC，ビタミンD，ビタミンE，葉酸，ビタミンK）について，規格基準が定められている。

●栄養機能食品の表示

1日当たりの摂取目安量に含まれる栄養成分量が，国が定めた上・下限値の規格基準に適合している場合，その栄養成分の機能の表示ができ，自由に製造・販売することができる。機能の表示と併せ，定められた注意事項などを適正に表示しなければいけないが，国への許可申請や届出は必要ない。しかし，あくまでも通常の食生活における補助的役割をもつ食品という位置づけのため，機能表示が認められていない成分の機能

の表示や，特定保健用食品で許可されている特定の保健の目的に役立つという表示，医薬品と誤認されるような疾病の診断・治療・予防などに関係する表現を表示することは禁止されている。

2.3　特別用途食品

特別用途食品とは，乳児，妊産婦・授乳婦，病者など，医学・栄養学的な配慮が必要な対象者の発育や健康の保持・回復に適するという「特別の用途の表示が許可された食品」を指す。

●特別用途食品の分類と表示

特別用途食品は「病者用許可基準型」（低たんぱく質食品，アレルゲン除去食品，無乳糖食品，総合栄養食品）と「病者用個別評価型」，「妊産婦，授乳婦用粉乳」，「乳児用調製粉乳」，「えん下困難者用食品」，「特定保健用食品」に分類される。

2.4　機能性表示食品

機能性を分かりやすく表示した商品の選択肢を広げ，消費者がそうした商品の正しい情報を得て選択できるように，平成27年4月に新しく「機能性表示食品」制度が始まった。

機能性表示食品は，特定保健用食品とは異なり，消費者庁長官の個別の許可を受ける必要はない。国の定めるルールに基づき，事業者の責任において，安全性および機能性の根拠に関する情報，健康被害の情報収集体制など必要な事項を，販売前に消費者庁長官へ届け出れば機能性を表示することができる。機能性については，臨床試験または，システマティックレビューによって科学的根拠を説明する。対象は生鮮食品を含め，すべての食品となる。また，消費者が誤認することなく商品を選択することができるよう，届け出られた情報は消費者庁のウェブサイトで情報提供が行われる。

〈近藤　和雄／才田　恵美／田口　千恵〉

3. 各種疾病における食事療法

未病とは，健康と病気の中間，あるいは，重症になる前の軽症の病的な状態とされている。生活習慣の乱れが続くと，体の自然治癒力が落ちて，「未病」の状態になりやすいといわれている。

具体的な未病状態として内科領域で診療対象になるものには，糖尿病，脂質異常症，慢性腎炎，脂肪肝，慢性胃炎，動脈硬化，肥満症などがあげられる。未病にならないためには，日ごろの予防が必要であり，とくに食事要因が重要となる。

3.1　糖尿病

糖尿病は，インスリンの作用不足による慢性の高血糖状態を主徴とする代謝症候群であり，糖質だけでな

く脂質，タンパク質の代謝も阻害される。インスリン作用不足をきたす原因としては，インスリン供給の低下，インスリン標的細胞におけるインスリン感受性の低下がある。

食事療法は，すべての糖尿病患者において治療の基本である。食事療法により高血糖状態が改善され，糖尿病の合併症のリスクは低減する。個々の患者の生活習慣を把握し，食習慣を尊重した個別の食事療法を指導しなければならない。

3.1.1　適切なエネルギー摂取

血糖値，血圧，血清脂質，年齢，性別，エネルギー消費（身体活動量）などを考慮して，医師が摂取エネルギー量を決定する。

摂取エネルギー量算定の目安 = 標準体重（kg）× 身体活動量　で求める。

身体活動量としては，軽労作（デスクワーク主体，主婦など）で25 〜 30 kcal/標準体重 kg，重い労作（力仕事が多い職業）で35 kcal/標準体重 kg 以上とされている。

3.1.2　栄養素のバランス

指示された摂取エネルギー内で，炭水化物，脂質，タンパク質のバランスをとり，適量のビタミンやミネラルを摂取し，いずれの栄養素も過不足ない状態にすることが重要である。

- ・炭水化物は指示エネルギー量の 50% 以上，60% を超えない範囲とし，タンパク質は，標準体重 1 kg あたり 1.0 〜 1.2 g，残りを脂質で摂取する。
- ・脂質の総摂取量は総エネルギー量の 25% 以内とし，飽和脂肪酸と多価不飽和脂肪酸はそれぞれ摂取エネルギー量の 7%，10% 以内におさめる。

3.1.3　食塩の摂取

食塩の過剰摂取は，血圧上昇による血管障害を引き起こしたり，食欲を亢進させるので，多くても 10 g/日以内，高血圧症を合併した患者や，顕性腎症以降の腎症合併患者では，6 g/日未満に制限する。

3.1.4　食物繊維

食物繊維は血糖コントロールの改善に有効であり，血中脂質も低下させるため，摂取を推奨する。

3.1.5　食品の種類数

食事制限によるビタミンやミネラルの摂取不足を防ぐため，できるだけ多くの食品数を摂取させる。

3.2　脂質異常症

脂質異常症は，血清脂質が異常に増加あるいは低下した状態である。脂質異常症の食事療法は，第一段階として一日に摂取するエネルギー量を適正にし，摂取する炭水化物，タンパク質，脂肪の配分をバランスのとれたものに改善する。また肥満がある場合は肥満の是正が重要である。脂質は食事の満足感にも関与

未病医学標準テキスト　135

しているため，量を制限するだけでなく，摂取する脂質の質について考慮することで，食事指導のコンプライアンス向上が期待できる。

3.2.1 脂質摂取

脂肪エネルギー比率は，20 ～ 30% 程度を目標とする。高カイロミクロン血症では，低めの 20% 以下とし，中鎖脂肪酸を用いる。高 VLDL 血症では，糖質エネルギー比率を抑えるために，脂肪エネルギー比率を高めに設定する。

- 飽和脂肪酸：一価不飽和脂肪酸：多価不飽和脂肪酸 =3：4：3 を目安とする。
- n-6 系脂肪酸：n-3 系脂肪酸 =3 ～ 4：1 を目安とする。
- コレステロール摂取量について

  虚血性心疾患の1次予防ガイドライン（2012 年改訂版）では，脂質異常症の素因を有している場合には1日のコレステロール摂取量は 300 mg 以下に，日本動脈硬化学会の動脈硬化性疾患予防ガイドライン 2017 年版では，高 LDL コレステロール血症患者においては1日 200 mg 未満に制限することが推奨されている。一方，2015 年版日本人の食事摂取基準では，健常者において食事中コレステロールの摂取量と血中コレステロール値の間の相関を示すエビデンスが十分ではないことから，食事性コレステロールの1日の上限値が撤廃された。

3.2.2 タンパク質

1日摂取基準 (g) は，1.01× 標準体重で求められた値を目安とする。しかし，タンパク質の種類や共存する微量元素が脂質代謝に影響することを考慮する必要がある。

3.2.3 食物繊維

1日の摂取推奨量は，健常者で 20 ～ 25 g であるが，脂質異常症の治療では，とくに水溶性食物繊維の摂取を増やすよう指導する。

3.2.4 その他の成分

抗酸化成分である，ビタミン C，E，カロテノイド，ポリフェノールなどの摂取をすすめる。ミネラルは，適正量をバランスよく摂取するよう指導する。アルコールは，適量を超えないようにする。

3.3 肥満症

肥満は，トリグリセリドが脂肪組織に過剰に蓄積した状態であり，さまざまな合併症を引き起こす原因となる。肥満には脂肪が蓄積する場所により，「内臓脂肪型肥満」と「皮下脂肪型肥満」の二つがある。BMI が 25 以上でウエスト周囲径が，男性 85cm 以上，女性 90cm 以上，あるいは男女とも腹部 CT で内臓脂肪面積が $100cm^2$ 以上であると内臓脂肪型肥満と診断される。肥満症治療の基本は低エネルギー食事法と運動法である。

肥満の食事療法を実施する際には，以下の3原則，①適切なエネルギーの摂取，②適切な栄養素の配分，③食事習慣の改善が重要となる。

3.3.1　適切なエネルギーの摂取

　1日BMI=22に相当する体重（kg）×25（kcal）を基本にする。3〜4 kg減量後は，運動療法と並行し，摂取エネルギーを治療開始時に患者に記載させた1日の献立表から計算した2/3に戻し，これを長期的な摂取エネルギーとする。

　日本肥満学会では，1日の摂取エネルギーを1,000〜1,800 kcalとする段階的食事療法を提案している。

3.3.2　適切な栄養素の分配

　活性組織である脳神経や内臓，筋肉などを保持するため，タンパク質は標準体重(kg)当たり1 gを確保する。またビタミン，ミネラルの最少量を補い，残るエネルギー成分を，糖，脂質で補うのが原則である。脳では，グルコースのみがエネルギーとなるので，糖質は最低100 g/日摂取，脂質は，脂溶性ビタミンや必須脂肪酸の不足を招かぬよう，20 g/日摂取するようにする。これら原則を守り，さらに三大栄養素のエネルギー比率をタンパク質15〜20%，脂質20〜25%，炭水化物約60%となるように指導する。

3.3.3　食事習慣の改善

　1日3食，できるだけ決まった時間，場所で，規則正しく食べる習慣を身につけるよう指導する。

3.4　肝臓病

　一口に肝臓病といっても，急性肝炎・慢性肝炎・肝硬変・脂肪肝などさまざまあり，原因や治療法も病態によって異なる。栄養療法は肝疾患治療の基本であり，三大栄養素だけでなくビタミンやミネラルにも配慮しさまざまな食材を偏りなく用いた食事が理想である。

3.4.1　肝炎

　ウイルスやアルコール，薬物などにより，肝臓にびまん性の炎症細胞浸潤を伴う肝障害を肝炎といい，炎症が比較的強く，幹細胞死，炎症細胞浸潤を認めるものを急性肝炎，炎症が遷延して6か月以上の肝障害が持続している病態を慢性肝炎という。

　急性肝炎の場合の栄養投与は，経口，経腸栄養が基本であり，十分な栄養素摂取が見込まれない場合は，グルコースを中心とした，静脈栄養を併用する。各栄養素の制限はないが，黄疸を伴う例では胆汁排泄の減少により脂肪の消化吸収が阻害されることから，脂質を減らした消化のよい炭水化物中心の食事を指導する。

　慢性肝炎は，食事摂取基準をもとにした適切なエネルギー摂取や栄養素の配分が必要となる。具体的には，エネルギー30 kcal/kg/日，タンパク質1.0〜1.3 g/kg/日程度を目安とする。

未病医学標準テキスト　137

3.4.2 肝硬変

慢性肝疾患が進行した病態であり，日本では，C型肝炎ウイルス（HCV），B型肝炎ウイルス（HBV）が原因の大部分を占める。初期にはほとんど自覚症状を呈しないが，病態の進行とともに全身倦怠，食欲不振，筋力低下などのほか，低アルブミン血症による浮腫，あるいは食道・胃静脈瘤などの症状を呈する。

おもに，肝不全の治療と予防が食事療法の対象となる。エネルギーは生活活動強度に従い25～30 kcal /kg標準体重とし，タンパク質は，1.0～1.3 g/kg標準体重とする。ただし，タンパク不耐症がある場合は40 g/日に制限する。低アルブミン血症がみられる場合は，分岐鎖アミノ酸（BCAA）を投与する。さらに，バランスのとれた栄養摂取ができていることを確認し，とくに，ビタミン，ミネラル，食物繊維不足にならないよう，野菜，果物の摂取を確認する。

また，肝性脳症の予防として，アンモニアの産生を抑えるためラクツロースやラクチトール，BCAA製剤の投与を行う。

3.4.3 脂肪肝

肝細胞に，30%程度の中滴性ないし大滴性の脂肪滴が観察される場合に脂肪肝と診断されることが多いが，明確な基準はない。日本では成人の約3割が脂肪肝を有し，その1/3は飲酒過多によるものである。残りの2/3は過食と運動不足が原因とされ，さらにその2/3は非アルコール性脂肪性肝疾患（NAFLD）と呼ばれる慢性肝疾患に罹患している。

食事療法としては，糖尿病例に対する食事療法に準じ，エネルギー25～30kcal/kg標準体重/日，タンパク質1.0～1.2g/kg標準体重，脂質/エネルギー比20～25%程度の食事を基準とし，断酒を指導する。脂質に関しては，飽和脂肪酸の過剰摂取は血中コレステロールを上昇させることから，バター・牛乳・獣肉類は制限するが，極端な脂肪制限は脂溶性ビタミンの不足につながることから注意する。

3.5 腎臓病

慢性腎臓病（CKD）は，慢性糸球体腎炎や糖尿病性腎症，腎硬化症など，すべての慢性の腎臓疾患を一括して表現した呼び名である。CKDによる透析導入の阻止や遅延を目指すには，薬物療法と並行して，食事療法がとても重要になる。

食事療法の基準は，CKDのステージ別に提示されている。

3.5.1 エネルギー摂取量

すべてのCKDステージにおいて，厚生労働省策定の「日本人の食事摂取基準」に準拠した設定となっている。CKDでのエネルギー必要量は，27～39 kcal/kg標準体重/日とされているが，性別や年齢，生活強度に応じたエネルギー量が設定されている。

3.5.2 タンパク質

CKDの食事療法基準では，ステージG1～2では0.9 g/kg/日，ステージG3以上になると，0.8 g/kg/日程度，

ステージ G4 〜 5 では，0.6 〜 0.8 g/kg/日程度のタンパク質摂取が推奨されている。

なお，低タンパク質食事療法は，腎不全期では，尿毒素物質の産生，貯留を抑制し，アシドーシスや高リン血症，高カリウム血症などを改善する効果がある。一方，ステージ 3 〜 4 での CKD 進行期では，有効性が認められないという報告もあり，いまだ議論の余地がある。

3.5.3　食塩

ステージ G1 〜 2 でタンパク尿が 0.5 g/日以上および，ステージ G3 以上では，一日 6 g 未満が推奨されている。ステージ G3 以上では，腎でのナトリウム保持能も低下するため，過度の食塩制限は低ナトリウム血症を引き起こすことがある。ステージ G4 〜 5 では，体液過剰の兆候があればより少ない食塩摂取量に制限しなければならない。ただし，低ナトリウム血症では，倦怠感や食欲不振などの症状を呈し，さらなる腎機能の低下も懸念されるため，制限量の下限として 3 g/日以上が設定されている。

3.5.4　カリウム

ステージ G3 以上では，血清カリウム値に注意し，5.5 mEq/L を超えると高カリウム食品の摂取を制限しなければならない。CKD の降圧療法として，レニン・アンジオテンシン抑制薬や，抗アルドステロン薬を使用している場合は，高カリウム血症を合併しやすくなるため，ステージ G3 では 2,000 mg/日以下，ステージ G4 以上では，1,500 mg/日以下のカリウム制限が推奨されている。

3.5.5　脂質

動脈硬化性疾患予防の観点より，CKD 患者でも脂質摂取のエネルギー比率は健常者と同様，20 〜 25% とする。

3.5.6　リン・カルシウム

CKD に伴う骨ミネラル代謝異常は，CKD-MBD（mineral bone disorder）と呼ばれ，腎性骨異栄養症に加え，血管の合併症を含む生命予後に影響すると全身疾患として捉えられている。

血清リンが 5 mg/dL 以上になることを高リン血症といい，リンの摂取制限が求められる。一般に，タンパク質の多い食品はリンも多く含まれているため，食事療法基準では，リン摂取量は，タンパク質摂取量の関連で示されている。すなわち，タンパク質が制限されていれば，リンも同時に制限される。

食事からのカルシウム摂取を増加させようとするとタンパク質摂取も増加してしまうので，タンパク質制限が必要な患者では，薬剤などで補給するようにする。しかし，腎不全では，カルシウム代謝異常により，摂取したカルシウムが骨形成に利用できず，異所性石灰化，血管石灰化の促進に働く場合が多いので注意が必要である。アルブミン濃度で補正した血清総カルシウム濃度を 8.4 〜 9.5 mg/dL に維持することが推奨されている。

〈近藤　和雄／才田　恵美／田口　千恵〉

4. 食餌療法（台所の漢方，薬膳，薬酒）

　私達の日常生活の中で，すべての人に共通なのは「衣食住」である。また，「食事」は通常の飲食であり，「食餌」は「食餌療法」（治療の意味をもつ食事）であるため，漢方医学の基礎理論に基づいた食餌療法を紹介する。
　東洋医学＝漢方医学・漢方医療の立場で「食生活」をとらえる時，注目すべきポイントは三つある。

4.1　「漢方医学的ルール」を知ってそれに従うこと

　「食事のバランス」というと，普通は西洋栄養学的な五大栄養素やカロリーのバランスを考えるが，それと共に重要であるにもかかわらずあまり知られていない『漢方医学的な食事バランスのルール』があり，未病を治すにも，予防するにもこのルールを守らないと長い間にさまざまな不具合が出てくる。ここではそのルールの内容と具体的な方法としてのレシピを紹介する。

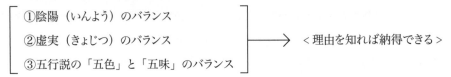

4.2　「継続できる方法」で行うこと

　未病予防のためには長期間継続できなければ意味がない。そのための工夫として次の3条件を提案する。

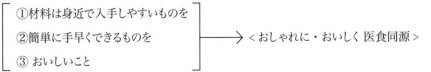

4.3　「衣食住全体」で取り組むこと

　日常生活の中で「食生活」だけに注意するのではなく，「衣」も「住」も同時に取り組まなければならない。現代人の生活スタイルの多くは，「クーラーで冷え」「季節を問わず夏素材の衣服を身に着け」「一年中冷たい飲食物を口にする」ことをしており，未病を治し，予防するためにはこのことは見逃せない。

4.4　[4.1]について，内容・理由と具体的なレシピを紹介する

4.4.1　陰陽のバランスのルール

　「陰陽」とは，すべてのものを「陰」と「陽」の二つに分けてとらえる基本的理論であるが，食生活をはじめとする衣食住のすべてにこれを当てはめると「陰は冷える・冷やす」「陽は温かい・温める」である。

　陰陽のバランスの基本的考え方
- 「冷え」（陰）には「温める」（陽）でバランスを取る。
- 「暑い・熱い」（陽）には「冷やす」（陰）でバランスを取る。

具体的な例（理屈を知らなくても，生活の中で体験している）

・真夏：暑い：汗をかく→冷たいスイカ・かき氷・アイスクリーム・ビールなどがおいしい。

　（冷夏やクーラーで冷えた室内では，あまりおいしくない）

・真冬：寒い：冷える→熱々の飲み物・食べ物・鍋物などがおいしい。

　（寒い中では，ビール・刺身・果物などの冷たいものは，あまりおいしくない）

・これらの（　）の中の食生活は，「未病」にとって大問題である。

「食餌療法」としての，風邪の時の『陰陽のバランスを取るレシピ』3 種類を紹介する。

1）長ネギと生姜のホットドリンク

・風邪の引き始めで，手元に風邪薬が無い時にも便利。

・用意するもの：長ネギ（約 5cm を薬味のようにみじん切りにする）・生姜（親指の頭位の大きさを皮ごとすりおろす）・熱湯・しょうゆ・大きい湯のみかマグカップ・スプーン

・作り方：湯のみに長ネギと生姜を入れ，熱湯を注いでスプーンでかき回し，しょうゆ少々をたらして味をつける。

・効かせるコツ：2 ～ 3 分放置して成分を溶かし出してから，フーフー吹きながら飲む。熱があっても寒気がある間は（真夏であっても）電気毛布やアンカを使って身体を温める。間もなく寒気が止まり汗ばむが，しばらくは我慢して寝間着を 2 ～ 3 回取りかえてから冷やしたり冷たいもの（下記の『ハニーレモンヨーグルト（アイス）』など）を口にする。

2）ハニーレモンヨーグルト（ホット）

・風邪の引き始めに，大人にも子供にも喜ばれる。普段から寒い時の健康飲料としてもお勧めできる。

・用意するもの：牛乳 200cc・蜂蜜・レモン 1 個・マグカップ・スプーン（大）

・作り方：牛乳を熱く温め，蜂蜜を多めに入れてかき混ぜて溶かし，そこへレモン 1 個分を絞り込み，スプーンでかき混ぜる。レモンの酸味で牛乳が固まり，即席のヨーグルト状になる。

・利点：牛乳でタンパク質を摂取し，蜂蜜で糖分（吸収しやすいブドウ糖）とカロリーを補い，レモンで風邪に良いといわれているビタミン C を補う。固まってヨーグルト状になっていることで消化がスムーズになる。

3）ハニーレモンヨーグルト（アイス）

・風邪で寒気が取れて，冷やす段階に入ったら飲むもの。大人にも子供にも喜ばれる。普段から暑い時の健康飲料としてもお勧めできる。

・作り方：ほんの少しの牛乳を熱く温め，熱いうちに蜂蜜を多めに入れてかき混ぜて溶かし，残りの冷たい牛乳を加えてからレモン 1 個分を絞り込み，スプーンでかき混ぜる。レモンの酸味で牛乳が固まり，即席のヨーグルト状になる。

・夏の暑い季節に，食欲がなくてもアイスクリームやジュースなどの代わりにこれを食べると良い。

未病医学標準テキスト　141

4.4.2　虚実のバランスのルール

「虚実」とは，「虚＝弱い・不足」と「実＝強過ぎる・多すぎる」に分けて捉えるもので，虚に対しては補充する，実に対しては取り除くという方法でバランスを取る。

〈食生活における虚実の見極め方〉

・胃の調子では「虚＝元々胃弱・食欲がない時」，「実＝元々胃が丈夫・食欲旺盛の時」。

・飲食物では「虚＝量が少ない・サッパリしたもの」，「実＝量が多い・こってりしているもの」。

〈食生活における虚実のバランスの取り方〉

・胃の調子が「虚」の時には飲食物も「虚」でバランスを取る。

・胃の調子が「実」の時には飲食物も「実」でバランスを取る。

・その時々の状態に合わせる。

・学校給食で一律に配って，「完食したら○」「残したら×」というやり方は間違いである。虚の人は少な目，実の人は多目またはおかわり自由とすべきである。

・ダイエット・過食・大食い競争は重大な問題である。

4.4.3　五行説の「五色」「五味」バランスのルール

五行説とは，**図1**のように「内臓・身体の部分・色・味・精神面・気候など，自然界のすべてを五つの性質に分類し，おのおののグループの中味には密接な関係があるという法則」である。色も味も，所属するグループに影響を与える。とくに味は要注意である。

	臓	腑	五色	五味	志	官	体	支	季	悪	声	五液
木	肝	胆	青緑	酸	怒	眼	筋	爪	春	風	呼	涙
火	心	小腸	赤	苦	喜	舌	血脈	面色	夏	熱暑	言	汗
土	脾	胃	黄	甘	思	口	肌肉	唇	土用	湿	歌	よだれ
金	肺	大腸	白	辛	悲憂	鼻	皮毛	毛	秋	燥	哭	鼻汁
水	腎＝副腎	膀胱	黒	鹹	怒驚	耳＝二陰	骨＝歯	髪	冬	寒	呻	つば

睡眠	脳
足	腰
生殖器	
肛門	
尿道	

※口絵参照

【図1】五行説の五色・五味

五色のバランス：中華料理の酢豚・韓国料理のビビンバは1品に五色が揃っているが，私達の食事においては「1品に五色」または「1食に五色」を揃える工夫をするとよい。

〈五味のバランス：味にはおのおの作用がある〉

・酸：すっぱい＝引き締める（しめ鯖）→摂り過ぎると，こむら返り・筋のつれが発生する

・苦：にがい＝冷やす（にがうり＝ゴーヤ）→夏の暑さ負け予防になる

・甘：あまい＝ゆるめる→過不足がいけない。甘い物の食べ過ぎ（筋肉がプヨプヨになる）
　ダイエットや血糖値のための控え過ぎも良くない

- 辛：からい＝温める（韓国のキムチ）・発散する（インドのカレー）→日本は暑さも寒さもそれほど極端ではないから，辛味の摂り過ぎは消化器を傷めるのでほどほどに
- 鹹：しょっぱい＝固渋する→腎臓病や高血圧の人は塩分を控えるが，極端な控え過ぎも問題

五味を口にする時の量の順番の目安は，①しょっぱい＞②甘い＞③酸っぱい＞④辛い＞⑤苦いである。

4.5 ［4.2］について，「台所の漢方」「薬膳」「薬酒」に関する具体的なレシピを紹介する

4.5.1 「台所の漢方」

一般にいわれる「○○は△△に良い」というだけでは不十分である。上記の「長ネギと生姜のホットドリンク」のように「どういう時に・○○を・どのようにして口にするか…」とやらないと，時には逆効果になる。

4.5.2 「薬膳」

本来薬膳は漢方処方のように「その時の状態に合わせる」ものだとされている。しかし，未病予防のためにはもっと気楽に・誰もが・おいしく・効き目を実感できるものをお勧めしたい。

ここでは「ラム鍋」（**図2**）を紹介する。

漢方薬の中に冷えや貧血に良い「当帰羊肉湯（とうきようにくとう）」という処方がある。それを応用した鍋で，寒い季節やクーラーで冷えた時に食べると温まる。当帰（とうき）は新しい血を増やして身体を温める生薬だが，入れなくてもよい。生姜（しょうきょう）も生薬であるが，食品店で売っている生の生姜（しょうが）でよい。普通の鍋物のように，鍋のお湯が沸いたら「当帰羊肉湯」の材料を入れ，アクが浮いてくるのでこれを取り除き，大き目に切ったキャベツと乾燥した状態のままの春雨を入れて煮立て，しょうゆで味をつける。

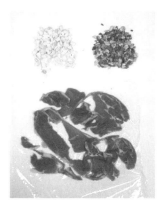
＜当帰羊肉湯＞
（生姜・当帰・羊肉）

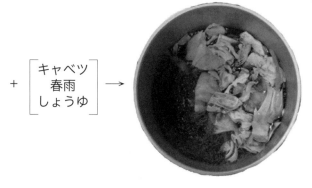
＜ラム鍋＞
※口絵参照

【図2】薬膳「ラム鍋」

4.5.3 「薬酒」

一番親しまれている「梅酒」の漢方医学的な工夫がお勧めである。

一般的な氷砂糖の量は仕上がりがとても甘くなるので，「大棗（たいそう）＝さねぶとなつめの実」を入れて作り，飲む時にお好みで蜂蜜の甘味をする追加すると健康的である。さらに「杏仁（きょうにん）＝杏の種の仁」（杏仁豆腐に使う）を入れるとコクが出て味に深みが出る。

今までやってきたことに，「漢方医学的知識」と「理由が明確な工夫」をする方法で継続して実行できれば，『未病の治療・予防』が可能になる。ぜひ試してほしい。

〈古村　和子〉

古村和子氏は平成 28 年 7 月にご逝去されました。
謹んでお悔やみ申し上げます。

| 4-2 | 運動 |

1. 有酸素運動と脂質代謝

1.1 運動の生理

1.1.1 運動とは，身体活動とは

「身体活動」とは，安静にしている状態より多くのエネルギーを消費するすべての動きをいう。身体活動には，体力の維持・向上を目的として計画的・意図的に実施する「運動」と運動以外の職業活動上の動きも含めた「生活活動」とに分類される。運動は骨格筋の収縮を引き起こす行為である[1]。

骨格筋の線維組成には速筋線維と遅筋線維とがある。大腿外側筋では速筋線維は無酸素的な解糖系の酵素活性が高く，毛細血管密度が低い。遅筋線維は有酸素的酵素活性が高く，毛細血管の密度も高い。このことが後述する脂質代謝には重要な役割を担う。

1.1.2 運動時のエネルギー源

次に運動時のエネルギー源についてであるが，エネルギー供給源として肝，脂肪組織循環血液中からのブドウ糖や遊離脂肪酸などのエネルギー基質が筋組織に供給される。運動の強度とエネルギー源に関しては，空腹時や飢餓時と同様，長期の運動持続時にはエネルギーは中性脂肪（TG）の分解産物である遊離脂肪酸（FFA）が主要なエネルギー源となる。

たとえばパルミチン酸からは130分子のATPが生成されるという[2]。これは脂肪細胞で交感神経が活性化して分泌されたカテコールアミン（ノルアドレナリン）がβ3受容体から脂肪細胞内に取り込まれ，cyclic AMPに作用して脂肪細胞にあるホルモン感受性リパーゼを活性化することによりTGが分解して生じる脂肪酸がFFAの主要な原料である（**図1**）。

FFAは再エステル化のために脂肪酸を供給するプール1に入るか一部はアルブミンと結合して細胞外に転送される。血液中にある超低比重リポ蛋白（VLDL）やカイロミクロンのTGは末梢性リポ蛋白リパーゼ（LPL）により分解されてFFAが生成され，代謝回転の速いプール2に入りアシルCoAとなり，β酸化あるいはTG合成に利用される。筋肉にはカルニチンが豊富にあり，FFAはカルニチンと結合してアシルカルニチンとなって，ミトコンドリア内に侵入して，β酸化系酵素に接近してエネルギー産生に働く。

食後の飽腹時や運動初期のエネルギー源はブドウ糖が利用される。ブドウ糖1分子からは38分子の

未病医学標準テキスト 145

ATPが産生される。食後のカイロミクロンやVLDL中のTGは末梢性リポ蛋白リパーゼ（LPL）により分解されてグリセロールとFFAが生成される。食後などでは同時に血糖値も上昇しており，インスリンが分泌されてブドウ糖がグリコーゲンとしてエネルギー源になり，血液中のTGが分解されたグリセロールとFFAはこのインスリンの作用によりTGに再合成され脂肪細胞に取り込まれ蓄積エネルギーとなる（図1緑の経路）。

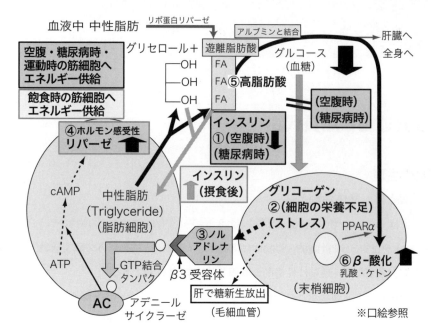

【図1】末梢筋細胞および脂肪細胞におけるエネルギーの利用と蓄積
赤が運動時，空腹時，糖尿病高血糖時，緑が摂食・飽食時

1.1.3 体力と運動の質

平成18年7月作成された「運動所要量・運動指針の策定検討会」の資料によれば，運動を行うにあたっては，現在の自分の体力に応じた運動内容を選択していくことが重要である。体力に応じた運動を選択することにより，運動を効果的に安全に行うとともに爽快感が得られ，不安な気持ちを改善するなどの心理的な効果も期待できる。

1.1.4 無酸素運動と有酸素運動―その効能―

運動の種類として激しい短時間で行う無酸素運動と，長時間持続して，酸素を摂りながら行う有酸素運動がある。

「無酸素運動」は瞬間的強い力が必要な時，筋肉に貯めておいたグリコーゲン（糖質）を主原料として使う。酸素を必要としないので，短時間しか運動できないが，筋肉を鍛えることができ，筋肉をつけることは，血液の流れ，酸素の供給などを向上させ，エネルギー消費を多くして，基礎代謝量を増加させる。寝ているときも脂肪を燃やしてくれるので，痩せる体質になれる。しかし，脂肪はタンパク質と同様，酸化によってのみ

エネルギーを供給できるし，無酸素運動下では糖のみが ATP 再合成によりエネルギーを供給する。

「有酸素運動」は継続的で比較的弱い力が筋肉にかかり続ける時に，エネルギー源として体内に蓄えられている体脂肪を燃焼させる。燃焼材料として酸素が必要で，20 分以上続けることで脂肪燃焼が効果的に起こるようになる。20 分という時間はホルモン感受性リパーゼが活性化して FFA ができるまでの時間といわれており，20 分以上の運動を継続することにより脂肪細胞が燃えだして利用されていく。FFA は β 酸化を経てミトコンドリア内で酸化されて ATP の再合成に使われてエネルギーを生じていく。

1.2 有酸素運動の脂質代謝に対する効果

1.2.1 運動と肥満を介した脂質代謝

肥満での脂質異常の原因として

① 食事の過剰摂取による肝や小腸での TG の合成亢進，VLDL やカイロミクロンの合成亢進。

② 高インスリン血症は肝でのアポ蛋白の合成亢進や HMGCoA 還元酵素の活性亢進によりコレステロール，VLDL の合成分泌など合成系が亢進する。

③ 高インスリン血症により見かけ上の LPL 活性の低下，VLDL の異化遅延など，脂質の異化低下を伴い，高 TG 血症や高 LDL－C 血症そして HDL－C の低下を伴う。

運動はインスリン感受性を改善し，食事療法併用により体重が減少しやすく，肥満に伴う脂質代謝異常を改善する方向に働く。単にエネルギーの消費量の増加も体重減少につながる。有酸素運動は TCA サイクルで糖や FFA が有効に燃焼され，最大運動強度の 40％ の運動をトレッドミルで実施しても運動の経過中の乳酸の上昇はみられない。しかし，早朝空腹時の運動では肥満者，肥満糖尿病者で運動後急速にケトン体の上昇がみられたとの報告がある。

1.2.2 運動による微小循環の改善とリポ蛋白リパーゼとの関係

LDL－C と有酸素運動の効果に関しては，VLDL－TG，TG の低下，HDL－C の上昇はほとんどの研究結果で認められ，また，LDL－C が下がるというデータも多いが，肥満の改善がないと LDL－C の変化は少ない。有酸素的酵素活性が高く，毛細血管の密度も高い遅筋細胞の割合と HDL－C，およびアポ A1 の間に有意の正相関がある。トレーニングすれば HDL－C の改善が認められる。

いくつかの研究で有酸素運動のような持久性運動は，LPL 活性を上昇させ，VLDL－TG を低下させる作用機序とされ，筋細胞の遅筋線維では LPL を含んでいる毛細血管の密度も高い。

LPL は筋細胞や脂肪細胞の近傍の毛細血管が局在場所でヘパラン硫酸と結合して，エネルギー脂質である TG や FFA 素材を含む TG－rich リポ蛋白（VLDL, Chylomicrone）を待っている。運動とは筋肉運動や心臓の拍動が増すことで，毛細血管を含む細動脈内の血流速は速くなり，血管径が拡張し，血流量が増加する。筆者と池田康行らとで開発した LPL 蛋白量測定法が保険適応となって容易に測定できるようになり，種々の臨床研究を行った[3]。LPL の測定はヘパリンを静注するとヘパリンが置き換わって毛細血管床にくっついて，ヘパラン硫酸は LPL や HTGL と結合したまま遊離し，大循環に出てくる。通常の LPL 測定は，静注 10 分後にでてきた post－haparin plasma 中の LPL 蛋白量（PH－LPL Mass）や LPL 活性（PHLA）

未病医学標準テキスト 147

を測定する。ところが PH‐LPL Mass と血中 TG 値との間には相関関係が認められない。LPL Mass が少なくても TG が低いものがあり，多くても高 TG を示すものがある。そこで，PH‐LPL Mass を含んだ plasma が大循環に出現後 10 分間における，流血中で LPL Mass と接触した後の TG や FFA の変化をみたところ，lipolysis すなわち lipolytic activity 活性は大部分の人では TG が正常に異化されており，高 TG であったものほど TG の 10 分間の減少率は大きく，FFA の増加率は高かった。すなわち LPL 活性はほぼすべての症例で保持されており，PH‐LPL 蛋白量とは相関しなかった（**図 2** 下図）。LPL 活性があるのに高 TG 血症を示す見かけ上の筋組織を含む毛細血管 LPL の活性低下といわれている実態は，基質である TG‐rich リポ蛋白の酵素 LPL との接触不良であり，このような例では O_2 の細胞への取り込みも悪いことが示された。静脈血中では TG 値と酸素分圧 PVO_2 が高く，両者間で有意の正相関を示した。毛細血管では動静脈の短絡的結合（AV‐shunt）があることが糖尿病の末梢血流障害の機序でも明らかになっている。とくに毛細血管密度が高い遅筋筋肉で毛細血管抵抗が高くなると，細胞近辺の毛細血管では AV 短絡が発生・増強して，細胞近辺に待っている LPL Mass に，短絡した基質が LPL に接触できないまま静脈へ流れていくのと同様，O_2 も短絡経路から細胞に O_2 を渡さないで静脈へ流れて PVO_2 が上昇している可能性が示唆され，このため V 型高脂血症などの TG 高値の脂質異常症が発生する。通常いわれている LPL 活性低下の実態であり，LPL 活性があっても循環障害で TG‐rich lipoprotein が接触できないため，見かけ上の LPL 活性が発生するのである。

　運動生理として一般的には運動により血管抵抗を軽減して血流を増やし，酸素やエネルギーを消耗した筋細胞に補充供給できるように，自律神経が働き心拍数を増やし，血圧をあげて循環を促進する。この結果，筋細胞遅延線維などの毛細血管床では細動脈から細静脈へ短絡して逃げる血流量も減り（図 2 上図），TG の酵素 LPL への接触が促進して TG 分解異化量が増える。

　リポ蛋白コア（中心）部にある TG の異化により VLDL が IDL や LDL に変化するとき，リポ蛋白周囲の膜部分にあたるアポ蛋白やリン脂質などが HDL に受け渡され，HDL のコレステロール抜き取り作用が向上して HDL‐C が上昇する。運動の効能は，見かけ上の LPL の活性が上がり，HDL も合成されるが，細胞や細胞近傍への微小循環の改善が本体である。循環血漿量が増えてすべての細胞の代謝も活発になり，糖の取り込みも増え，ストレスや酸化反応の軽減や細胞免疫の賦活など好影響を与え，血圧を下げ，動脈硬化やがんの予防にも働く。

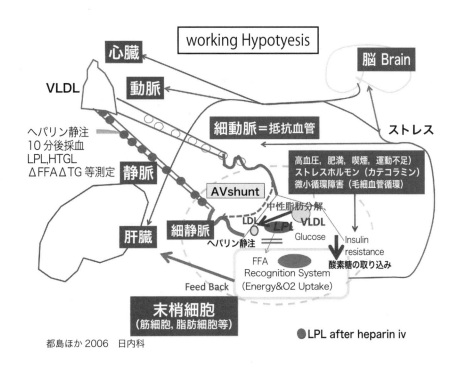

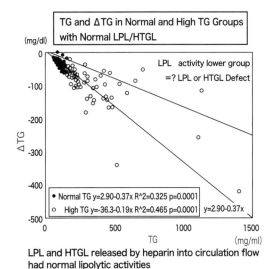

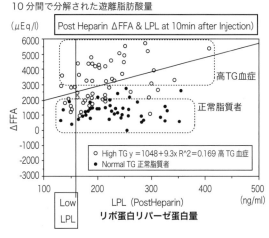

【図2】（上）毛細血管での AV シャント（動静脈短絡）仮説と LPL 局在部位からのヘパリンによる LPL の体内大循環への移行の模式図。方法は 10 分間の LPL による血中 TG の分解異化を観察。
（下左）PH-LPL 血中濃度（横軸）と，ヘパリン静注前と 10 分後の FFA 値の変化
高 TG 者ほど⊿FFA は大きく，LPL 活性は保持しており，TG との接触で TG 分解産物 FFA が増えたことを示す。高 TG 血症は LPL 蛋白量と関係なく，LPL への接触多寡の問題と考えられる。
（下右）ヘパリン前の TG 濃度（横軸）とヘパリン静注後 10 分間の TG の変化量
TG が高かったものほど 10 分間の⊿TG は大きく，LPL の活性は保持されていることを示す

1.3 LCAT 活性および CETP の作用

　有酸素運動で LCAT（lecithin：cholesterol acyltransferase）が増加することも示されている。この酵素は運動の過程で遊離コレステロール（FC）をエステル化して Cholesterol‐ester（CE）として HDL に蓄積させる酵素であり，この上昇は nascent HDL から HDL_3 さらに HDL_2 になる HDL のコレステロール抜き取り機能の上昇を示し，CE 蓄積による HDL‐C の上昇がみられる。

　さらに有酸素運動による cholesterol ester transfer protein（CETP）の動きに注目すると，運動により活性低下を示すという報告が多い。CETP は HDL 中と VLDL ～ LDL 間の TG／CE の濃度勾配により，互いに交換転送し合う酵素であり，TG rich の VLDL が多いと VLDL‐HDL 間の HDL‐C は VLDL へ，VLDL の TG は HDL に激しく移行して HDL 中の TG／CE 比が高くなる一方で VLDL 中の CE は増えることになる。この CE が多めの VLDL 中の TG が LPL で異化分解されて LDL にまで進むと，TG／CE 比が相対的に低い LDL となり TG／CE 比が高くなった HDL との間に通常とは逆の LDL から HDL へは CE が，HDL から LDL へは TG が転送されて LDL は CE‐poor／TG‐rich な LDL となる[6]。さらに TG が異化分解されると small dense LDL となる[7]。CETP 活性はこのように TG／CEratio により活性化されて HDL と LDL pathway 間の脂質の転送を行っている。有酸素運動による循環が改善し，LPL の作用に強く影響を与えて TG の異化分解が進むと VLDL 中の TG が相対的に減ってくる。VLDL‐HDL 間ならびに LDL‐HDL 間の TG／CE 比の差が小さくなるので，CETP 活性が減少すると考えられる。

　肝性 TG リパーゼ（HTGL）も運動により低下するとの報告がある。HTGL は中間比重リポ蛋白（IDL）中の TG を分解異化することで LDL に変化させる役割と，HDL 中の CETP により VLDL より転送されて増えた TG を分解異化して HDL_2 から小型の HDL_3 にする役割を担っている。一方で HTGL は LPL と密接な関係があり，LPL の機能が高まっているときには HTGL の機能は低下する傾向にある。VLDL‐TG が低下すれば，IDL の血中の残存は減り，一方で HDL‐TG の量も相対的に減るため，有酸素運動で LPL が活性化した際には HTGL の存在意義は低くなる（**図3**）。

　結論として，有酸素運動後に末梢循環，微小循環が改善され，LPL への TG rich lipoprotein の接触が増えて TG 異化が進み，TG の低下，VLDL 粒子の縮小と減少がみられ，VLDL 膜成分である Free Cholesterol（FC）は HDL 粒子に転送されて，エステル化を進めていると考えられる。しかしこれらの酵素反応は運動前後の急性変動期と安定休息期ではその活性状況は変わり，休息後では LCAT 活性は低下するという報告もある。

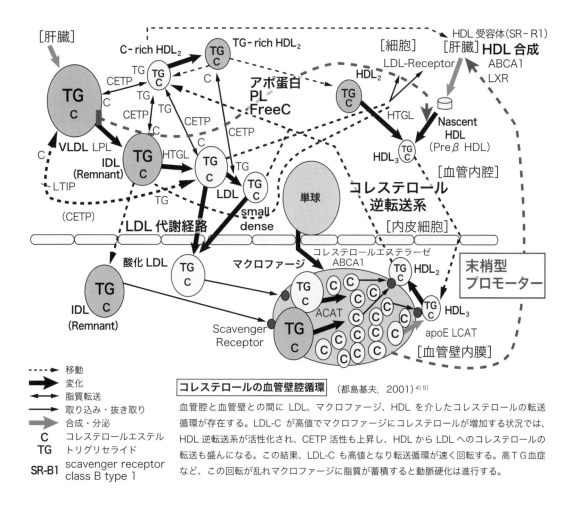

コレステロールの血管壁腔循環 (都島基夫, 2001)[4)5)]

血管腔と血管壁との間に LDL、マクロファージ、HDL を介したコレステロールの転送循環が存在する。LDL-C が高値でマクロファージにコレステロールが増加する状況では、HDL 逆転送系が活性化され、CETP 活性も上昇し、HDL から LDL へのコレステロールの転送も盛んになる。この結果、LDL-C も高値となり転送循環が速く回転する。高ＴＧ血症など、この回転が乱れマクロファージに脂質が蓄積すると動脈硬化は進行する。

高トリグリセライド血症における small dense LDL 生成機序

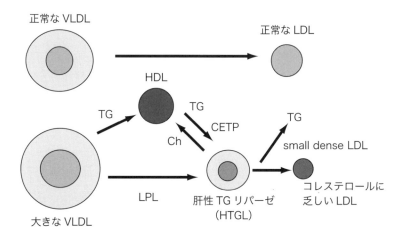

【図3】（上）リポ蛋白代謝の流れ[4)5)]と、（下）CETP を介した TG および CE の流れ[6)7)]
有酸素運動は LPL への TGrich リポ蛋白の TG の分解を促進し、見かけ上の酵素活性が上昇する。

1.4 まとめ

運動不足が生活習慣病をもたらす。

1. 未病管理に運動は基本的に必要である。

2. 運動は軽い有酸素運動が効果および安全性の上から勧められる。

未病対策を考える場合に身体活動の効果を生理的側面からまとめる必要がある。有酸素運動（歩行，ジョギングなど）の身体活動が私たちの身体に及ぼす全身への影響はPGC-1α（Peroxisome proliferator-activated receptor γ coactivator-1α）のような転写因子レベルやeNOS（endothelial nitric oxide synthase）などの酵素レベルにまで及ぶことが注目されている。これらの複合的な働きによって心臓の機能が保護され，代謝の改善はBMI（Body Mass Index）やウエストの改善に至る。

本稿のテーマから，運動による微小循環改善がとくに末梢でのLPLへの基質であるTGの運搬を促進して異化をすすめ，VLDL-TGが減り，HDL-Cが増え，これに伴い種々の酵素の反応がみられて，動脈硬化の予防につながっていく。

【文献】

1) 厚生労働省：健康づくりのための進退活動基準（2013）.

2) David L. Nelson, Michael M. Cox（共著）：『レーニンジャーの新生化学［上］-第4版-』山科郁男（監修），川嵜敏祐ほか（編），廣川書店，742-761（2006）.

3) Y.Ikeda, M.Tsushima, A.Yamamoto et al：Physiological role of humanhepatic triglyceride lipase(HTGL)：HTGL regulates the multiple lipoprotein metabolism off IDL, LDL, and HDL2. Multiple Risk Factors in Cardiovascular Disease ed. By A. Yamamoto, 181-186, Charchil Livingstone Japan, Tokyo（1994）.

4) 都島基夫：（特集リスクとしての高脂血症）高トリグリセライド血症，臨床と研究，**78**（5），837-843（2001）.

5) 都島基夫：日本人における高トリグリセライド血症と動脈硬化-HDL-LDL経路間の脂質転送蛋白（CETP）と小粒子高密度LDL（small dense LDL）を介した動脈硬化の形成- 慶應医学（慶應医学会誌），78（3），87-96（2001）.

6) 平野勉：最新医学，56（6），1158-1164（2001）.

7) Y.Ikeda, M.Tsushima et al：Physiological role of human hepatic triglyceride lipase（HTGL）：HTGL regulates the multiple lipoprotein metabolism of IDL, LDL, and HDL2. Multiple Risk Factors in Cardiovascular Disease ed. By A. Yamamoto, 181-186, Charchil Livingstone Japan, Tokyo（1994）.

〈都島　基夫〉

2. 運動〜予防的運動療法：
ロコモーティブシンドロームの予防・重篤化の防止

　ロコモーティブシンドロームは，「運動器の障害による移動機能の低下した状態」として日本整形外科学会が提唱している概念である[1]。おもに加齢による運動器の障害のため移動能力の低下をきたし，要介護状態となっていたり，その危険性の高い状態であり，厚生労働省・健康日本21（第二次）では，「ロコモティブシンドロームを認知している国民の割合の増加」を目標の一つに挙げている。

　高齢者の移動能力を障害する疾患としては，骨粗鬆症など骨の脆弱性をきたす病態による骨折，軟骨の加齢を主因とする変形成関節症，脊柱管狭窄症による神経障害の三つが挙げられる。これらの疾患は，短期間の運動療法による改善は必ずしも期待できないが，予防的な対処法として，日本整形外科学会は，ロコトレ（ロコモーショントレーニング）を発表している[2]。その内容は，開眼片脚立ちとスクワット，また，追加の種目としてヒールレイズとフロントランジである。筆者の経験では，運動習慣のない高齢者が指導者なしに正しいスクワット，フロントランジをポジションで行うことは難しく，図1に挙げられている簡単な代替メニューを推奨するのが良いかもしれない。

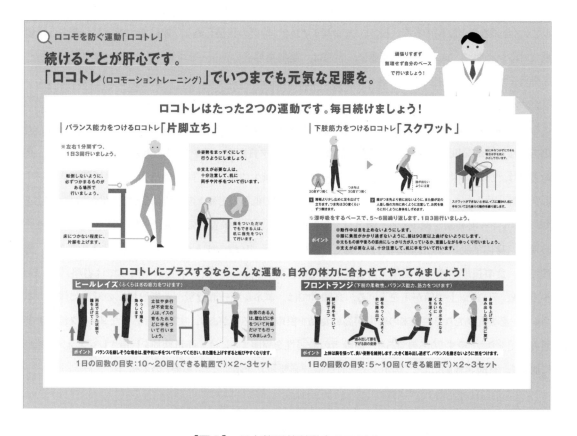

【図1】　日本整形外科学会のロコトレ

一方，アメリカスポーツ医学会（ACSM）の「運動処方の指針・第10版」（2017）[3] は，移動能力が低下し転倒のリスクが増加した高齢者に対し，週2，3回のバランス，巧緻性，筋の固有受容体機能を同時に鍛える神経筋トレーニングを推奨している。具体的には，1）段階的に体重の支持面を減らして姿勢保持を難しくする（例：両足立ち→セミタンデム・スタンド（両足を前後にずらして立つ）→タンデム・スタンド（片足のつま先をもう片方の足の踵に付けて一直線にして立つ）→片脚立ち），2）重心が不安定になる動的運動（タンデム歩行，円状に回転する），3）姿勢保持の関わる筋のトレーニング（つま先立ち，踵立ち），4）感覚入力を減らす（閉眼立ち），5）太極拳，を挙げている。また，筋力，バランス，筋持久力，柔軟性のトレーニングの要素を複数盛り込んだ運動プログラムが，転倒のリスクを減少させることも報告されている[4]。

　移動機能の低下に加え，高齢者の脆弱性全般に対する運動療法の原則については以下のようである。年齢とともに筋力は低下するが，とくに50歳以降で低下は著しくなるため，高齢者ではレジスタンス運動の重要性が増す。筋量がとくに減少した者では，有酸素運動に先立って筋量，筋力を増加させることが，有効性（歩行速度の増加），安全性（転倒リスクの減少）の上で重要である。また，筋パワー（筋力×速度）は加齢によって最も顕著に低下し，筋パワーの低下が転倒リスクの増加を伴うことから，筋パワーのトレーニングが重要である。具体的には，低～中等度負荷（1RMの30～60%）での単関節または多関節のレジスタンス運動を1～3セット（1セットは6～10回）をスピードを意識して素早く行うことが推奨される。

　高齢者では，当初は低強度，短時間の運動から開始し，各人の運動耐容能と嗜好を見ながら徐々にレベルアップを図るのが原則である。とくに，デコンディショニングの状態にあり，運動能の低下した者では，慎重な対応が必要で，レジスタンス運動は，当初は，運動指導者の監視・モニター下で行うべきである。また，運動終了時には，冠疾患を有する者ではとくに，運動強度を徐々に落としてクールダウンし，合わせてストレッチングを行うと良い。

　なお，高齢者では，タンパク質摂取後に誘導される骨格筋のタンパク合成が，成人に比して低下しており（同化抵抗性，anabolic resistance）（**図2**），食事のタンパク質摂取を増やすことも重要である[5]。しかし，高齢者では，加齢に伴う体重当たりのエネルギー消費量の減少に加えて，同化抵抗性や，生活習慣病に対する中年期の過小なエネルギー処方の継続，あるいは食欲の低下など種々の要因によって体重が減少することで，エネルギー必要量が減少する。**図3**は，年齢階級ごとに，各栄養素の推奨量・目安量を推定エネルギー必要量（身体活動レベルII：ふつう）で除した値を，18～49歳の成人を1として比較したものである。男性では，食事摂取基準で推奨量・目安量が設定されている他のすべての栄養素（図3では省略）も，50～69歳，70歳以上で値が1を上回る。高齢者では，エネルギー消費量（＝摂取量）の減少に伴い，エネルギー必要量あたりで栄養素の密度が高い食品を摂取する必要があり，実際には必要なタンパク質や栄養素の不足をきたしやすくなるのである。高齢者の脆弱性を克服するには，筋量増加を目指すレジスタンス運動に加えて，有酸素運動によってエネルギー消費量（必要量）を増すことも重要といえる。

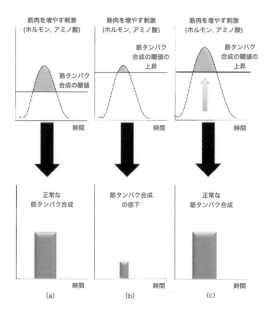

【図 2】 筋タンパクの同化抵抗性（anabolic resistance）（文献 5）による）

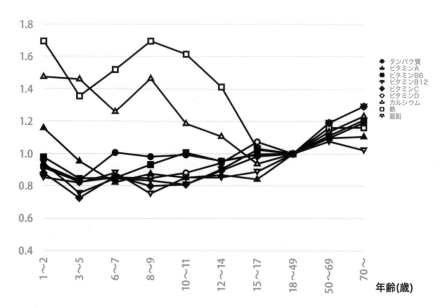

【図 3】 推定エネルギー必要量あたりの栄養素の推奨量・目安量の年齢比較（男性）

【文献】
1) 大江隆史：ロコモティブシンドロームの概念．臨床スポーツ医学，**27**，1-6（2010）．
2) 日本整形外科学会 HP より；https://locomo-joa.jp/check/locotre/
3) American Collage of Sports Medicine：Guidlines for exercise prescription 10th ed. Wolters Kluwer, Philadelphia（2017）．
4) V.Weerdesteyn, et al.：A five-week exercise program can reduce falls and improve obstacle avoidance in the elderly, *Gerontology.*, **52**, 131-141（2006）．
5) D.Dardevet, et al.：Muscle wasting and resistance of muscle anabolism：the "anabolic threshold concept" for adapted nutritional strategies during sarcopenia, *Scientific World Journal.*；2012：269531. doi：10.1100/2012/269531（2012）．

〈勝川　史憲〉

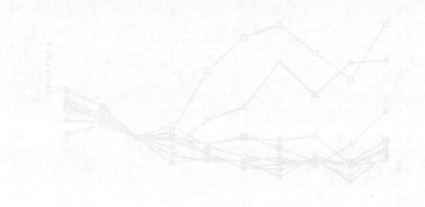

4-3 介護予防にむけた リハビリテーション

1. はじめに [1)-4)]

　日本では，21世紀には国民の4人に1人は65歳以上という超高齢社会が到来する。65歳以上の老年人口は1995年の1,826万人から2025年の3,300万人までは急速に増加を続け，2015年には25%台に達し，2050年には32%に達すると推測されている。高齢社会を迎えた現在，介護を必要になる原因としては，脳血管疾患，高齢による衰弱，転倒・骨折，認知症が頻度の高いものであり，高齢による衰弱を除いたこれらの疾患を予防することが，要介護状態を予防することになる。またこれらの疾患を引き起こす基礎疾患としての高血圧，糖尿病，高脂血症，肥満，骨粗鬆症，筋力低下が要介護状態を引き起こす可能性が高い疾患として考えられ，不適切な生活習慣を改善することと，介護予防としてのリハビリテーションが重要となっている。

2. 介護予防としてのリハビリテーション

2.1 転倒・骨折の予防のためのリハビリテーション

　大腿骨頸部骨折の約90%は転倒に起因するともいわれるが，高齢者の転倒には筋力の低下，視力の低下，認知症，生活様式など多くの要因が関与している[5)]。大腿骨頸部骨折患者の生命予後は良いが，約1/2は歩行能力が低下し，約20%は寝たきり状態に陥るとされる。骨折を予防するには，転倒を減少させることであり，改善が可能な転倒の危険因子を減らし，危険な生活環境を改善する必要がある。転倒の危険因子には，個人の身体機能に伴う内的要因と周囲の環境に伴う外的要因に分けられる。転倒予防としては，内的要因のうち，加齢，性などの変えられない要因は別として，改善できる要因に対する対処を考えるべきである。歩行を安定させるためには，杖，歩行器等の使用も大切である。睡眠薬，鎮静剤および薬剤数の減量など薬剤調整も必要である。また外的要因である環境の整備も重要であり，居室を整理整頓して，転倒しにくい環境にしたり，介護保険で住宅改修や福祉用具の貸与を受けるのもよい。また転倒しにくい身体をつくるために，筋力強化などの運動療法を行ったり，日常生活での活動性を活発にすることが重要である。

未病医学標準テキスト 157

2.2 転倒予防プログラム

　転倒予防教室は，介護予防事業として地方行政の市町村で，地域の希望者を募る形で行われている。また病院でも転倒予防外来または転倒予防教室として，易転倒性があるもの，骨粗鬆症患者，転倒歴があるものに対して，運動プログラムを作り，取り組んでいる所もある。

　具体例として，病院が行っている転倒予防プログラムを紹介する。プログラムは，全部で8週間のコースからなり，第1週に運動機能評価を行い，週1回5週にわたる転倒予防を目的とした運動を指導し，第7週に運動機能の再評価を行い，最後の週に評価内容の説明と今後の自宅での運動および生活指導を行うプログラムである[6)-8)]。1回目の運動機能の評価としては，転倒および日常生活に関する問診，大腿四頭筋筋力，大腿四頭筋での反応時間，重心動揺，握力，10m歩行時間などを評価している。運動の具体的な内容は，ストレッチング訓練，下肢筋力の強化，歩き方の練習，自宅でもできる体操の指導，ビー玉を足指でつかんだり，裸足でタオルを巻き取ることによる足指の練習（図1），バランス訓練，片足立ちなどである。下肢筋力強化としては，2回目にゴムバンドを用いた運動や（図2），臥位で殿筋を強化する運動（図3）を行う。また，同じ日に転倒の現状，原因を理解してもらう講習も行う。3回目には，ストレッチ運動と，棒体操を指導する。また，同じ日に転倒によって生じる骨折，運動の必要性について講習する。4回目にはバランス訓練を指導する。バランス訓練としては，片足立ちおよびつま先立ちの練習などがある。また，継ぎ足歩行の練習（図4），立位にてできるだけ大きく側方・前方へのステッピング，端座位でできるかぎり離れた位置に手をついてもどる練習，四つ這い位で上下肢の挙上運動などを行う。また同じ日に，歩行の指導として，前を向いて腹を軽くしめて，歩幅を広くとるように歩き，踵から着地し，足先で地面を蹴るように歩くよう指導している。第5回目には，自宅でできる，道具を用いないで可能な運動を指導する。また同じ日に，杖やシルバーカーなどの歩行補助具について講習を行う。6回目は，今まで指導してきた運動を自宅で行えるか復習を行う。7回目には再度運動機能評価を行い，転倒予防教室の効果を判定する。8回目には，再評価の結果について説明し，今後自宅で運動を続けることを指導する。転倒予防プログラムの効果としては，大腿四頭筋での反応時間の短縮，10m歩行時間の短縮，大腿四頭筋や握力の筋力増強が認められている。転倒しやすい虚弱高齢者では，運動機能に個人差が大きく，また運動機能以外にも転倒に関与する因子が多いため，一律の運動指導を行うよりも，対象者ごとの運動機能を評価して，個人の運動機能に適合した運動を指導することが必要である。

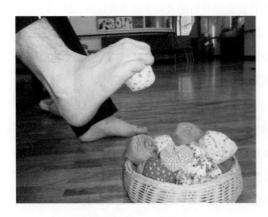

【図1】足の指の運動

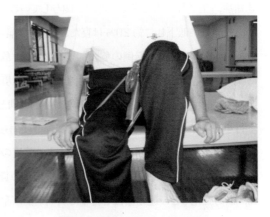

【図2】座位での下肢筋力強化

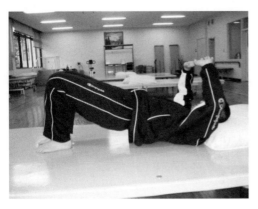 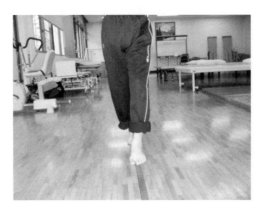

【図3】臥位での下肢筋力強化　　　　　　　　【図4】継ぎ足歩行

3. 生活習慣病に対するリハビリテーション

●高血圧，糖尿病，脳血管疾患を予防する運動

　心疾患は，死亡原因の第2位で，脳血管疾患は死亡原因の第4位を占めていて，悪性新生物と共に三大生活習慣病といわれている。とくに脳血管疾患は要介護者の原因の第一位ともなっており，予防したい疾患である。また高血圧，肥満，高脂血症，糖尿病は，脳血管疾患や心筋梗塞など心血管病のリスクを高めることが分かっている。高血圧，肥満，高脂血症，糖尿病に対しては，生活習慣の改善，食事療法，薬物療法とともに比較的軽度の運動療法が有効である。運動することにより内臓脂肪を減少させ，インスリン抵抗性を改善させ，血糖値，中性脂肪値，血圧を下げる効果があり，HDLコレステロールを高める働きもある。運動種目としては，歩行，早歩き，ジョギング，水中歩行，水泳などの有酸素運動を軽く汗ばむ程度まで週3回以上，30分から40分行うことが薦められる。運動を行う時間は，食後30分から1時間後に開始すると，食後の血糖上昇の予防になり効果的である。

【文献】
1) 折茂肇：21世紀の老人医療のあり方とその将来展望，*Geriatric Medicine*, **37** (3), 333-337 (1999).
2) 折茂肇：序論 （日本老年医学会　編）老年医療の歩みと展望　初版，2-5, メジカルビュー社，東京 (2003).
3) 黒川幸雄，大西秀明：高齢社会と理学療法の展望（森本榮，黒川幸雄編）高齢者の理学療法　第1版, 2-6, 美輪書店，東京 (2002).
4) 井口昭久：老年医学とは何か，日老医誌，**40**, 439-444 (2003).
5) Melton LJ Ⅲ, et al：Osteoporosis：Etiology, Diagnosis, and Management, 111-131, Raven Press, New York (1988).
6) 長屋政博，荒川幸子：転倒予防教室の効果，愛知県理学療法士会誌，**15** (1), 1-8 (2003).
7) 長屋政博：リハビリテーション，*Geriatric Medicine*, **39** (11), 1757-1764 (2001).
8) 原田敦，長屋政博：高齢者の歩行障害　転倒・骨折予防のプログラム，*Geriat Med*, **43** (1), 67-72 (2005).

〈長屋　政博〉

4-4 漢方

1. 東洋医学の基本的な考え方

1.1 はじめに

　いかなる疾患も発症を事前に察知して防止策を講じられれば，これに優る治療法はない。ボヤのうちに火事を消し止める考え方は防災だけでなく，健康管理にも適応できる。古い考えはやたらに捨てるものではない。逆に古典のなかに真実がある。今こそ伝統医学の医学概念である未病と養生に耳を傾けるときであろう。西洋医学は長らく標準的な治療と標準的な結果を重視してきた。しかし，急速な勢いで進展する遺伝子学・分子生物学は結局個別化された医療に到達しそうである。個人差・体質に基づく医療は伝統医学が大切に育ててきたものである。近代基礎医学の発展は今まで別々と思われていたこの両医学の橋渡しをしてくれるものと期待したい。

1.2 全人的医療

　本来，養生の必要性が高いのは実証の人である。実証に焦点をあてた医療の展開が必要である。虚証の人は，薬や治療によって副作用などを起こしやすい。現代日本のように生活環境が整い食物が充分な条件では，虚証に対しては強力な医療の介入は必要最小限にした方が良い。免疫システムが解明されてくると，ただ発症したものをできるだけ早く予兆をつかまえて治すというだけではなく，何らかの体質，遺伝子のレベルで物事を考えていかなければいけないのではないかという風潮に次第になってきているのではないか。ここで漢方のいろいろな生命観と西洋医学が新しい近代医学のテクノロジーを導入することによって結びついていく，そういう時代がきたのではないだろうか。今までは，体質は非科学的な概念だと思われてきたが，そこに科学の光を照らすと，西洋医学の発展にも役に立つ，素朴ではあるけれど参考になる概念があるのではないだろうか。

1.3 気・血・水とその異常

　現在の日本で「漢方」治療の対象となるのは，おもに慢性の病気である。各種慢性疾患の漢方（薬）療法では，まず「気・血・水」の異常を見定めてこれを是正する基礎治療を行う。気・血・水は現代医学の神経・免疫・内分泌に対応する概念である。

　漢方では体内の「気・血・水」という要素によって健康状態が左右されると考える。この「気・血・水」によっ

未病医学標準テキスト 161

て体内の臓器が正常にはたらき，心身の活動が営まれている。

「気」は「消化吸収機能と，摂食行動を含めてそれを司る神経機能の総称」とみなすことができる。消化吸収機能と自律神経機能は生体の最も基礎的要素で，生命活動の土台となり，体内のすべての器官や組織に影響を及ぼす。

「気」の次に重要なのは，生体を防御する機能である。細菌などの外的からの防御機能な生態に欠かせず，これらがしっかりしていないと生存できない。「水」はこの生体防御機能に関与するものといえる。栄養も満たされ，生命が維持されれば，次にはその生命の内部環境をより快適なものにしなければならない。生命内部の調整系に関わるのが「血」である。「血」は血液・ホルモン成分などを含めた体液の総称である。「血」の働きによって「気」や「水」の機能を統合し，体内でさまざまに微調整して生命の状態をよりよくするもので，「循環器（心臓・血管系）や内分泌系の機能の総称」とみなすことができる。

【文献】
1）丁宗鐵：未病と体質，日本未病システム学会雑誌，Ⅱ，2-6（2005）．

〈丁　宗鐵〉

2. 未病に対する東洋医学的アプローチ

2.1　はじめに

未病に対する東洋医学的アプローチとしては，漢方薬・鍼灸・薬膳などがある。鍼灸と薬膳については後でまとめて解説するので，ここでは漢方薬による内服治療を中心に述べることにする。

漢方薬による内服治療の良い適応になるのは，「自覚症状はあるが検査をしても異常がない」東洋医学的未病である。検査をしても異常がなければ病気とは診断できない，あるいは治療の対象とならないというのが西洋医学の立場である。それに対して漢方では，この東洋医学的未病の病態を気血水の異常として診断し，積極的に治療することを推奨している。したがって，気血水の異常を診断・治療できれば，東洋医学的未病に対処できるのである。

気血水の異常によって，人間の生命活動は全般的に障害されるのだが，そのメカニズムについては漢方薬を処方する医師であってもあまり深く理解していない。メカニズムを理解できなくても，気血水の異常を示唆する症状や所見に注目して，それらの症候に適する漢方薬を処方すれば，東洋医学的未病の病態を改善できることが経験的に分かっている。したがって漢方治療を実践する際には，気血水に関する深い理解はそれほど必要でないともいえる。

しかし，本書の読者の多くは漢方薬を実際に処方する立場にいない。漢方薬による内服治療以外のアプローチで東洋医学的未病の病態に対処することを専門とする読者も多いはずである。そこで本稿では，人間の生命活動と気血水の関係について詳しく解説しながら，気血水の異常がどのようにして東洋医学的未病の病態をつくりあげるのか，そのメカニズムについてもできるだけ分かりやすく説明を加えることにする。そうすることで，漢方治療以外の分野においても応用できる考え方を習得できるようにしたい。

本章は東洋医学的アプローチを紹介することが主たる目的なので，次の四つの項目に分けて適応となる漢方薬の紹介も含めて臨床的・実践的な内容を中心に記述する。1）加齢変化による未病（腎虚と水滞），2）胃腸虚弱による未病（脾虚と気虚），3）血流障害による未病（瘀血と血虚），4）ストレスによる未病（気鬱と気逆）。それと同時に，気血水の異常（水滞・気虚・瘀血・血虚・気鬱・気逆の病態）と五臓の異常（腎虚と脾虚の病態）をキーワードにしながら，東洋医学的未病の病態発生メカニズムに関する記述もできるだけ加えるというスタイルで話を進める。

2.2　加齢変化による未病（腎虚と水滞）

生殖可能年齢を過ぎると，人体は加齢とともに老朽化する。この老朽化の本体は，人体を構成する約60兆個の細胞構造の老朽化であり，このような構造的老朽化に伴う病態を東洋医学的には「腎虚」と呼んでいる。腎虚の病態を示唆する代表的な症状は**図1**のとおりである。

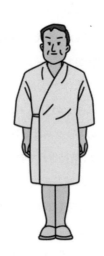

【図1】腎虚の病態を示唆する代表的症状 [1)]

生殖可能年齢を過ぎて，これらの症状を訴えるようになれば，腎虚という東洋医学的未病の病態が存在すると分かるのである。これらの症状は，高齢になれば誰でも自覚するような症状であり，必ずしも病的なものとはいえない。加齢変化による腎虚の病態というものは，遺伝子にプログラムされた生理的な変化であると考えることもできる。

平均寿命が延びた先進諸国では，70歳代，80歳代になっても元気で健康に生きることを求める人々が増えてきた。また，高齢者医療に多くの予算を計上している先進諸国では，加齢に伴う各種疾患の罹患率の増加を何とか抑えようと苦労している。高齢者がさまざまな疾患に罹患する前に，腎虚という東洋医学的未病の段階で治療できれば，元気で健康に長生きできる高齢者が増えて，医療費の増大を抑制することにもつながるのである。

腎虚の病態が発生するメカニズムについて，東洋医学的に解説する。

人体の生命活動はすべて，細胞レベルの生命活動によって営まれている。細胞レベルの生命活動は，基本的に2種類の活動に分けて考えることができる。一つは構造を形成する活動であり，もう一つは機能を発現する活動である。人体を構成する約60兆個の細胞は，その種類によって特有の構造を形成し，特有の機能を発現している。たとえば，筋肉細胞と神経細胞を比べてみれば，互いに構造も機能もまったく違うことが分かる。

腎虚の病態は，細胞構造の老朽化に伴って発生するものである。そこで，細胞が構造を形成する活動に注目して，腎虚の病態発生メカニズムについて，筋肉細胞を例にしながら考えてみたい。

加齢とともに筋肉組織は衰えるものである。筋肉量は減少し，筋力も低下する。このとき，筋肉を構成する筋肉細胞の数は減り，残された筋肉細胞の構造自体も老朽化している。これは老化現象として誰にでも発生するプロセスであり，そのメカニズムについてはエイジングを専門とする研究者によって多くの事実が解明されてきている。そのなかでもとくに重要なのは，細胞の新陳代謝のメカニズムである。

細胞の新陳代謝は，古くなって老朽化した細胞がアポトーシスによって死滅し，新しい細胞が幹細胞の分裂・増殖によって新生することによって営まれている。人体が成長・発育する時期においては，細胞の死滅と新生のサイクルが非常に速く，成長ホルモンや性ホルモンの分泌・刺激によって新生する細胞の数が，死滅する細胞の数よりも圧倒的に多いので，全体としてのバランスは増殖の方向に大きく偏っている。成人になってからも，細胞の死滅と新生のサイクルはバランスよく維持されており，人体を構成するすべての器官が健常な状態を維持している。しかし，加齢とともに細胞の死滅と新生のサイクルは遅くなり，同時に老朽化によって死滅する細胞の数が新生する細胞の数よりも多くなってくるので，全体としてのバランスは萎縮の方向に偏ってくる。筋肉組織が萎縮して衰えるのもこのためである。

東洋医学の五臓論では，成長・発育のプロセスを促進したり，老化のプロセスを食い止めて若さを維持したりするのが「腎」の重要な働きであると考えている。五臓論とは，人体を肝・心・脾・肺・腎という五つのシステムに分けて理解する考え方であるが，本項では腎の働きについて解説する。

五臓論の腎は，人体を構成する器官としての腎臓を中心とするシステムであり，水（すい）の産生・消費・循環・移動によって細胞の新陳代謝を維持する働きを担っている。一般に，腎臓は尿を作って老廃物を排泄する泌尿器官であると認識されているが，東洋医学的には浄水器官として認識したほうが理解しやすい。細胞の分裂・

増殖にとって最適の環境，すなわち適度にミネラル成分を含んだ浄化された水（原始の海と同じ環境）を提供するのが浄水器官としての腎臓の働きである。清らかな川の流れのなかでは多種多様な生物が繁殖するのと同じであるとイメージすれば分かるであろう。

気血水の異常の一つに，水滞という病態が存在する。水滞とは，細胞を取り囲んでいる間質に老廃物を含んだ汚水が停滞した病態である。人体がゴミ屋敷のような状態になっているとイメージすればいいかもしれない。腎虚の病態では，水（すい）の循環・移動を司る腎の働きも低下するために，水滞の病態を呈することが多い。水滞の病態を示唆する代表的な症状は図2のとおりである。

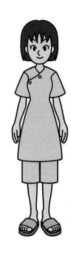

身体の重い感じ　　　　　　　　胃もたれ
頭が重い感じ　　　　　　　　　嘔気・嘔吐
頭がズキンズキンと痛い　　　　胸焼け
車酔いしやすい　　　　　　　　消化不良
めまい・めまい感　　　　　　　胃部振水音
立ちくらみ　　　　　　　　　　腹鳴
朝のこわばり　　　　　　　　　軟便・下痢
浮腫傾向（むくみ）
尿量や尿回数の異常　　　　　　炎症局所の腫脹
　　　　　　　　　　　　　　　関節腔の水腫
　　　　　　　　　　　　　　　気道内の鼻汁・喀痰

【図2】水滞の病態を示唆する代表的症状 [1)]

生殖可能年齢を過ぎて，これらの症状を訴えるようになれば，腎虚だけでなく水滞という東洋医学的未病の病態も同時に存在すると分かるのである。水滞の病態は，腎虚とは関係なく単独で発生することもある。その場合は，年齢に関わりなく，これらの症状が存在すれば水滞の病態と診断することができる。

細胞自体に本来備わっている分裂・増殖する力（パワー）のことを，東洋医学では「先天の気」と呼んでいる。この先天の気は腎に宿っているとされており，別名を「腎気」という。一個の受精卵が分裂・増殖を繰り返しながら胎児が成長する時期と，出産後に乳幼児から小児，成人へと成長・発育する時期において，先天の気のパワーは最も盛んである。成人後も生殖可能年齢において，そのパワーは維持されているが，生殖可能年齢を過ぎると急激に先天の気のパワーが低下するというのが腎虚の病態発生メカニズムの本質である。

さらに，細胞の分裂・増殖を促進する成長ホルモンや性ホルモンの働きもまた，五臓論における腎の働き，すなわち腎気のパワーに相当する。成長ホルモンや性ホルモンの分泌も，生殖可能年齢を過ぎると急激に減少することから，腎虚（腎気のパワー低下）の発生メカニズムに大きく関わっていると考えることができる。

何らかの原因で人体組織が損傷した際に，その損傷組織を修復・再生する際にも細胞が分裂・増殖する力（パワー）が重要な役割を演じる。人体組織を損傷する代表的な疾患として，外傷性疾患と炎症性疾患がある。外傷や炎症によって疾患局所の組織が損傷したときに，高齢者で腎虚の病態が存在すると，損傷

組織の修復・再生に時間がかかり，若年者に比べて治癒機転が大きく遷延することになる。このようにしてさまざまな病気が治りにくくなるのも，腎虚の特徴なのである。

　先天の気や腎気のパワーを活性化して，腎虚の病態を改善する漢方薬を「補腎剤」という。代表的な補腎剤は，八味地黄丸（はちみじおうがん）と六味丸（ろくみがん），牛車腎気丸（ごしゃじんきがん）である。

　八味地黄丸は名前のとおり，8種類の生薬から構成されている方剤であり，その中に地黄（じおう）という生薬が含まれている。この地黄という生薬が，先天の気や腎気のパワーを活性化する効能をもつとされているのである。地黄の他には，山薬（さんやく）と山茱萸（さんしゅゆ）という生薬に滋養強壮作用があるとされており，これら3種類の生薬の相乗効果によって腎虚の病態を改善することができる。上述のように，腎虚には水滞の病態を伴うことが多いので，水滞を改善する生薬として茯苓（ぶくりょう）と沢瀉（たくしゃ）が含まれている。また血流を改善しながら停滞した老廃物を処理する生薬として，牡丹皮（ぼたんぴ）が含まれている。さらに，身体を温めて新陳代謝を促進するために，桂皮（けいひ）と附子（ぶし）という生薬が入っている。

　八味地黄丸は冷えを伴う腎虚の病態に適応となる方剤であるが，冷えを伴わない場合には六味丸のほうが適応となる。八味地黄丸から，冷えを温める桂皮と附子を除いたものが六味丸である。牛車腎気丸は，八味地黄丸に牛膝（ごしつ）と車前子（しゃぜんし）という生薬を追加した構成になっていて，血流を改善しながら停滞した老廃物を処理する牛膝を加えることによって牡丹皮の作用を強化し，利尿を促進して水滞を改善する車前子を加えることによって茯苓・沢瀉の作用を強化している。

2.3　胃腸虚弱による未病（脾虚と気虚）

　細胞レベルの生命活動は，構造を形成する活動と機能を発現する活動の2種類に分けて考えることができる。構造を形成する活動を維持する「先天の気」のパワーについては前項で詳しく解説したので，本項では機能を発現する活動を維持する「後天の気」のエネルギーについて紹介しながら，胃腸虚弱による未病について解説する。

　細胞が機能を発現する活動を営むためにはエネルギーが必要である。たとえば，身体全体の筋肉細胞が運動機能を発現するために消費するエネルギーは，全消費エネルギーの約20％である。筋肉細胞以外に消費エネルギー量が多いのは，肝臓や脳，心臓，腎臓の機能を発現している細胞である。

　五臓論における脾の働きが低下した病態を「脾虚」といい，胃腸虚弱による未病はこの脾虚の病態に相当する。胃腸が虚弱なために，食物を消化・吸収する働きが低下し，栄養素を十分に吸収することができない。そのために，食欲不振，胃もたれ，消化不良，軟便・下痢，便秘といった症状が出現する。また，吸収した栄養素をグリコーゲンや中性脂肪として肝臓や筋肉，脂肪組織に貯蔵する働きも弱っているために，体重減少，やせ，体力低下，活力低下，易疲労，全身倦怠感といった症状が出現する。

　脾虚の病態によって気の産生が障害されると，人体内に貯蔵されている気のエネルギー量が低下して，気の消費によって営まれる生命活動も全般的に衰退することになる。このような病態を「気虚」といい，その影響は消化吸収活動や精神運動活動，生体防御活動などに広く波及する。その結果として，上述の症状に加えて多種多様な症状が出現することになる。気虚の病態を示唆する代表的な症状は**図3**のとおりである。

166　　第4章　未病とチーム医療の役割

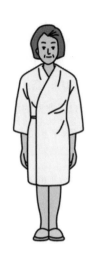

身体がだるい　　　　食欲不振
手足がだるい　　　　胃もたれ
疲れやすい　　　　　消化不良
活力の低下　　　　　下痢傾向
気力がない　　　　　弛緩性の便秘
目や声に力がない
日中の睡気　　　　　風邪を引きやすい
　　　　　　　　　　風邪を引くと治りにくい

【図3】気虚の病態を示唆する代表的症状 [1]

胃腸虚弱で脾虚や気虚の病態を呈する未病者には，胃腸の機能を賦活しながら，気の産生を促進するような方剤が適応になる。それらの方剤には，構成生薬として，補脾益気（脾の働きを補って気を増益する）の効能をもっている人参（にんじん）や白朮（びゃくじゅつ），甘草（かんぞう）などを含むことが多い。

代表的な方剤は，六君子湯（りっくんしとう）と人参湯（にんじんとう），補中益気湯（ほちゅうえっきとう）である。

六君子湯はもともと四君子湯（しくんしとう）という方剤が基本になって作られた。四君子湯の構成生薬は，上述の補脾益気の効能をもつ人参，白朮，甘草の3生薬と，消化管内の水分の流れを調整・正常化する茯苓（ぶくりょう）である。ほかに，生姜（しょうきょう）・大棗（たいそう）を含むが，これら2生薬はショウガの根茎とナツメの果実であり，胃腸の働きを良くするための食品のようなものである。この四君子湯に，気のめぐりを良くする陳皮（ちんぴ）と，消化管内の水分の流れを正常化しながら，気の流れも調整する半夏（はんげ）という2生薬を加えた方剤が六君子湯である。六君子湯が適応になる未病者の特徴は次のとおりである。消化吸収機能が低下し，食欲不振，胃もたれ，心窩部の膨満感，げっぷ，胸焼け，悪心，嘔吐，下痢などを呈する。顔色は不良で貧血性。疲れやすく，食後の眠気があり，手足が冷えやすい。

人参湯は，四君子湯の茯苓のかわりに，温めながら消化管の機能を賦活する乾姜（かんきょう）という生薬を追加した構成になっている。人参，乾姜，白朮，甘草の4生薬である。歴史的には人参湯のほうが古いので，厳密には人参湯の乾姜のかわりに茯苓を追加して四君子湯を作ったというべきであろう。いずれにしても，人参湯には乾姜が入っているので，腹部の冷えを伴うような胃腸虚弱者に良い適応となる。その特徴は次のとおりである。食欲不振，悪心，嘔吐，呑酸（酸っぱい水が咽喉に上がってくる），下痢，口中に薄い唾液がたまる，顔色不良，寒がり，手足の冷え，腹部の冷感，胸痛，腹痛，身体痛，尿が希薄で多い，疲労倦怠，筋肉弛緩。

補中益気湯は, 六君子湯の茯苓・半夏のかわりに, 黄耆 (おうぎ), 当帰 (とうき), 柴胡 (さいこ), 升麻 (しょうま) という4生薬を追加した構成になっている。黄耆は体表の気を補い, 当帰は血中の気を補うとされており, 脾の気を補う人参と組み合わせることで相乗効果が得られる。柴胡と升麻の組み合わせは, 昇提作用といって, 下に垂れ下がったものを上に引き上げる効能があるとされており, 胃下垂や内臓下垂を改善する。補中益気湯が適応になる未病者の特徴は次のとおりである。顔色不良, 言語, 眼勢に力がない, 全身倦怠感, 食後の眠気, 食欲不振 (美味しく感じない), 咳嗽, 微熱, 盗汗 (寝汗), 動悸, 息切れ, 不眠, 不安。

胃腸虚弱で脾虚や気虚の病態を呈する未病者は, 典型的な「虚証タイプ」であり, 消化力, 活力, 免疫力が全般的に弱い。虚証タイプの反対が「実証タイプ」であり, 消化力, 活力, 免疫力が全般的に強いのが特徴である。

虚実のタイプの違いは, 車に喩えると分かりやすい。車体の重量やエンジンの排気量, ガソリンタンクの容量が小さい小型車は虚証タイプに相当し, 逆にそれらが大きい大型車は実証タイプに相当する。小型車には, 燃費が良くて維持費が安いという長所があるが, パワーが弱くて貯蔵できる燃料も少ないという短所がある。反対に大型車には, パワーが強くて貯蔵できる燃料も多いという長所があるが, 燃費が悪くて維持費が高いという短所がある。このように, コストとパワーとの間にトレードオフの関係 (一方を追求すれば他方を犠牲にせざるを得ないという二律背反の関係) が存在する。

人間の場合も同様に, コストとパワーとの間にトレードオフの関係が存在する。虚証タイプの人は体格が小さいので消費するエネルギーも少ないが, 消化力, 活力, 免疫力といったパワーが全般的に弱い。逆に, 実証タイプの人は体格が大きくて, 消化力, 活力, 免疫力といったパワーが全般的に強いが, 消費するエネルギーが多いのでコストが高くつく。また次項で詳しく述べるが, 虚証タイプの人は血虚の病態を呈することが多く, 実証タイプの人は瘀血の病態を呈することが多いという違いもある。

このように虚証タイプと実証タイプは正反対の特徴を数多く有しているので, 未病に対する対処方法もまた正反対になることが多い。適応となる漢方薬がまったく異なるだけでなく, 養生や生活指導において留意すべき点も大きく違うのである。江戸時代に『養生訓』を著した貝原益軒は極端に虚証タイプの胃腸虚弱者であった。そのためか, 『養生訓』の中で虚証タイプの人が留意すべき点については詳細に記述しているが, 実証タイプの人が留意すべき点については記述が若干不十分である。肥満, 高脂血症, 糖尿病, 高血圧といった生活習慣病関連の未病については, 虚証タイプよりも実証タイプのほうが問題になることが多い。この点については, 次項の瘀血の病態で触れることにする。

2.4 血流障害による未病 (瘀血と血虚)

西洋医学は, 血液循環の中心に心臓を位置づけて理解している。心臓は, 酸素を豊富に含んだ血液を動脈経由で全身の細胞に供給し, 二酸化炭素を豊富に含んだ血液を静脈経由で受け取っている。動脈硬化や血栓などによって末梢の動脈が狭窄あるいは閉塞すると, 虚血性心疾患 (狭心症・心筋梗塞) や脳血管障害 (脳虚血・脳梗塞) をきたす。その原因として, 肥満, 高脂血症, 糖尿病, 高血圧といった生活習慣病関連の西洋医学的未病が注目を集め, メタボ健診が盛んに行われるようになっている。

血液の粘度が高くなり, いわゆるドロドロ血液の状態になると, 末梢の動脈が狭窄あるいは閉塞しやすくな

る。このドロドロ血液の状態を、東洋医学では瘀血と呼んでいる。したがって、生活習慣病関連の西洋医学的未病を瘀血の病態として診断・治療することで、東洋医学的にアプローチすることが可能である。上述のように、実証タイプの人は瘀血の病態を呈するリスクが高いので、より重点的に効果的な対策を講じることで虚血性心疾患や脳血管障害の発症を予防できる可能性がある。瘀血の病態を示唆する代表的な症状は図4のとおりである。

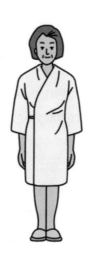

目の周りの色素沈着
顔面の色素沈着・肝斑
湿疹・蕁麻疹・にきび
口唇の赤色が黒っぽい
歯肉の赤色が黒っぽい
内出血しやすい
皮膚の甲錯（さめ肌）
生理不順や生理痛
経血がどす黒い
凝血塊が混入
月経時に体調悪化

精神症状
（ときに発狂状態）
筋肉の凝りや痛み

下腹部の抵抗・圧痛
細絡
（皮膚毛細血管拡張）
舌が暗紫赤色
舌裏静脈の怒張
下肢静脈瘤
痔核

【図4】瘀血の病態を示唆する代表的症状[1]

　実証タイプで瘀血の病態を呈する未病者には、桂枝茯苓丸（けいしぶくりょうがん）と桃核承気湯（とうかくじょうきとう）が適応になる。
　桂枝茯苓丸の構成生薬は、桂皮、茯苓、牡丹皮、桃仁（とうにん）、芍薬（しゃくやく）の5種類である。このなかで、血の流れを良くする効能をもっているのは、牡丹皮、桃仁、芍薬の3生薬である。桂皮は次項で述べる気逆の病態を改善する生薬であり、気の流れを良くする。茯苓はすでに述べたように水滞の病態を改善する生薬であり、水の流れを良くする。気と血と水は互いに密接に連携しながら働いているので、血の流れを良くする目的で、気と水の流れも同時に良くするように配慮しているのである。桂枝茯苓丸が適応となる未病者がよく訴える症状は次のとおりである。頭痛、頭重、耳鳴り、肩こり、めまい、動悸、のぼせ、足の冷え、月経異常、腰痛、不眠、イライラ。
　桃核承気湯の構成生薬は、大黄（だいおう）、芒硝（ぼうしょう）、甘草、桃仁、桂皮の5種類である。このなかで、大黄、芒硝、甘草の3生薬は、調胃承気湯（ちょういじょうきとう）という方剤の構成生薬である。調胃承気湯は、実証タイプの人の便秘・腹満を改善する代表的方剤であり、便通を良くすることによって瘀血の病態を改善することができる。桃仁と桂皮の2生薬は、桂枝茯苓丸と共通である。したがって、桃核承気湯が適応となる未病者がよく訴える症状は次のとおりである。月経異常、肌荒れ、吹出物、皮膚甲錯、腰痛、のぼせ冷え、頭痛、頭重、肩こり、耳鳴り、心悸亢進、めまい、精神不安、不眠、興奮、便秘、腹部膨満感、瘙痒感。

東洋医学的には，更年期障害のような月経の異常，女性ホルモンの異常もまた瘀血の病態と診断・治療されることが多い。上述の桂枝茯苓丸と桃核承気湯は，更年期障害に対しても第一選択薬としてよく使われる方剤である。そこで，東洋医学的未病としての更年期障害に対するアプローチについても，本項で少し考えたい。

　更年期障害では，自律神経の失調病態による多彩な身体症状だけでなく，さまざまな精神症状も呈するという特徴がある。東洋医学は「心身一如」の考え方によって，身体症状と精神症状を分けることなく，一つのプロセスが多面的に展開しているものとして認識するので，更年期障害による症状を，瘀血の病態として一元的に理解することが可能なのである。

　それではなぜ，血の流れが停滞した瘀血の病態によって，精神症状が出現するのであろうか。その理由を東洋医学は，「血毒」というものの存在によって説明している。血毒とは，瘀血の病態によって発生する毒性物質の総称である。この血毒の発生について深く理解するためには，東洋医学における「血」の循環経路の中心にあるのが，心臓ではなくて肝臓であることを知らなければならない。肝臓で産生された栄養素を豊富に含んだ血は，肝臓から全身の細胞に供給される。逆に，全身の細胞が活動する際に発生した多種多様な毒性物質は，血と共に肝臓へと送り返されて，最終的に肝臓において解毒される。

　瘀血の病態において停滞するのは，全身の細胞から肝臓へと送り返される血の流れなのである。したがって，体内で発生した毒性物質は肝臓で解毒されることなく，大循環系を介して脳にも送られ，血液脳関門を通過した毒性物質が様々な精神症状を引き起こすことになる。この病態が便秘によって悪化するのは，肝臓から胆道系を経由して腸管内に排泄された毒性物質や，腸内細菌が産生した毒性物質，あるいは食物中に含まれていた毒性物質などが，大腸において体内に吸収されてしまうからである。

　東洋医学的には血の働きが低下した病態が「血虚」であるが，その発生メカニズムには少なくとも三つのプロセスが関与している。

　第一に，肝臓における血の産生が低下したために発生する血虚の病態がある。原因としては，食物から摂取するタンパク質量の不足や，肝硬変のような肝臓におけるタンパク質合成能の低下などが考えられる。第二に，肝臓から全身の細胞へと供給される血の流れが障害されたために発生する血虚の病態がある。冷え症の人や，末梢循環障害がある人によくみられる。第三に，細胞組織において血を利用して構造を形成する活動が衰退したために発生する血虚の病態がある。加齢とともに皮膚の張りや潤いがなくなったり，関節の軟骨がすり減ったりするのはこのためである。血虚の病態を示唆する代表的な症状は**図5**のとおりである。

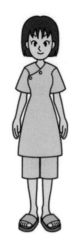

皮膚表面の弾力低下
皮膚の乾燥と荒れ
頭髪が抜けやすい
爪がもろく割れやすい
眼精疲労（疲れ目）
不眠・睡眠障害
体重の減少
筋肉量の減少
筋肉の痙攣
こむらがえり

顔面は蒼白
舌の色は淡泊
手足の先が冷える
手足がしびれる
貧血

過少月経や無月経
月経の量が少ない
不妊症

【図5】血虚の病態を示唆する代表的症状 [1]

　血虚の病態を呈する未病者には，四物湯（しもつとう）とその類縁方剤が適応になる。
　四物湯の構成生薬は，当帰，芍薬，川芎（せんきゅう），地黄の4種類である。このなかで，血虚を改善する効能をもっているのは，地黄，当帰，芍薬の3生薬である。地黄は，八味地黄丸の主要構成生薬であり，腎虚を改善する生薬であると述べたが，同時に血虚の病態を改善する作用も併せもっている。当帰は女性ホルモンのバランスを調整する効能があり，婦人科疾患に広く応用されると同時に，末梢循環の改善作用に優れ，冷え症に効果がある。芍薬は骨格筋や平滑筋の緊張を緩めて痛みを止める作用に優れており，こむら返りや筋肉痛，生理痛などに効果がある。川芎は，血の流れを良くすることによって，二次的に血虚の病態を改善する生薬である。四物湯の類縁方剤としては，当帰芍薬散（とうきしゃくやくさん）や温経湯（うんけいとう）などがあり，実際の臨床では四物湯よりもよく使われている。
　当帰芍薬散の構成生薬をみると，四物湯から地黄を去り，利水作用（水滞を改善する作用）のある白朮，茯苓，沢瀉を加えてある。当帰芍薬散が適応となる未病者がよく訴える症状は次のとおりである。顔色蒼白，貧血，浮腫傾向，全身倦怠感，無気力，眼精疲労，寒がり，四肢冷感，頭痛，頭重，肩こり，耳鳴り，めまい，動悸，不眠，月経異常，腹痛，筋肉痛，関節痛。
　一方，温経湯の構成生薬をみると，四物湯から地黄を去り，滋潤作用（水が不足して乾燥した病態を潤す作用）のある阿膠（あきょう），麦門冬（ばくもんどう），人参などを加えてある。温経湯が適応となる未病者がよく訴える症状は次のとおりである。顔色不良，貧血，皮膚枯燥，肌荒れ，口唇乾燥，月経異常，下腹部痛，手掌のほてり，疲労倦怠，無気力，頭痛，のぼせ，下半身の冷え。

2.5　ストレスによる未病（気鬱と気逆）

　心理・社会的なストレスによって東洋医学的未病が発生するメカニズムについては，脳の科学的研究によって多くの事実が明らかになっている。とくに，情動の中枢である大脳辺縁系（視床下部や扁桃体，海馬などを含む）における神経細胞の活動が，精神症状に影響を及ぼすだけでなく，内分泌系や自律神経系を介して全身の身体症状にも多彩な影響を及ぼすことが分かってきた。

東洋医学は，精神症状と身体症状を一つのものとして認識する心身一如の医学であるとすでに述べたが，脳科学研究の進歩がそれを裏付けているわけである。
　ストレスによって発生する未病の病態を，東洋医学は気の流れが停滞あるいは失調した病態として認識している。そこで，気の流れというものについて説明しておきたい。
　人間の生命活動は，約60兆個の細胞が営む生命活動の集積である。このとき，個々の細胞は自分勝手に活動しているわけではない。相互に情報を交換しながら，全体として調和のとれた生命活動のプロセスを作り上げている。この生命活動プロセスの流れが，気の流れによって支えられているのだと東洋医学は理解しているわけである。
　たとえば，精神運動活動のプロセスについて考えてみたい。最初に外界からの刺激を感覚器官（眼・耳・鼻・舌・皮膚）が受容し，その情報を脳の感覚野に伝達して認知し，脳内で複雑な情報処理を行って思考や感情，意志といった心的プロセスが発生し，最後は運動野から特定の筋肉に刺激を伝達して思いどおりの行動をする。こうした精神運動活動のプロセスが，朝起きてから夜寝るまで際限なく繰り返されている。ストレスによって発生する未病の病態では，この精神運動活動プロセスを支えている気の流れが停滞あるいは失調し，気鬱や気逆といった病態が発生するのである。
　起床から就寝までの間に，精神運動活動のプロセスとは別に，消化吸収活動のプロセスも同時に進行している。通常は1日に3回の食事をするわけだが，食べたものは口から食道，胃，小腸，大腸，肛門へと移動する途中で消化・吸収され，最終的に便となって排泄される。この活動プロセスにおいても，消化管を構成する粘膜細胞や平滑筋細胞は，相互に情報を交換しながら，全体として調和のとれた生命活動のプロセスを作り上げている。この消化吸収活動のプロセスは，視床下部の摂食中枢と満腹中枢の活動によって複雑に制御されており，心理・社会的なストレスの影響を強く受ける。ストレスによって食欲がなくなったり，胃が張ったり，便秘や下痢になったりするのはそのためである。このような病態もまた，気鬱や気逆の病態として理解することができる。
　本項では最初に，気鬱の病態について説明し，後で気逆の病態について説明することにする。気鬱の病態を示唆する代表的な症状は**図6**のとおりである。

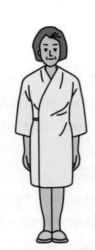

怒りや恐怖の感情
イライラした気分
緊張しやすい
緊張型頭痛
頭が重い感じ
眼瞼痙攣
肩凝り
背部痛
腰痛

憂いや悲しみの感情
憂うつな気分
抑うつ傾向
朝起きにくく調子が悪い
咽喉がつかえる感じ
胃もたれ
胃部膨満感
げっぷ
便がすっきり出ない
排ガスが多い
腹部膨満感

【図6】 気鬱の病態を示唆する代表的症状[1]

気鬱の病態については，心理・社会的なストレスに対する反応パターンの違いによって，「緊張過多」タイプの気鬱と「憂慮過多」タイプの気鬱に分けて考えることができる。

　緊張過多タイプの気鬱とは，ストレスを与えた相手のほうに関心を向ける傾向が強く，怒りや恐れの感情とイライラした気分が主になる病態である。このとき，精神運動活動プロセスを支えている気の流れが失調することによって，身体的には骨格筋の緊張が持続的に亢進した病態を呈する。たとえば，肩や背中，腰の筋肉が慢性的に緊張して，肩こりや背部痛，腰痛などを認める。また，瘀血の病態を伴うことが多い。

　一方，憂慮過多タイプの気鬱とは，ストレスを受けて傷ついた自分自身に関心を向ける傾向が強く，憂いや悲しみの感情と憂うつな気分が主になる病態である。このとき，消化吸収活動プロセスを支えている気の流れが失調することによって，さまざまな消化器症状を呈する。上部消化管症状として多いのは，胃もたれ，胃部膨満感，げっぷ，咽喉のつかえなどである。また，下部消化管症状として多いのは，便がすっきり出ない，排ガスが多い，腹部膨満感，腹痛などである。また，水滞の病態を伴うことが多い。

　緊張過多タイプの気鬱には，心身の緊張状態を緩和して，イライラした気分を和らげる柴胡（さいこ）という生薬を含む方剤が適応になる。代表的な方剤は，抑肝散（よくかんさん）と加味逍遙散（かみしょうようさん）である。

　抑肝散の構成生薬は，柴胡，釣藤鈎（ちょうとうこう），当帰，川芎，蒼朮（そうじゅつ），茯苓，甘草である。柴胡と釣藤鈎で気の流れを改善し，当帰と川芎で血の流れを改善し，蒼朮と茯苓で水の流れを改善するというバランスのとれた構成になっている。抑肝散が適応となる未病者がよく訴える症状は次のとおりである。精神的には緊張・興奮しやすく，イライラ，易怒性，不眠などを呈する。身体的には，眼瞼や顔面の痙攣，手足の震えや緊張亢進などを呈する。また，落ち着きがなく，ひきつけや夜泣きのある子供にもよい。近年，認知症の周辺症状にも応用されるようになってきた。

　加味逍遙散の構成生薬は，柴胡，山梔子（さんしし），薄荷（はっか），当帰，芍薬，牡丹皮，蒼朮，茯苓，生姜，甘草である。柴胡と山梔子，薄荷で気の流れを改善し，当帰と芍薬，牡丹皮で血の流れを改善し，蒼朮と茯苓で水の流れを改善するというバランスのとれた構成になっている。加味逍遙散が適応となる未病者がよく訴える症状は次のとおりである。精神的には，不安，不眠，イライラ，易怒性，情緒不安定などを呈する。身体的には，めまい，頭痛，肩こり，疲労倦怠感，発作的な発汗，冷えのぼせ，動悸，便秘，月経異常，腰痛を呈する。

　一方，憂慮過多タイプの気鬱には，消化吸収活動プロセスを安定化して，憂うつな気分を発散する厚朴（こうぼく）や蘇葉（そよう）といった生薬を含む方剤が適応になる。代表的な方剤は，半夏厚朴湯（はんげこうぼくとう）と香蘇散（こうそさん）である。症状をはっきりと訴える患者には半夏厚朴湯が適しており，訴えるのを遠慮する患者には香蘇散が適している。

　半夏厚朴湯の構成生薬は，厚朴，蘇葉，生姜，半夏，茯苓である。厚朴と蘇葉で気の流れを改善し，生姜と半夏，茯苓の組み合わせで上部消化管内の水の流れを良くして吐き気や嘔吐を止めるように作られている。半夏厚朴湯が適応となる未病者がよく訴える症状は次のとおりである。精神的には，神経質で几帳面な傾向があり，憂うつ気分，抑うつ状態，情緒不安定，不眠などを呈する。身体的には，咽中炙臠（咽喉に何かが痞えてふさがる感じ），食欲不振，悪心，嘔吐，咳嗽，呼吸困難，めまい，立ちくらみ，頭痛，頭重，疲労倦怠感を呈する。

未病医学標準テキスト　173

香蘇散の構成生薬は，香附子（こうぶし），蘇葉，陳皮，生姜，甘草である。香附子は気鬱の病態を改善する効果に優れた生薬であり，蘇葉と陳皮がその効能を補佐するように作られている。香蘇散が適応となる未病者がよく訴える症状は次のとおりである。精神的には，不安，不眠，憂うつ気分，抑うつ状態，情緒不安定などを呈する。身体的には，食欲不振，悪心，嘔吐，腹満，下痢などの胃腸症状や，頭痛，肩こり，めまい，立ちくらみ，耳鳴を呈する。

　ここまで，気鬱の病態を中心に説明してきたが，ここからは気の流れが失調した気逆の病態について説明する。気逆の病態を示唆する代表的な症状は図7のとおりである。

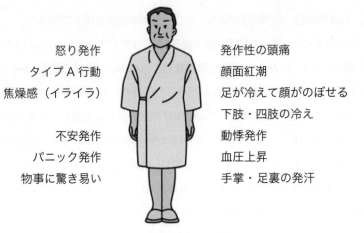

【図7】気逆の病態を示唆する代表的症状[1]

　気逆の病態では，気の流れが失調することによって発作性の精神症状を呈する。敵意性や攻撃性が強いために，怒りを発作的に繰り返すタイプA行動パターンはその典型例である。また，発作的に出現する不安発作やパニック発作も気逆の症状である。強いストレスに対する発作的な怒りや恐れは，一過性であればあまり問題にならないが，気逆の病態では発作的な興奮状態を何度も繰り返すという点に問題がある。

　身体的には，動悸や血圧上昇，頭痛発作，顔面紅潮，冷えのぼせ，手足の発汗，臍上悸・臍下悸（腹部大動脈の拍動を臍の上・下で触知する）といった交感神経系の活動亢進による症候を呈する。その結果，循環器系の心身症を引き起こすリスクが高くなる。そのなかには，機能性の疾患だけでなく，狭心症や心筋梗塞といった器質性の疾患も含まれる。

ここで，気逆の病態でみられる心身の興奮状態と，すでに述べた気鬱の病態でみられる心身の緊張状態とを鑑別するポイントについて考えてみる。どちらの病態にも，怒りや恐れの感情が関与しているが，気逆の病態では感情を表出することによって，一時的に興奮状態が鎮まるという特徴がある。それに対して気鬱の病態では，感情表出を我慢して抑制しているために，いつまでも緊張状態が持続するという点に大きな違いがある。

　気逆の病態を改善するためには，交感神経系の活動を安定化して，興奮を鎮める黄連（おうれん）や桂皮，竜骨（りゅうこつ），牡蛎（ぼれい）といった生薬を含む方剤が適応になる。代表的な方剤は，黄連解毒湯（おうれんげどくとう）と桂枝加竜骨牡蛎湯（けいしかりゅうこつぼれいとう）である。

　攻撃的で怒りっぽく，虚血性心疾患になりやすいタイプＡ行動パターンの人には，黄連解毒湯が適している。黄連解毒湯の構成生薬は，黄連，黄芩（おうごん），黄柏（おうばく），山梔子である。これら４生薬はすべて，熱をさまして興奮を鎮静化する効果に優れた生薬である。黄連解毒湯が適応となる未病者がよく訴える症状は次のとおりである。精神的には，興奮して落ち着かない，神経過敏，精神不安，不眠を呈する。身体的には，のぼせ，顔面紅潮，口が乾く，眼球結膜充血，瘙痒感，頭痛，頭重，めまい，耳鳴り，動悸，胸内苦悶感，出血傾向（鼻出血，吐血，下血，痔出血など）を呈する。

　一方，防衛的で不安発作やパニック発作を起こしやすい人には，桂枝加竜骨牡蛎湯が適している。桂枝加竜骨牡蛎湯の構成生薬は，桂皮，竜骨，牡蛎，芍薬，生姜，大棗，甘草である。桂皮，竜骨，牡蛎の３生薬は，不安や恐怖による精神的な興奮を鎮静化する効果に優れている。桂枝加竜骨牡蛎湯が適応となる未病者がよく訴える症状は次のとおりである。精神的には，神経過敏や精神不安，パニック，性欲の異常を呈する。身体的には，易疲労感，盗汗，手足の冷え，心悸亢進，めまい，頭痛を呈する。

【文献】
　1) 喜多敏明：好きになる漢方医学，講談社，東京（2013）.

〈喜多　敏明〉

未病医学標準テキスト　175

3. 未病と鍼灸医療

3.1 はじめに

"未病"という言葉は，中国最古の医学書である『黄帝内経・素問』（以下『素問』と略）と『黄帝内経・霊枢』（以下『霊枢』と略）（紀元前2世紀（前漢）に編纂され，7～11世紀（宋代）にかけて再編纂されたものが現在に伝わる）に発している。この二書は中国医学や日本の「東洋医学」の原典である。『素問』は基礎理論や養生法のほかに，当時の医療思考・哲学ともいうべき内容が書かれており，『霊枢』は鍼灸術や診断治療などの臨床医学に関しての技術法などが記述されていて，別名『鍼経』とも呼ばれている。この二書に流れている基本思考は"気の思想"と"陰陽観"である。したがって，原典のいくつかの編にまたがってみる"未病"の考え方も"気の思想"と"陰陽観"の哲学思想で形作られている。なかでも『素問』の「四気調神大論」は，内容が"未病"に関連した記述であり，未病概念が"養生"と結びつく根拠が述べられている。

3.2 「四気調神大論」編にみる未病の概念

それでは，"未病"を統合的に論述している「四気調神大論」をみてみよう。

冒頭は四季の天地の気に従いながらの，四季折々の養生の方法を論じ，この養生を守れば，"未病"を治すことが可能であるとしている。たとえば，「春三月は発陳（はっちん）と謂い，天地共に栄えるから，遅寝早起きして，庭を広く散歩すると良い。衣髪は緩めて整え，志を生ぜしめ，生かして殺すなかれ，与えて奪うなかれ，賞めて罰するなかれ，これが春の気に応じた春の養生の道である。これに逆らえば，肝（五臓のうち肝は春の臓に配当されている）をいため，夏に寒変（かんへん）となり，長を奉ずるものは少ない。」とある。

以下，他の季節についても同様に述べられ，四季折々に目指す養生は，春には「生を養う」夏には「長を養う」＝春夏は陽を養う，秋には「収を養う」冬には「蔵を養う」＝秋冬は陰を養うとしている。すなわち，四季に合わせた天地の意（状態）に沿うことこそが，人や万物の"養生"であるとした。

さらに，人や万物は天気〔陽〕と地気〔陰〕との交流から生まれたのだから，天と人は感応して調和すること（伝統古代思想の「天人合一」の考え方）が理想の状態であり，これを生命あるものの健康状態と捉えたのである。反対に，四季の気に合わない生き方は，四季それぞれの気に対応する臓を傷めるばかりか，次の季節に起こりうる病の素地＝未病の状態になるとした。

そして論末尾に，「聖人（模範となる人）はもはや病となっている"已病"を治すのではなく，まだ病ではない"未病"を治す。これは乱が起きてから治めるのではなく，まだ未乱のうちに治めることと同じである。病になってから薬を使ったり，乱になってから治めるのでは，口が渇いてから井戸を掘ったり，戦いになってから武器を作るのにたとえられように，それでは遅いのである」ここでは未病対策のあり方を乱世の政治や，井戸を穿つ済世をアナロジーにしてその意を伝えようとしている。後世この篇を未病の典拠とみなして末尾の文言が広く引用されているのは，環境（大宇宙）と人（小宇宙）の関係をダイナミックに論じたことと，巧みな

アナロジーの文言に文学性を感じさせるからであろう。ここでいう文学性とは，永遠性，説得性を含んだ意味である。つまり，伝統古代思想において，アナロジーはメタファーと共に"気の感応"思考を形作る重要な論理であったといえる。

3.3　典拠にみる"未病"の意義

　四気調神大論にみる"未病"の考え方は次のようにまとめることができる。①"未病"は"養生"のなかで位置づけられている。②四季に応じた行動様式や態度・心構えが〔生〕を養う。③四季の気に合わない生活は当該の五臓を傷め，次の季節に関連した病を起こす。

　天気〔陽〕と地気〔陰〕の交流のなかの存在として，人のあるべき健康を説いた"陰陽観"であり，また天気，地気，そして四季の気を受けながら人体の気も養われているという"気の思想"が含まれている。注目すべきは人体と天体との交流する気の概念のほかに，季節の移ろいに伴う"継承する気"あるいは"流れる気"を重視しており，それが順調に流れないと次の季節で病になると述べている点である。つまり，四季の時間の流れの規則（順）に沿うことで"養生"が成り立ち，流れが不規則（逆）になれば先行きで病になると述べている。『素問』，『霊枢』に見られる"気の逆順（順の流れと逆の流れ）"の考え方である。

　したがって，"養生"に反して起こりつつある臓腑の変調の兆し（東洋医学でいう臓腑は，西洋医学でいう個々の臓腑ではないので変調＝臓腑疾患ではなく，その臓腑系統の変調を表す一連の症状の組み合わせ，あるいは症候群ともいうべき状態＝未病）を治せば，これから起こるであろう疾病を防ぐことができるとしている。

　ここまでの論述で改めて喚起しておくことは，"未病"は"養生"のなかで位置づけられていることである。そしてそのことは養生のなかにおける鍼灸治療の位置づけに関して重要な意味をもっていることでもある。

3.4　鍼灸医療の真価は治未病医療にある

　その意味を貝原益軒の『養生訓』に尋ねてみよう。訓には「身をつつしみ生を養うはこれ人間第一のおもくすべき事の至也」という説示に続き，「養生の道は，病なき時につつしむにあり」として養生のなかに未病を位置づけ，「養生の術は，つとむべき事をよくつとめて身をうごかし，気をめぐらすをよしとす」として，気をめぐらすことが具体的な養生実践のコツ（核）と説いた。

　さて，鍼灸医療とは，望診（視診）問診（医療面接）と切診（触診；脈診・腹診）を行って患者の気の消長（気の多寡と流れ方）を観察するとともに変調を起こしている臓腑を同定し，その臓腑に属する経絡上に存在する経穴（ツボ）を使い施療する医療である。施療の主目的は気を動かし，その流態を円滑にする（疎通を図る）ことによって自然治癒力を高めることにある。鍼灸のおもな治効原理を現代医学的にいうなら，生態の恒常性の賦活化である。その意味から鍼灸は，"養生"のなかにあってその面目を発揮する"未病"に向き合う"治未病医療"であり，養生のコアともなる医療といえる。前項で述べた鍼灸治療の位置づけに関して重要な意味というのは，鍼灸がもつ治効原理そのものに帰着することが納得されよう。

　鍼灸医学では，人体の気は主要な十二本の経絡を流れるとするが，その流れはつま先・手先から胸部・頭部をほぼ縦に結ぶルートである。鍼灸の治療効果波及は経絡の及ぶところであるので，臨床ではその病状は経絡上の流れに沿って尋ねることになる。たとえば，つま先から頭部まで流れるある経絡を病と同定するな

未病医学標準テキスト　177

らば，患者にはつま先から頭部までの状態について，観る，触れるなどの診察と並行して詳細な医療面接を行い，全身的なシステムレビューを作り上げる。このように全身的に縦に流れる経絡を診察することは，已病（既病）をいち早く発見するばかりではなく，未病や已病の兆しをいち早く察する手段となっている。

3.5　標準的治療処方のない鍼灸ではあるが・・・

　1970 年代初頭の鍼麻酔で喧伝されたように，鍼灸治療は鎮痛効果がつとに有名であるが，自律神経系，内分泌系，免疫系などに作用していることがさまざまな研究で判明し，治未病医療として役立つ鍼灸の医療効果が立証されつつある。しかし，鍼灸医療の現場では鍼灸施術方法にいたってはいくつかの流派が併立して，標準的治療処方のようなものは存在しないのが実情である。それでもおのおのの流派が存続して一家言をなしているのならば，その治療効果には鍼灸が本来もつところの特性に依存しているといっても過言ではなかろう[1]。事実，筆者らを含め，鍼灸の実地臨床家の多くは未病治療的臨床体験例をもち，その経験知を指標とした臨床を展開してきた。比較的よくある事例は，慢性腰痛治療で来院した患者さんに患部のみの継続施療を行っていたところ，ほとんど感冒を引かなくなったとか，五十肩の治療を数か月間加療していたら高血圧が改善したなどのエピソードは数多くある。前者は腰の経穴が補腎にして壮健の作用（生体の恒常性と防御系の賦活・活性化）があり，後者は肩の経穴には気を降ろす作用（自律神経調整効果）があるからと推察できる。

　また，片麻痺のリハビリテーションに鍼灸医療を導入した結果，健側の強化と能力障害の改善など，ADL全般にわたって向上効果を認めており，自然治癒力を賦活する，いわゆる治未病的効果を証する臨床実績として評価できるものと考えている[2)-4)]。

3.6　おわりに

　千年余，人口に膾炙されてきた鍼灸は“治未病医療”としての医療効果のみでなく，21 世紀の国民医療のなかに位置づけ・意味づけるための研究は広く行われている。その状況と成果は末尾文献 5）を参照されたい。

　中国医学の古典は治未病が実践できる卓越した臨床医を「上工」，已病の対策しか知らない医者を「下工」と格付けした。時代は，そして人々は，身近に感性豊かな「上工」がいることを望んでいる。

178　第 4 章　未病とチーム医療の役割

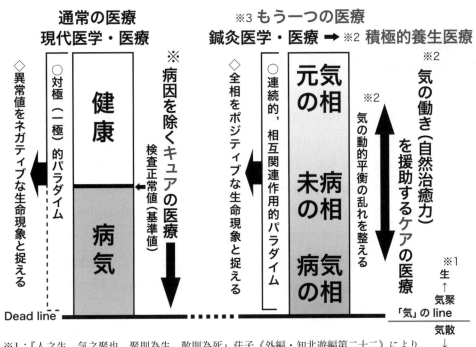

※1;『人之生，気之聚也。聚則為生，散則為死』荘子《外編・知北遊編第二十二》により，筆者は dead line に相当するものを「気」の line と呼んでいる。
※2;自然治癒力増強効果（治未病効果）は，エントロピー増大抑制効果にもつながるものとも考えられる（福岡伸一著：『新版 動的平衡』小学館新書 2017；p 275 〜）。
※3;鍼灸医療は現代医療とは医療の場におけるジャンル（棲み分け）が異なるので，鍼灸医療のアイデンティティーを明確にするためこの語彙を用いている。

【図1】 健康・病気と治療ベクトル⇔の相違概念図

【文献】
1) 石川家明：治療穴をどうやって選ぶ？, 医道の日本, **169** (9), 91-97 (2010).
2) 丹澤章八：鍼灸と未病, 漢方と最新治療, **13** (2), 143-148 (2004).
3) 丹澤章八：リハビリテーションと鍼灸, からだの科学増刊, 漢方医学の新知識, 157-163 (1995).
4) 丹澤章八：リハビリテーション・鍼灸・QOL, 明治鍼灸医学, **17**, 43-54 (1995).
5) 矢野 忠，川喜田健司編集：鍼灸臨床最新科学—メカニズムとエビデンス, 医歯薬出版 (2014).

〈丹澤　章八／石川　家明〉

4. 薬膳（薬食同源）

4.1 薬膳とは
4.1.1 歴史と背景

　古代より中国では毎日の食事が心身の健康状態に大きく影響すると考えられてきた。薬膳ということばそのものが使われるようになったのは 1980 年頃のことだが，食事によって病気の治療や健康維持を図る営みは古代中国においてすでに定着していた。このような医療活動や生活習慣が，広い意味での薬膳である。

　中国の周の時代（紀元前 1046 年頃〜 256 年）に書かれた古典『周礼』に「食医」ということばが出てくる。食医は皇帝の食事を管理して皇帝の健康管理と病気の治療を行っていた医師である。当時，医師には食医，疾医（内科医），傷医（外科医），獣医の四種類があり，食医はそのなかの最高位であった。

　紀元前四世紀頃から記された医書『黄帝内経』では「未病を治す」と予防医学の重要性が示され，食事による健康管理の必要性も説かれている。薬膳のなかでも，病気にならないように健康維持をすることを「食養」，また病気の治療に食事を工夫することを「食療」という。食べものの力を利用して未病を治し病気を防ぐために，薬膳は古くから重要な役割を果たしてきた。

4.1.2 現在の薬膳

　薬膳が皇帝のためのものであった古代とは違い，現在の中国では薬膳は広く大衆に浸透している。家庭の主婦は家族の体調や気候に合わせて食材を選び献立を考える。市場に行けば漢方生薬は容易に入手できる。

　医療現場でも薬膳は重要な医療の一つである。現在中国では西洋医学と中医学がともに認められており，薬膳は中医学の一分野として存在し，教授を筆頭に多数の教員が治療・研究・教育に携わっている。

　具体的には，手術前の体力強化，術後の体力回復をはじめ，化学療法や放射線療法を薬膳と併用してその副作用を軽減させるなど，西洋医学との協力で治療効果を高めている。また糖尿病や貧血，高血圧，ぜんそく，婦人科系の疾患をはじめ多くの慢性疾患において，漢方薬とともに薬膳による治療が活用されている。

4.2 薬膳と栄養学
4.2.1 現代栄養学との比較

　西洋医学には事象を細分化して捉えようとする機械論的自然観が根底にある。一方，東洋医学は部分よりも全体の相関関係を重視する有機的な価値観に立脚している。この視点の違いが現代栄養学と薬膳との相違にも現れている。

　栄養学は食品を分析して炭水化物やビタミンといった栄養素を発見した。一日に必要なタンパク質は何グラムだから，この食品をこれだけ摂取するといい，という形である。

　一方，薬膳では人体に与える食品の影響力を明確にしてきた。身体を冷やすとか温めるとか，あるいは肝臓に良いとか呼吸器系に良いとかである。これらの特徴を食生活に生かして病気の予防や治療に役立てようというのが薬膳である。たとえば冷え症の人は，生姜のような身体を温める食材をとる，さらに，冷やした生野

菜よりも温かい煮物のようなかたちで野菜をとる，それだけでも立派な薬膳の考え方といえる。

　一つの例として，たとえば骨を強くしたい場合，栄養学ではカルシウムの補給をすすめる。骨の主成分がカルシウムだからである。一方，薬膳では，骨の生成と関係が深い機能を高める献立を作る。カルシウムの摂取量を増やすのも大事だが，食べたものに含まれるカルシウムが骨としてしっかり身につく力を高めるのが薬膳である。

　なお薬膳には必ずしも特殊な漢方生薬を使う必要はない。先の例のように冷え症の人に身体を温める料理を供するだけでも立派な薬膳である。薬膳料理と薬草料理とは違う。

4.2.2　「気」の摂取

　漢方において重要な概念に「気」がある。気とは，生きるために必要な生命力やエネルギーのことである。各種生命活動や生理機能を推進する構成成分として漢方や薬膳で重要視されている。

　薬膳では食品を栄養素の集合体として捉えるのではなく，食品に含まれる「気」を食事をとおしていただくものと考える。食材が自然界で生長するあいだに得た大地や海，太陽エネルギーを，食事としていただくということである。

4.2.3　サプリメントと薬膳

　サプリメントは一般に栄養補助食品のことを指す。不足している栄養を錠剤や飲料のかたちで補給する。

　一方，薬膳は，足りない栄養を補うだけでなく，落ちた機能を活性化したり，流れの悪いものを改善したり，身体に過剰に存在するものを除去したりということも行う。体質にあった食事をとることにより，心身を養い，免疫力を高め，病気になる前に病気の芽をつんでしまうのが薬膳である。

　近年増加傾向にある糖尿病や高脂血症，がん，高血圧などの生活習慣病，あるいはアトピー性皮膚炎などの皮膚疾患，それにアレルギー性の疾患などは，漢方で考える流れの悪化や過剰物の存在と関係が深い。今後は流れや過剰物の鬱滞を改善する薬膳の役割が高まると思われる。

4.3　薬膳の基本的な考え方

4.3.1　薬食同源

　薬も食品も，ともに生命を養い健康を保つためのものであり，その本質は同じである。これを薬食同源という。毎日，口にするものがそのまま血となり肉となり，身体をつくり，生命力となる。

　漢方の場合，薬つまり漢方薬の原料はすべて天然のものである。薬も食べものも，ともに自然のなかではぐくまれ，生長してきた。根や実，葉などに大地，海洋，太陽からのエネルギーや物質，つまり「気」が凝集されている。その大自然の恵みをいただいて日々の糧とするのが「食」，病気を治すのが「医」である。毎日の食事に十分配慮していれば健康を維持できるというのが薬食同源である。

4.3.2　五味五色

　中国では古代より万物を五つに分けて考える哲学，五行説が浸透していた。その考えに基づき，食べもの

未病医学標準テキスト　181

も五つに分類された。五味とは酸味，苦味，甘味，辛味，鹹味（塩味）であり，五色は青，赤，黄，白，黒である。それぞれが五臓という機能大別に対応する。この五つを摂取すると体内の諸機能が潤滑に働く。未病や病気のときは，弱っている機能を高めるものを食べる。

4.3.3　身土不二

「身」は人間の身体，「土」は環境を意味する。身土不二とは，健康状態と環境とは切っても切れない関係にあるということである。たとえば寒い地域と暑い地域とでは，育つ植物が違い，人が口にする食べものも異なる。暑い地域で食べられる食材には身体を冷やすものが多い。寒い地域の人が暑いところでとれた特産物ばかり食べていると，身体が冷えてしまう。

4.3.4　一物全食

食材をまるごと全部食べることを一物全食という。植物は根がなくても葉がなくても育たない。植物のすべての部分は，なにがしかの重要な役割を果たしており，その結果，その植物が生長できる。そのすべてをいただこうというのが一物全食である。動物も同じである。ふだん捨てている野菜の皮や根，また魚の内臓にも，栄養がたくさん含まれている。

4.3.5　食性（五性）

食べものには，そこに含まれる滋養分という角度以外に，それを食べることにより身体が温まるか，冷えるかという角度もある。それを食性という。熱，温，平，涼，寒の五つがあり，体調や環境によって食材を選ぶ目安にする。

4.4　現代社会における薬膳

飽食の時代といわれるようになって久しい現在，とくに意識しないでいると必要以上の動物性の食品が体内に入ってくる。動物性のタンパク質や脂肪が必要な場合もあるが，過剰な肉食では弊害が生じる。白砂糖のとりすぎや，農薬，それに着色料や防腐剤をはじめとする食品添加物も「気」を消耗させて臓腑のバランスを失調させる一因となる。

毎日の食事は，単に空腹感を充足させるためのものではない。好きなものばかり食べる偏食を続けていては体質の悪化を招く。

食事は，自然界の「気」を取り入れて健康を維持し，病気を治療する営みである。体質や体調，季節，生活環境に合わせて食事が組み立てられれば健全な体質を維持できる。未病を治すためにも薬膳の知恵を活用することが望まれる。

〈幸井　俊高〉

4-5	# セルフメディケーション
	―治未病へのOTC医薬品応用学―

1. はじめに

　超少子高齢化に伴い，わが国の医療保険制度および介護保険制度は財政問題ばかりでなく，人材問題からも危機を迎えることになるであろう。これに対し，2025年を目途に医療・介護を支えるための方針を示し，地域包括ケアを基にさまざまな政策が立てられている。

　医薬分業が70%に近づこうとしている中で，薬局やドラッグストアに勤務する薬剤師にも地域医療・介護総合確保方針に従い医療・介護へ積極的な取り組みが期待されている。また，薬剤師には地域の医療・介護ばかりでなく，保健領域，いわゆる健康寿命の延伸を目標とした，健康づくりや健康維持，未病の改善，疾病の予防，疾病の重症化予防などにおいても国民の健康づくり支援としての役割が大きく期待されている。

2. セルフメディケーションの推進

　平成25年に始まった健康日本21（第2次）における健康増進法「国民の健康の増進の総合的な推進を図るための基本的な方針」の中の「健康を支え，守るための社会環境の整備として地域住民が身近で気軽に専門的な支援・相談が受けられる民間団体の活動拠点数の増加」に対する日本薬剤師会の取り組みが示された。すなわち，薬局においては，地域住民の健康支援・相談対応などを積極的に行うことを地域住民に周知し，さらにそのような健康支援薬局数を増加するなどの具体的な目標が示されている。

　セルフメディケーションという言葉はさまざまなマスコミで取り上げられ，わが国でも普及しているものである。セルフメディケーションとは，自分自身の健康に責任をもち，軽度な身体不調を自身で管理することである。日本薬業連絡協議会では，具体的に軽度な傷やけが，あるいは疾病を薬局やドラッグストアで売られている一般用医薬品（OTC薬，Over The Counter：オーバー・ザ・カウンターの略で，カウンター越しに販売される医薬品を指す）などを使用して自分で手当てすることに加え，生活者自らが参画し，生活習慣病や慢性疾患の予防や未病改善を行うこととしている[1]。高齢化に伴う生活習慣病や慢性疾患が増加しているわが国においては，それに伴う医療費の高騰が社会問題となっており，セルフメディケーションの推進は大いに期待されている。また，セルフメディケーションを推進するためにはOTC医薬品は中心的な役割を果たすが，

未病医学標準テキスト　183

これ以外にも薬局製剤，健康食品などの活用，食生活の改善，運動療法の活用なども重要である。

　政府は平成 25 年 6 月に日本再興戦略として「薬局を地域に密着した健康情報の拠点として，一般用医薬品等の適正な使用に関する助言や健康に関する相談，情報提供を行うなど，セルフメディケーションの推進のために薬局・薬剤師の活用を促進する」と発表した。

　平成 26 年度には，厚生労働省ではセルフメディケーション推進のため，薬局・薬剤師を活用した健康情報の拠点（健康ナビステーション（仮称））の整備や在宅医療に関するモデル事業を実施するための予算が組まれ，全国の都道府県でさまざまな活動が進められた。さらに，平成 27 年度には平成 26 年度の事業を踏まえたセルフメディケーション推進に尽力した薬局・薬剤師を活用したセルフメディケーションのさらなる推進のための充実した相談体制や設備などを有する薬局を地域住民に公表する仕組みの検討のために予算が組み込まれた。さらに，厚生労働省で健康情報拠点薬局（仮称）のあり方に関する検討会が薬剤師，医師，看護師など医療関係の代表者や大学教育者，生活者代表，新聞記者などの学識経験者によって行われており，薬局の機能，薬剤師の役割などが検討された。その結果は「健康サポート薬局のあり方について」報告書（平成 27 年 9 月）として取りまとめられた。健康サポート薬局に必要な「かかりつけ薬剤師・薬局の基本的な機能」および「国民による主体的な健康の保持増進を積極的に支援する機能（健康サポート機能）」については，制度の施工通知（平成 28 年 2 月 12 日）に詳細に示されている。

3. 治未病への OTC 医薬品の活用

　生活者自らが参画し，生活習慣病や慢性疾患の予防や未病改善を行うこと，すなわちセルフメディケーションの中心課題に対して OTC 医薬品の使用はきわめて重要である。OTC 医薬品は要指導医薬品と一般用医薬品（第 1 類医薬品，第 2 類医薬品，第 3 類医薬品）に分類される（**表1** 参照）。分類ごとに対応する専門家（薬剤師，登録販売者）は下表の通りであるが，薬剤師はすべての OTC 医薬品を取り扱うことができる。

【表1】OTC 医薬品の分類[2)]

OTC 医薬品分類		対応する専門家	販売者からお客様への説明	お客様からの相談への対応	インターネット，郵便などでの販売
要指導医薬品※		薬剤師	書面での情報提供（義務）	義務	不可
一般用医薬品	第 1 類医薬品	薬剤師	書面での情報提供（義務）	義務	不可
	第 2 類医薬品	薬剤師または登録販売者	努力義務	義務	可
	第 3 類医薬品	薬剤師または登録販売者	法律上の規定なし	義務	可

※2014年6月12日施行

生活者が健康に不安を感じたときや健康維持や気になる体調の異変を感じたときに，薬局は身近で気軽に健康相談ができる拠点であり，薬剤師はその支援を行う職能が期待されている。

　生活者のOTC医薬品等の活用時や健康への不安時に，相談を受けた薬剤師等専門家は目的に応じて既往歴をはじめとして，治療中の疾病・使用されている医薬品など，体質，また生活背景や環境などを情報収集した上で，気になる症状などからOTC医薬品などの活用で問題ないのか，また活用する場合のより適切なOTC医薬品の提案などや緊急に受診を要する疾病，OTC医薬品などでは対応できない疾病の可能性があるのかなどを適切に判断し，支援する役割がある。その中で医療機関の医師はもちろんのこと，他の医療提供者など（保健師，看護師，理学療法士，栄養士など）との多職種連携も重要となってくる。

　薬剤師による臨床判断というものは決して疾病の診断を行うものではなく生活者の不適切なセルフケアを取り除き，より良いセルフケアができるよう適切なセルフメディケーションを提案し，支援することを目的としている。そのためには，薬剤師等専門家には適切な相談・支援ができるための幅広い知識や技能，態度の研修が必要となる。日本薬剤師会ではすでに「薬剤師による臨床判断」および一般用医薬品などの適正使用研修会において学問的に系統づけた継続研修を実施しており，全国で研修が受けられる体制も整備している。

　未病状態の改善（疾病になる前の軽い症状の改善）についてはOTC医薬品の活用による対症療法で初期のうちに症状を緩和させ，自己治癒力を上手く利用して悪化しないうちに正常化していくことや漢方薬などを活用することで体調の調整を行うなどによるセルフメディケーションで健康維持ができる。また場合によっては，医薬品以外の医療機器やいわゆる特定保健用食品や栄養機能食品，機能性健康食品，さらには薬局製剤などでの活用もあろうかと思われる。たとえば，具体的なものとして，軽微な下痢で感染性が疑われないようなものや，症状が軽度の場合は医薬品の下痢止めを使用せず乳酸菌等整腸剤製剤で充分対応できる場合がある。また，逆に原因がとくに見当たらないような便秘やちょっとした体調のバランスの乱れで一時的な便秘になった時は医薬品の下剤を使用せずとも，乳酸菌など整腸剤を上手く使うことで正常な状態に戻すこともできる。最近，セルフメディケーションによる未病の治療や予防に関する有用なホームページや成書[3]-[5]があるので参照してほしい。

　最後にOTC医薬品の安全性について記述する。OTC医薬品はとくに安全性に重点を置いた視点から承認審査されている。そのため，一般的には重篤な副作用の発現は少ない。しかし少ないながらも，薬物アレルギー（アナフィラキシー），皮膚粘膜眼症候群，中毒性表皮壊死症，間質性肺炎，肝障害等々，OTC医薬品が原因である事例が報告されている。OTC医薬品の添付文書には重篤な副作用についても記載されている他，独立行政法人医薬品医療機器総合機構（PMDA）のホームページ[6]から副作用に関する情報およびそれらの対応マニュアルについても入手できる。安全性の面では，さらに薬と薬，薬と飲み物・食べ物との飲み合わせによる薬物相互作用にも注意を払わなければならない。これらの組み合わせでは，医療用医薬品-OTC医薬品，OTC医薬品-OTC医薬品，OTC医薬品-各種食品（健康食品など含む）が想定されるが，相互作用を回避するためにも薬剤師による確認が必要不可欠である。治未病へのOTC医薬品の活用においては，とくに利用者が高齢者および妊娠中，授乳中の女性の場合はとくに注意を払うべきである。高齢者においては，内臓機能の低下による肝薬物代謝の低下，および腎臓からの薬物の排泄の低下などが見られ，薬の作用が強く現れる可能性が高い。また，妊娠中，授乳中の女性の場合では胎児あるいは乳幼児への影

響も考えられるので特別な配慮が必要となる。

治未病へのOTC医薬品などの活用は今後，わが国および国民にとって重要な課題であるから，生活者がセルフメディケーションを行うために薬剤師等専門家がその支援を行い，適切に活用することでより健康的な生活を送り，健康寿命の延伸が進められるものと考える。

【文献】
1) https://sites.google.com/site/okusurinet/proposal/s2_p01：おくすり最前線，日本薬業連絡協議会．
2) 中島恵美監：セルフメディケーションハンドブック　正しく知ろう！薬の使い方，日本一般用医薬品連合会，東京（2015）．
3) http://www.self-medication.ne.jp/：セルフメディケーションを実践するための200テーマ，日本OTC医薬品協会．
4) セルフメディケーション推進協議会監，和田高士編：セルフメディケーションで治す未病145，じほう，東京（2004）．
5) 中島恵美，渡辺謹三監：わかりやすいセルフメディケーションとOTC医薬品の使い方（改訂版），ネオメディカル，神奈川（2011）．
6) https://www.pmda.go.jp/index.html：独立行政法人医薬品医療機器総合機構（PMDA）ホームページ．

〈藤原　英憲／渡辺　一弘〉

4-6 サプリメント

1. はじめに

　現代人の食生活はカロリーの過剰と微量栄養素の不足といわれ，三大栄養素である糖質，脂質，炭水化物やミネラルの摂取が足りない。たとえ野菜を意識的に多く摂取してもビタミンの含有量は 1950 年代と比べて半分以下に減少していることも否めない。そのような摂取栄養素の不均衡を改善するためにはカロリーをほとんど含まず，不足しがちなビタミンやミネラルだけを摂取し，効率よく補給できるマルチビタミンのようなサプリメントが最優先されている。次に健康レベルをさらに高めたい場合，老化や肌などのアンチエイジング，生活習慣病の予防などには抗酸化作用を有するサプリメントが使用されている。

　現代医療は慢性疾患の低い改善率が対症療法に依存していることをふまえ，その対策として未病の段階でサプリメントを中心として治療することが慢性疾患への進行を抑える最良の手段であることが医療現場でも唱えられてきている。

2. サプリメントと食薬区分

　サプリメントは食品に分類されているが，厳密な見方をすれば食品と医薬品の中間に位置していると捉えたほうが，自然であるように思われる。サプリメントは健康の維持・増進のために日常の食事に不足しがちなビタミンなどを補うものとして定期的に摂取しているので，医薬品に近いものである。しかし，疾病の治療を目的にしていないので，食品として扱われている。

　近年，消費者の健康志向の高まりと医療費の削減を目指す行政の指導は予防医学としてこれまで以上にサプリメントが注目されている。それに伴って，健康強調表示の必要性が求められてきているが，同時に食薬区分が重要視されてきている。国により，多少の差はあるが，口から摂取するものは食品であるが，疾病の診断・措置・治療および予防を目的として摂取するものは医薬品として区別されている。すなわち，食品衛生法において，食品とはすべての飲食物をいう。ただし，薬事法に規定する医薬品および医薬部外品はこれを含まない。医薬品は薬事法の医薬品の定義によって規定されている。サプリメントは未病や予防のために摂取しているヒトがほとんどであるので，「身体の構造または機能に影響を及ぼすことを目的」とすることを謳うのは薬事法違

未病医学標準テキスト　187

反となることが健康表示を規制している。

2001年3月に30年ぶりに医薬品の判定方法が改正され，成分本質の区分簡素化と形状規則の撤廃が行われた。以前と異なり，成分本質についての分類には伝承や慣行などにより，医薬品的な効能・効果を有するものとして使用されているものであって通常の食生活において食品の範囲として認められないものとして分類されていたが，新しく「専ら医薬品として使用される成分本質（原材料）」でなく「医薬品的効能効果を標榜しない限り医薬品として判断しない成分本質（原材料）」として扱われるものが登場した。その代表例がコエンザイムQ10のように，以前は医薬品向けの素材であったが，2001年の規制緩和により食品扱いとして使用が可能となった。しかし，医薬品の効能効果の例として，疲労回復，強精強壮，体力増強，老化防止，食欲増進，痴呆の改善などを謳っているが，これらの医薬品がすべて特定保健用食品以上に厳しい審査に耐えることができる科学的根拠をもっているとは思えない。

欧米の考え方のように，食品の機能は適切なマーカーを選んで身体に良い方向に現れ，疾病を軽減する方向に向かうなら疾病のリスクを減らす可能性があると判断している。しかし，日本では特定保健用食品のように厳しい検査をクリアしなければ消費者に納得行く効果を伝えることができなかった。機能性表示食品制度が2015年4月に設けられ，事業者の責任において論文や科学的根拠に基づいた機能性を表示した食品が許可された。この食品は販売前に安全性や機能性の根拠に関する情報が消費者庁に届けられたものであるが，消費者庁長官の個別の許可を受けたものではなく，安全性などの審査を受けていない。この点が特定保健用食品と異なる。しかし，以前より機能性を謳うことのできる食品は多くなってきている。

3. 機能性成分の基礎と臨床

3.1　用法・用量 [1)]

サプリメントは医薬品のような用法や用量を明記することができない。薬事法で禁止されているため，明記できる表現は「1日○粒を目安に○回程度に分けてお召し上がりください」のようなあいまいな表現で書かざるを得ない。

3.2　摂取量の決定

通常，成人男性（20～50代で60～70kg程度）を基準とする。ただし，小児の場合は体重に応じて摂取量を減らすこともある。

3.3　摂取タイミング

一般的なマルチビタミンは胃腸の働きが活発な食間や食後に摂取すると吸収率が上がる。コエンザイムQ10やビタミンEのような脂溶性のサプリメントは油を含んだ料理と一緒に摂ると吸収が良い。摂取する場合，原則，水であるが，塩素を含む水はビタミンを破壊するので天然水か浄水器を通した水が良い。

3.4 第一選択候補のサプリメント

慢性疾患を予防するためには生活習慣病の発症や進行を防ぐことが最も重要である。その発症のおもな疾患としては糖尿病，高血圧および高脂血症である。したがって，それらの三つの疾患に有効なサプリメントで有効性の検証されている代表例を挙げる。

3.4.1 血糖降下作用が期待できるサプリメント [2]

1) 特定保健用食品

① 難消化性デキストリン

加熱処理したトウモロコシやジャガイモのデンプンを酵素分解し，クロマトグラフィーで分離して得られた分子量約 2000 の高分子で難溶性のもの。

商品化；清涼飲料水，即席みそ汁，米菓，ソーセージなどの形態で商品化されている。

有効性；1 日 6.9g を 3 か月間摂取させると食後血糖の低下が認められている。

作用メカニズム；胃，小腸で分解されず，大腸に運ばれ，腸内細菌のバランスを改善する作用と腸管において，二糖類以上の糖質の吸収を抑制して食後の血糖上昇を抑える。

② 小麦アルブミン

小麦粉に含まれるタンパク質

商品化；乾燥スープの形態で商品化されている。

有効性；単回摂取において食後血糖上昇の低下および 2，3 か月摂取により HbA1c 値が低下している。

作用メカニズム；アルブミン 1 分子とアミラーゼ 1 分子が結合し，消化管内の糖質分解酵素であるアミラーゼ活性を抑制することにより糖質の分解や吸収を低下させる。

2) 特定保健用食品以外のサプリメント

① 金時草

加賀野菜として食されている。成分は糖質吸収を阻害する豊富な食物繊維，糖質代謝を高めるビタミン B2，インスリンの分泌を促進するγ-アミノ酪酸（GABA），インスリン受容体感受性を高めるポリフェノールが含まれている。

商品化：金時草の乾燥粉末にしたものおよび金時草乾燥粉末に乳酸菌のエンテロコッカス・フェカリス（EF-2001 菌株）＋パントテン酸カルシウム＋オリゴ糖を混合したもの。

有効性：高脂肪食誘発性高血糖マウスに金時草乾燥粉末を 200mg／kg を 16 日間投与すると血糖値の上昇が抑えられる。また，金時草乾燥粉末と乳酸菌配合サプリメント 0.03％ を飼料に混合し，8 週間摂食させるとストレプトゾシン誘発性高血糖マウスの血糖値の上昇を抑制した。

3.4.2 血圧下降が期待できるサプリメント

1) 特定保健用食品

カゼインドデカペプチド，ラクトトリペプチド，イソロイシルチロシン，LV を含むゴマペプチド，サーデン

未病医学標準テキスト 189

ペプチドおよびローヤルゼリーペプチドはそれぞれの主成分が ACE（アンジオテンシン変換酵素）を阻害することにより血圧を低下させる。

杜仲葉配糖体は主成分のゲニポシド酸がムスカリン受容体に作用して副交感神経を刺激することにより，降圧を示す。γ-アミノ酪酸は短期的には交感神経終末からのノルアドレナリン遊離を阻害して血圧を低下させる。長期摂取では持続的なノルアドレナリン遊離阻害により，腎臓でレニン分泌が抑えられ，Na^+ の排泄を促進して血圧を下げる[3]。

商品化：清涼飲料水，錠菓の形態で商品化されている。

3.4.3 体脂肪減少が期待できるサプリメント

1) 特定保健用食品

エイコサペンタエン酸（EPA），ドコサヘキサエン酸（DHA）は 12 週間の無作為化比較摂取試験でトリグリセリドを低下させる。植物ステロールエステルは腸管でコレステロールが胆汁酸ミセルへの取り込みを抑制して血中 LDL コレステロールやトリグリセリドを低下させる。茶カテキン，中鎖脂肪酸はそれぞれ脂肪分解酵素の遺伝子発現量の増加と脂肪酸の β-酸化活性増大およびカイミクロン由来の血中トリグリセリドの上昇抑制により内臓脂肪と体脂肪量を減少させる。

商品化：清涼飲料水，食用調理油，粉末，カプセルなどの形態で商品化されている。

2) 腸内環境を整える乳酸菌サプリメント

① プロバイオティクス：*Lactobacillus*，*Bifidobacterium*，*Streptcoccus* などは糖を分解して酪酸や乳酸などの炭鎖脂肪酸を生成し，腸内環境を酸性にし，有害菌を減少させて腸内環境を整えたり，また，腸壁を刺激して腸の蠕動運動を促進して排便を増加する。ただし，経口摂取では胃酸によってほとんど死滅する。

商品化：ヨーグルトの形態で商品化されている。

② プレバイオティクス：大豆オリゴ糖，フラクトオリゴ糖，ガラクトオリゴ糖，乳化オリゴ糖，キシロオリゴ糖，などは腸内の有用細菌を増殖させて腸内環境を整える。

商品化：粉末，パン，ジュースの形態で商品化されている。

③ 食物繊維：難消化性デキストリン，グアーガム分解物，ポリデキソトローズ，サイリウム種皮，小麦ふすま，低分子化アルギン酸，寒天由来の食物繊維，ビール酵母由来の食物繊維，難消化性デンプンなどは腸管の中で膨張し，腸管を刺激し，蠕動運動を促進して排便を増やす。

商品化：粉末の形態で商品化されている。

④ バイオジェニクス：*Enterococcus faecalis* EF-2001 菌株（加熱処理により，細胞壁有効成分を回収）は腸壁から吸収後，パイエル板に入り，IgA，IgM1 などの抗体を産生して免疫力を高める。死菌体であるので，胃酸によって影響を受けない[4]。

商品化：乳酸菌粉末やカプセルの形態で商品化されている。

4. 医薬品との相互作用 [3)5)]

　医薬品は経口投与で服用されると胃から小腸を経て門脈から吸収され，肝臓で代謝を受け血中に移行し，効果を発現し，その後，尿中に排泄される。したがって，それらの過程中，医薬品とサプリメントを併用した場合，相互作用に関与する部位としては吸収過程，分布過程，代謝過程，排泄過程である。この過程中，相互作用としては吸収と代謝過程において影響を受けることが多い。

4.1　吸収過程での相互作用

　吸収過程でサプリメントの成分が医薬品の吸収に影響することが多くみられる。とくに，ミネラルを含むサプリメントは医薬品の吸収を低下させる。青汁（明日葉，大麦若葉，ケール，モロヘイヤなど）はK，Ca，Mgを，ウコンはZn，Ca，鉄，セレンを，ビール酵母はZn，Ca，Cr，Mg，鉄，銅，セレンを，スピルリナはZn，Ca，K，Co，Mg，鉄，銅，セレンを，クロレラはZn，Ca，K，Mg，鉄をそれぞれ含む。

　したがって，次の医薬品との併用はサプリメントによって吸収が低下する相互作用例を**表1**に示す。吸収過程において，サプリメントの有効性が減弱される相互作用例を**表2**に，サプリメントが薬物代謝酵素活性に影響を及ぼすことにより医薬品の効果が減弱される相互作用例を**表3**に，サプリメントが医薬品の副作用発現の軽減が期待できる相互作用例を**表4**に示す。

【表1】　ミネラルが医薬品とキレートを形成するため，
医薬品の吸収が低下して作用が減弱する相互作用例

ミネラル	影響を受ける薬剤
アルミニウム，マグネシウム，鉄	セフェム系抗生物質（セフジニル）
Caの含有乳製品， アルミニウム含有ビタミン類	骨粗鬆治療薬 （ビスホスホネート系薬，エチドロン酸）
Ca，マグネシウム，アルミニウム，鉄	テトラサイクリン系抗生物質
鉄	レボドパ（パーキンソン治療薬）

未病医学標準テキスト　191

【表2】 吸収過程においてサプリメントの効果が医薬品によって減弱される相互作用例

医薬品	影響を受けるサプリメント	相互作用の機序
抗菌薬 （ペニシリン系薬， セフェム系薬）	大豆イソフラボン，乳酸菌	抗菌薬によって腸内細菌叢あるいは腸内細菌叢の機能が低下するためイソフラボンなどの吸収が低下し，作用が減弱する。
プロトンポンプ阻害薬 （オメプラトゾール） H₂受容体拮抗薬（シメチジン）	ビタミン B₁₂	プロトンポンプ阻害薬などによって胃酸分泌が阻害されるためビタミン B₁₂ の吸収が低下し作用が減弱する。
陰イオン交換樹脂 （高脂血症治療薬； コレスチラミン）	ビタミン A などの 脂溶性ビタミン，葉酸	コレスチラミンがビタミン A などを小腸で吸着（吸収阻害）するため，ビタミンなどの血中濃度が低下し作用が減弱する。

【表3】 サプリメントによって医薬品の効果が減弱される相互作用例

サプリメント	影響を受ける医薬品	相互作用の機序
ビタミンB₆含有食品	レボドパ	ビタミンB₆が末梢でレボドパの脱炭化を促進するため，レボドパの脳内移行率が低下し，作用が減弱する。
イチョウ葉エキス	抗血栓薬（ワルファリン）	ともに CYP2C9 により代謝されるため抗血栓薬の効果が増強し出血傾向となる。
セントジョーンズワート	抗てんかん薬（プリミドン）， 免疫抑制薬（シクロスポリン）	セントジョーンズワートにより CYP3A4 が誘導されるため，抗てんかん薬などの血中濃度が低下し，作用が減弱する。

【表4】 医薬品の副作用発現をサプリメントとの作用により防御が期待できる相互作用例

サプリメント	影響を受ける医薬品	副作用の予防機序
コエンザイム Q10	スタチン系高脂血症薬 （プラバスタチン）	プラバスタチンは HMG-CoA 還元酵素を阻害することによりメバロン酸生合成阻害を介してコレステロール生合成を阻害するが、この時メバロン酸から CoQ10 も生合成され、プラバスタチンによって CoQ10 も 30〜40％が減少するので CoQ10 の併用が望ましい。
マリアアザミ	アセトアミノフェン （解熱鎮痛薬）	アセトアミノフェンの副作用に肝障害があるが、マリアアザミはグルタチオン増加作用やタンパク質合成促進作用による肝細胞再生効果があるので併用が望ましい。

5. おわりに

2006年6月に薬事法が改正され，将来展望として，①スイッチOTCの増加による医療費の削減，②社会保障制度の維持，③国民皆保険制度の維持，④セルフメディケーションの推進などを目的とした。医薬品小売業は単に差別化という点で医薬品が販売できるというだけでなくヘルスケアが提供できる専門性をもつ店舗かどうかということが重要になる。さらに，2013年，閣議決定された戦力市場創造プランの中で「薬局・薬剤師を活用した健康拠点づくり」の促進があげられ，国民の予防・健康管理のためのセルフメディケーション推進の役割を薬局が担う「健康情報拠点」づくりの輪を全国的に拡大しようとしている。これまでは多くの患者が門前薬局で薬を受け取っているが，今後，患者はどの医療機関を受診しても身近なところにある「かかりつけ薬局」を利用するようになる。その事業者である「かかりつけ薬剤師」は3年以上の薬局経験，同一薬局に週32時間以上の勤務，当該薬局に6か月以上の在籍，医療にかかわる地域活動の取り組みの参加，研修認定の取得などが必要条件である。これは2017年4月に制定された。さらに，要指導医薬品などまたは健康食品に関する相談を受けた場合，かかりつけ薬剤師は薬局利用者に健康食品を専門的知識に基づき説明することとなり，国立健康・栄養研究所のホームページ「健康食品」の安全性・有効性情報に記載されている科学的根拠，機能性表示食品における科学的根拠などを活用することが推奨されている。すなわち，かかりつけ薬剤師は健康食品やサプリメントについて薬局利用者に積極的な説明ができ，健康サポート業務手順書に記載される。これにより医療費の適正化および治未病に大きく貢献できることとなったが，現状では薬局の調剤業務に追われ，治未病への広がりがみられない。

中でもサプリメントについて専門的知識を誰よりも蓄え，患者，とくに未病に該当するヒトを無用の不利益から保護し，最も効果的な用い方を医師や患者にアドバイスできるのは他ならぬ薬剤師の務めと思われる。日本の医療の中にサプリメントの医療手段が正しく根付くかどうか，薬剤師の責任は大きい[6]ので今後の活躍に期待したい。

【文献】
1）細谷憲政，浜野弘昭：サプリメントと栄養管理，日本医療企画（2006）.
2）吉川敏一，辻智子：医療従事者のための機能性食品ガイド，講談社（2004）.
3）蒲原聖可：サプリメントと医薬品の相互作用診療マニュアル，医学出版社（2006）.
4）只野武，大河原雄一ら：未病治療における乳酸菌の有用性，未病システム学会誌，**17**（1），55-59（2011）.
5）堀美智子：医薬品・食品相互作用ハンドブック，じほう（2006）.
6）米国に於けるサプリメントの現状：薬局，**55**，1926-1932（2004）.

〈只野　武〉

4-7 医薬品とサプリメントとの併用

1. はじめに

　近年，食生活や生活様式の欧米化に加え超高齢社会の到来により，生活習慣病が増加する傾向にある。健康寿命の延伸や健康格差の縮小はわが国の当面の課題であり，中高年を含めた自己健康管理を進める上でセルフメディケーションの推進は健康増進や疾病予防，治療の目的からますます重要視される。セルフメディケーションには一般用医薬品（OTC薬）のみならず，サプリメント，特定保健用食品などいわゆる健康食品の活用も含まれる。これらに加え，新たに機能性表示食品も加わり，サプリメントなどとして加工改良された食品が有する生体調節機能（3次機能）は，今後さらに関心が高まることが予想される。一方で，処方せん薬を服用している患者がサプリメントなどを摂取するケースもあり，その取り扱いに注意を要する場合がある。本章では，フルーツジュースを含め，サプリメントなどと医薬品を同時に摂取して引き起こされた薬物相互作用の過去の事例を中心に，薬物動態学的に安全性の観点から留意すべき点について概説する。

2. サプリメントなどの利用の背景

　一般に，健康食品とは健康の保持増進に資する食品全般に該当すると解釈されているが，法律上の明確な定義はない。健康食品のうち，機能性を表示することができる食品は，これまで国が個別に許可した特定保健用食品（トクホ）と国の規格基準に適合した栄養機能性食品に限られていたが，2015年4月から科学的根拠を届け出ることで機能性を表示できる機能性表示食品が加わった（**図1**）[1]。これらは保健機能食品として分類される。一方，機能性を表示できないいわゆる健康食品は通常の食材や菓子，飲料等以外の食品と区別するために，健康食品にカギ括弧をつけ「健康食品」と便宜的に記載される。サプリメントは特定成分が濃縮された錠剤やカプセル形態などの製品に該当するとされ，一般に「健康食品」として扱われる。

　内閣府消費者委員会が平成24年3月に実施したトクホを含む「健康食品」の利用状況などに関するアンケート調査[2]によれば，約75%の消費者が何らかの「健康食品」を利用しており，今や「健康食品」は消費者にとって関心が高い食品であることがうかがえる。一方で，超高齢社会の到来や慢性期疾患の拡大により，患者の服用薬剤数は増加している。「健康食品」の利用者のうち約34%，および肥満・生活習慣病（そ

未病医学標準テキスト　195

の予備軍を含む）・アレルギー体質などのハイリスクグループの約46％は，処方せん薬と健康食品を併用している。また，医薬品の処方に際し，健康食品の利用者のうち通院をしている者の約78％は「医師などから健康食品の利用状況に関する確認を受けていない」としている。これらのことから，多くの健康食品の利用者が医療関係者による安全性の確認を受けることなく，健康食品と処方せん薬を安易に併用している可能性が考えられる。

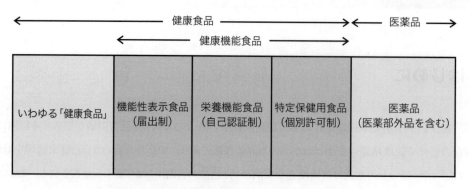

【図1】いわゆる「健康食品」と保健機能食品の分類
（厚生労働省，「健康食品ホームページ」[1]より抜粋）

3. 薬物相互作用

薬物相互作用は，発現機序により薬物動態学的相互作用（pharmacokinetic drug interaction）と薬力学的相互作用（pharmacodynamic drug interaction）に大別される[3]。両相互作用のメカニズムについて図2に示した。薬物動態学的相互作用は薬物の吸収，分布，代謝および排泄がほかの薬物の影響を受け，薬物あるいは活性代謝物の血中濃度あるいは組織分布が変化することにより薬物作用の増強や副作用発現あるいは薬物作用の減弱が引き起こされる。薬力学的相互作用は薬物の体内動態に影響はないが，作用部位において薬理作用が重なり合ったりうち消しあったりすることにより，あるいは併用薬物が薬物感受性や効果を増強させることにより生じる。薬力学的相互作用は理論的には薬理作用を考慮することで予測や回避することが可能であるが，サプリメントなどの場合，有効成分や作用機序が不明であることから，そのメカニズムは明確でなく，予測は困難であることが多い。

薬物相互作用の約40％が代謝部位での薬物動態学的相互作用である。薬物代謝は第Ⅰ相反応と第Ⅱ相反応に大別され，第Ⅰ相反応で薬物は酸化，還元，加水分解反応を受け極性が高まる。その多くはシトクロムP450（Cytochrome P450；CYP）によって触媒され，CYPを介した薬物相互作用の90％以上はCYP3A4，CYP2D6，CYP2CおよびCYP1A2が占める。このうちCYP3A4はCYPで代謝される薬物の

約50%に関与する。CYP含量は個人差が大きいため，その触媒活性による相互作用の発現の強弱も個人間で大きく異なる[4]。第II相反応はグルクロン酸，硫酸，アミノ酸，グルタチオンなどの水溶性分子が薬物に付加される抱合反応で，それらの多くはさらに極性が増し，尿中に，あるいは胆汁中を経て糞中に排泄される。

薬物トランスポーターは，各臓器，細胞の生体膜上に発現する輸送タンパク質（輸送担体）で，糖やアミノ酸などの水溶性物質のほかに，薬物などの細胞膜の輸送に関与している。たとえば小腸上皮細胞の腸管側には細胞外から細胞内に栄養素や薬物を取り込むトランスポーターや逆に細胞内から細胞外に排出するトランスポーターが存在する。これらのトランスポーターは基質認識性，輸送方向，細胞発現などは薬物の体内動態に密接に関係しており，トランスポーターを介した相互作用も重要である。

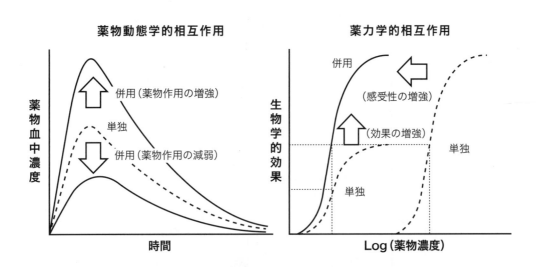

【図2】薬物動態学的相互作用と薬力学的相互作用

4. サプリメントなどと医薬品の薬物動態学的相互作用

これまで多くのサプリメントなどと医薬品との相互作用の事例が報告されているが，なかでもセントジョーンズワート（セイヨウオトギリソウ，*Hypericum perforatum*）とグレープフルーツジュースは詳細に研究され，薬物動態学的相互作用の原因物質とされる成分もいくつか同定されている。そのうちのCYPおよびトランスポーターが関与する事例を紹介する。

4.1 CYPが関与する相互作用
4.1.1 代謝誘導

セントジョーンズワートは日本ではサプリメントとして「健康食品」に分類されるが，ヨーロッパでは伝統的に薬草として軽度のうつ病に対して処方される。心移植を受けて免疫抑制剤のシクロスポリンを服用して

いる 61 歳と 63 歳の患者が，セントジョーンズワートを摂取したところ，安定していたシクロスポリンの血中濃度が急激に低下し，拒絶反応を呈した症例が報告されている (**図3**)[5]。本症例はセントジョーンズワートに含まれるヒペルフォリンが核内レセプタースーパーファミリーに属するプレグナン X レセプターに結合して CYP3A4 遺伝子のプロモーター領域に結合し，転写活性を高めることによりシクロスポリンの代謝が亢進したと考えられている[6]。

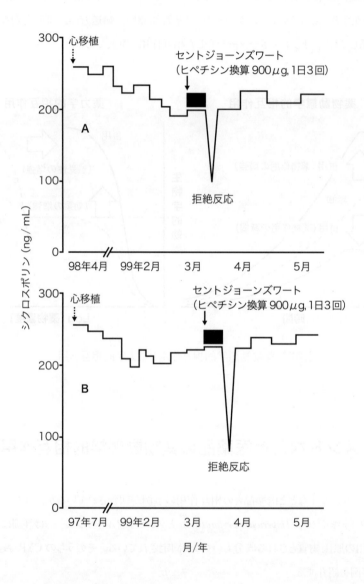

【図3】心移植患者 2 例におけるセントジョーンズワートとシクロスポリンとの相互作用

(文献[5]より抜粋)

4.1.2 代謝阻害

カルシウム拮抗薬のフェロジピンはCYP3A4で代謝されることが知られている。フェロジピンを服用したときの血漿中濃度に対するグレープフルーツジュースの影響を**図4**に示した[7]。水で服用したときに比べ，グレープフルーツジュースでフェロジピンを服用すると，血中濃度-時間曲線下面積（AUC）と最高血中濃度がいずれも有意に増加した。さらに，1日3回5日間グレープフルーツジュースを飲用した後にフェロジピンを服用したところ，両パラメーターはさらに増加した。別途実施したエリスロマイシン・ブレステストの結果より，グレープフルーツジュースは肝CYP3A4には影響を与えず，小腸CYP3A4を選択的に阻害したものと考えられている。

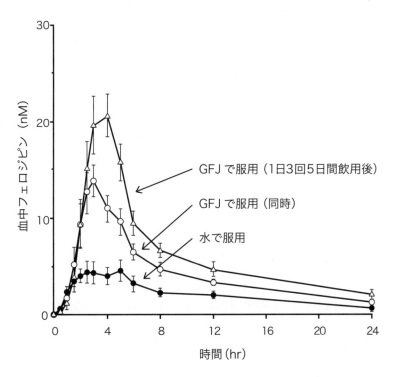

【図4】グレープフルーツジュースとフェロジピンとの相互作用　（文献[6]より抜粋）

4.2　トランスポーターが関与する相互作用
4.2.1　取り込みトランスポーター

代謝を受けない抗ヒスタミン薬のフェキソフェナジンは，小腸上皮細胞に発現する有機アニオン輸送ポリペプチド（OATP）2B1によって取り込まれる。フェキソフェナジンを経口投与したときの血中濃度の時間推移を**図5**に示した[8]。水で服用したときと比較して，各種フルーツジュースで服用すると最高血中濃度到達時間と半減期に変化はみられなかったが，AUCは大きく低下した。最近の*in vitro*の研究により，フルーツジュース中のフラボノイドがOATP2B1によるフェキソフェナジンの取り込みを阻害しており，グレープフルーツジュースではナリンギンが，オレンジジュースではヘスペリジンが，リンゴジュースではこれらに加えフロレチンなどの混合物が関与していることが明らかとなった[9]。

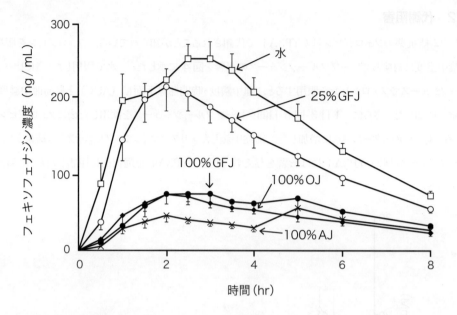

【図5】 各種果物ジュースとフェキソフェナジンとの相互作用　(文献[8]より抜粋)
GFJ：グレープフルーツジュース，OJ：オレンジジュース，AJ：リンゴジュース

4.2.2 排出トランスポーター

　小腸上皮細胞には薬物などの排出に関与するP-糖タンパク質が存在し，トランスポーターの競合や誘導による薬物相互作用が引き起こされ，薬物の体内動態に変化が生じることがある。セントジョーンズワートはP-糖タンパク質の発現を誘導することから，ジゴキシン[10]の血中濃度を低下させることがある（**図6**）。ジゴキシンなどP-糖タンパク質を基質とする薬物の服用には十分気をつけなければならない。

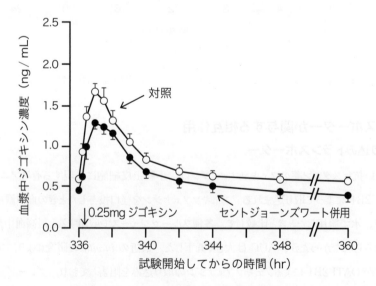

【図6】 セントジョーンズワートとジゴキシンとの相互作用　(文献[10]より抜粋)
セントジョーンズワート 900mg，10日間摂取

4.3　その他の植物（成分）との相互作用

　上述のセントジョーンズワート，グレープフルーツジュースに加え，医薬品との相互作用が明らかなサプリメントなどに含まれる植物（成分）を**表1**に示した[11]。

【表1】 薬物代謝酵素およびトランスポーターに及ぼす植物抽出物とその活性成分の影響[11]

植物（活性成分）	薬物代謝酵素とトランスポーターへの影響[a]	薬物群[b]
ニンニク抽出分（アリシン，アリイン）	CYP2D6(↔) CYP3A4(↔) CYP1A2(↔) CYP2C9(↔) P-gp(↑)	抗ウイルス剤（サキナビル），クロルゾキサゾン
ニンニク油（ジアリルスルフィド）	CYP2E1(↓)	
イチョウ[フラボノイド（ケルセチン，ケムフェロール），テルペノイド（ギンコライド A, B，ビロバリド）]	CYP2D6(↔) CYP3A4(↔) CYP2C19(↑) CYP2C9(↓) P-gp(↓) *OATP2B1(↓)*	抗ヒスタミン剤（フェキソフェナジン），β-ブロッカー（タリノロール），プロトンポンプ阻害剤（オメプラゾール）
ニンジン（ジンセノサイド Rb1，Rb2，Rc，Rd，Re，Rf）	CYP3A4(↔) CYP2D6(↔) CYP1A2(↔) CYP2E1(↔) CYP1A1(↓) CYP1B1(↓) CYP2C19(↓) CYP2C9(↓)	
ゴールデンシール（ベルベリン，ヒドラスチン）	CYP3A4(↓) CYP2D6(↓) CYP1A2(↔) CYP2E1(↔)	中枢神経系用薬（ミダゾラム），CYP2D6 基質（デブリソキン），免疫抑制剤（シクロスポリン）
グレープフルーツジュース（フラボノイド：ナリンギン，ナリンゲニン，ケルセチン，フラノクマリン：ベルガモチン，6',7'-ジヒドロベルガモチン）	小腸 CYP3A4(↓) P-gp(↓) OATP1A2(↓) OATP2B1(↓)	抗ヒスタミン剤（フェキソフェナジン，テルフェナジン），抗感染症薬（エリスロマイシン，ハロファントリン，プラジカンテル），抗ウイルス剤（サキナビル），心血管用薬（アリスキレン，アゼルニジピン，セリプロロール，フェロジピン，マニジピン，ニカルジピン，ニフェニピン，ニモジピン，ニソルジピン，タリノロール），中枢神経系用薬（アルフェンタニル，ブスピロン，カルバマゼピン，ジアゼパム，フルボキサミン，メサドン，ミダゾラム，フェニトイン，セルトラリン，トリアゾラム），免疫抑制剤（シクロスポリン，タクロリムス），スタチン（アトルバスタチン，ロバスタチン，シンバスタチン），抗悪性腫瘍剤（エトポシド）
マリアアザミ（フラボノリグナン：シリビン）	CYP2C9(↓) CYP3A4(↔) CYP1A2(↔) CYP2D6(↔) CYP2E1(↔) *CYP2C8(↓)* *UGT1A6/9(↓)* *UGT1A1(↓)* *UGT2B7/15(↓)* OATP1B1(↔) P-gp(↓) *MRP1(↓)*	心血管用薬（ロサルタン，タリノロール）
セントジョーンズワート（フロログルシノール，ヒペルフォリン，フラボノイド：ケルセチン）	CYP1A2(↑) CYP2E1(↑) CYP3A4(↑) CYP2C9(↑) CYP2C19(↑) P-gp(↑) *UGT1A6(↓)*	抗ウイルス剤（インジナビル，ラミブジン，ネビラピン），心血管用薬（ジゴキシン，イバブラジン，ニフェジピン，タリノロール，ベラパミル，ワルファリン），中枢神経用薬（アミトリプチリン，アルプラゾラム，ブスピロン，メサドン，ミダゾラム，フェニトイン，セルトラリン），血糖降下薬（グリクラジド），免疫抑制剤（シクロスポリン，タクロリムス），スタチン（アトロバスタチン，シンバスタチン），抗悪性腫瘍剤（イマチニブ，イリノテカン），プロトンポンプ阻害剤（シメチジン，オメプラゾール），呼吸器官用薬（フェキソフェナジン，テオフィリン）

　a 増加（↑），減少（↓），無効（↔）はイタリック表記の *in vitro* データを除きヒト対象データに基づく。CYP: シトクロム P450，P-gp: P-糖タンパク質，OATP: 有機アニオン輸送ポリペプチド，UGT: グルクロン酸転移酵素，MRP: 多剤耐性タンパク質。
　b 薬物動態学的なメカニズムに基づく医薬品－植物相互作用として報告された医薬品。

未病医学標準テキスト　201

【文献】

1) 厚生労働省：「健康食品」ホームページ [http：//www.mhlw.go.jp/stf/seisakunitsuite/bunya/kenkou_iryou/shokuhin/hokenkinou/ 2015/12/15]

2) 内閣府：消費者の「健康食品」の利用に関する実態調査（アンケート調査），平成24年5月 [http：//www.cao.go.jp/consumer/iinkaikouhyou/2012/houkoku/201205_report.html, 2015/12/15]

3) 平成26年7月8日厚生労働省医薬食品局審査管理課付事務連絡：「医薬品開発と適正な情報提供のための薬物相互作用ガイドライン（最終案）」の公表について，http：//www.nihs.go.jp/mss/T140710-jimu.pdf（2015年12月10日）.

4) 鈴木洋史監修，大野能之，樋坂章博編著：これからの薬物相互作用マネジメント 臨床を変える PISCS の基本と実践，18，じほう，東京（2014）.

5) F.Ruschitzka, PJ.Meler, M.Turina, et al.：Acute heart transplant rejection due to Saint John's wort. *Lancet*, **355**, 548-549（2000）.

6) LB.Moore, B.Goodwin, SA.Jones, et al.：St. John's wort induces hepatic drug metabolism through activation of the pregnane X receptor. *Proceedings of the National Academy of Science of the United States of America*, **97**, 7500-7502（2000）.

7) KS.Lown, DG.Bailey, RJ.Fontana, et al.：Grapefruit Juice Increases Felodipine Oral Availability in Humans by Decreasing Intestinal CYP3A Protein Expression. *Journal of Clinical Investigation*, **99**, 2545-2553（1997）.

8) GK.Dresser, DG.Bailey, BF.Lake, et al.：Fruit juices inhibit organic anion transporting polypeptide-mediated drug uptake to decrease the oral availability of fexofenadine. *Clinical Pharmacology and Therapeutics*, **71**, 11-21（2002）.

9) Y.Shirasaka, M.Shichiri, T.Mori, et al.：Major active components in grapefruit, orange, and apple juices responsible for OATP2B1-mediated drug interactions. *Journal of Pharmaceutical Sciences*, **102** , 3418-3426（2013）.

10) A.Johne, J.Brockmöller, S.Bauer, et al.：Pharmacokinetic interaction of digoxin with an herbal extract from St John's wort (Hypericum perforatum). *Clinical Pharmacology and Therapeutics*, **66**, 338-345（1999）.

11) MdLT.Vieira, SM.Huang：Botanical-drug interactions：a scientific perspective. *Planta Medica*, **78**, 1400-1415（2012）.

〈佐藤　隆司／渡辺　一弘〉

| 4-8 | # 歯科口腔衛生の役割 |

1. はじめに

　口腔の疾患は口腔の健康のみならず，全身の健康にも関連していることが社会的に認知されてきている。

　平成 25 年度より健康日本 21（第 2 次）の国民健康づくりプランにおいて「歯・口腔の健康」では超高齢社会を見据えている。歯科疾患の 2 大疾患である「う蝕予防」「歯周病予防」に加え，生涯においてQOL を高めるために「歯の喪失の防止」と「口腔機能の維持向上」が設定された意義は大きい[1]。

　また歯科口腔保健の推進に関する法律（平成 23 年 8 月 10 日法律第 95 号）においても「口腔の健康が国民が健康で質の高い生活を営む上で基礎的かつ重要な役割を果たしているとともに，国民の日常生活における歯科疾患の予防に向けた取組が口腔の健康の保持に極めて有効」[2] として，歯科疾患の予防に加え，生涯を通して口腔機能の獲得・保持などによる歯科口腔保健の推進を明示している。

2. う蝕と歯周病の未病状態

　口腔内の 2 大疾患である「う蝕」と「歯周病」は人が歯を失う原因の 90％ になっている。

　う蝕になると自然治癒はないためう蝕の進行を止める必要がある。歯面の白濁は初期う蝕と考えられる。エナメル質からカルシウムが溶け出し歯牙の透明感がなくなり白っぽく濁った状態になる。しかし，この時点では健全なエナメル質に回復する可能性が残されているため，いわゆる未病状態であるといってよい。

　歯周病の初期段階は歯肉炎と考えられる。歯肉炎では限局的に炎症を起こし発赤・腫脹や歯磨き時による出血が認められる。歯槽骨破壊が認められる歯周炎になると歯周ポケットを形成，歯の動揺，歯肉の退縮が起こり，放置すると歯の喪失につながる。歯肉炎であれば原因を除去すれば健康な状態になるが歯周炎は慢性の炎症性疾患になりやすい。

　う蝕，歯周炎の原因も細菌層は異なるが細菌層の塊であるプラークを除去することにより発症を抑えられる。

　う蝕や歯周病は生活習慣病であり治療よりもプラークを除去し磨ける状態を保ち，「自分で自分の健康を守る」患者自身の意識を高め，予防に行動変容を促す指導（支援）を行う必要がある。

未病医学標準テキスト

3. 口腔内のセルフケアとプロフェショナルケア

患者自身が日々行っている口腔内清掃をセルフケアという。

「磨いている」のと「磨けている」の違いを理解し自分の口腔清掃状態でプラークが残りやすい部位をどのようにすれば磨けるのかを理解し実践の継続が必要となる。フッ化物配合歯磨剤の使用，食習慣の改善を行い自ら口腔内の観察をすることも必要となる。

定期的に歯科医師や歯科衛生士が行う口腔清掃はプロフェッショナルケアの一つとなる[3]

プロフェッショナルケアは口腔内の状況を確認し歯磨き指導にてプラーク除去の方法，歯面清掃（PMTC），フッ化物塗布，食生活や生活習慣の改善を行うように支援することなどが含まれる。う蝕や歯周病の予防につなげるために，口腔環境の状態を定期的に診るプロフェッショナルケアを受ける必要が生じる。

また，プラークを除去しやすくするだけではなく，噛みやすくする，発音をよくするために口腔環境を整える必要がある。そのためには，矯正歯科治療や口腔周囲筋のバランスをとるための口腔筋機能療法の必要性が生じる。その判断を行い必要な治療へとつなげるためにも定期的な歯科への受診は必要になる。

4. ライフステージに沿った歯科保健指導

歯科保健指導をする際にはライフステージごとの背景を考慮する必要がある。

同年代においても口腔内や全身の状態，性格や価値観というパーソナリティや患者さんを取りまく周囲の環境の違いで指導内容は大きく異なる。

以下にライフステージごとの指導項目を表示した[3) 4)]。

乳幼児期：磨くよりも歯ブラシに慣れさせ，しだいに歯磨きに移行し習慣化させていく。
　　　　　保護者への仕上げ磨き指導。う蝕にしないための食習慣。

学齢期：う蝕予防・歯肉炎予防のための歯ブラシの当て方指導。ブラッシング習慣の確立。
　　　　口腔内への関心，観察力の養成。萌出状態・歯列不正の確認。

青年期：う蝕・歯周病予防のための口腔衛生習慣（歯ブラシとデンタルフロス）の獲得。
　　　　口腔内の観察力の向上。

成人期：う蝕・歯周病予防，歯の喪失予防のための口腔衛生習慣の継続。
　　　　喫煙・食習慣・生活習慣などの改善。

老年期：う蝕・歯周病予防，歯の喪失予防，口腔機能の維持・向上のために運動機能・唾液作用の確認。

妊娠期：妊娠による体調や嗜好の変化・ホルモンバランスによる口腔内の変化を踏まえたうえでの使用すべき歯ブラシの選択・口腔清掃時間の工夫。

要介護者：介助者へのケア指導。口腔清掃の支援（口腔清掃時の体位，舌・口腔粘膜の清掃・口腔清掃用具の選択），誤嚥性肺炎の予防，咀嚼・嚥下機能の把握。

う蝕予防と歯周病予防では同じブラッシング指導においてもライフステージにより磨き方や歯ブラシの選び方が異なるために患者さんのリスクに応じた指導を行う必要がある。

指導を行う際には患者さんの情報を集め指導方法を考慮する必要がある。

5. 歯科衛生過程

歯科衛生過程とは歯科衛生士が歯科衛生上の問題に対し，その人に可能な限り最良で最善のケアを提供するために，科学的根拠に基づく思考で実行していく一連の問題解決プロセスである。

- ・歯科衛生アセスメント：患者からの聞取りや観察，検査などの情報収集・情報処理
- ・歯科衛生診断：患者が抱える問題の明確化
- ・歯科衛生計画立案：優先順位の決定・目標の設定・歯科衛生介入方法の決定
- ・歯科衛生介入：歯科衛生計画の実施
- ・歯科衛生評価：プロセスと結果の評価
- ・書面化：業務記録

このプロセスを繰り返し行うことでケアの質を向上につなげる[5]。

このことは科学的・系統的に学んだ知識に基づいて患者へのケアを考慮し，患者を観察し信頼関係を構築しながら対応する態度を歯科衛生士がもつ必要がある。また診療室内では歯科衛生士が患者に携わるのは歯科治療の一つであり，歯科医師の治療方針を確認し患者の口腔内情報やそのほかの患者情報を共有することによりさらによい歯科医療の提供につながる。患者より得た情報を歯科医師に的確に伝えられるように患者本人を始め年齢によっては患者の家族，患者対応のプロである受付，診療室内にいるさまざまなスタッフとコミュニケーションを図る必要がある。

さらに，超高齢社会を考慮し全身疾患の把握や咀嚼・嚥下機能の把握，誤嚥性肺炎の予防のためにも患者の言葉だけでなく様子や表情からの情報をキャッチすることが重症化を防ぐために重要になってくる[6]。

6. オーラルマネージメント

2012年4月の診療報酬改定に伴い「周術期口腔機能管理（周管）」が新設された[7]。

手術をする際に入院前～入院中～退院後に係わり誤嚥性肺炎や口内炎などの合併症の予防を目的に口腔ケアを行う。また，合併症の予防軽減することにより，患者本人のQOLの向上につながるとともに治療がスムーズに遂行できる[8]。その際には歯科医師のみならず医師や看護婦，他の医療スタッフの専門性を考慮し連携を図る必要がある。

高齢者が増加している現在においては，う蝕や歯周病の予防だけでなく食べる楽しみを忘れないためにも口腔機能の維持・改善の必要がある。

未病医学標準テキスト | 205

プロフェショナルケアの一つとして患者に関わることにとどまらず，他の医療スタッフにも口腔衛生の専門家としてマネージメントをすることにより患者の QOL の向上につなげていくことが望まれる。

7. おわりに

口腔疾患と全身疾患との関連性が注目され，医科歯科連携の重要性が認識されてきている。歯科口腔衛生は未病とも密接に関連しているものと考えられ，口腔衛生状態の向上は未病の改善に大きく寄与するものと思われる。今後，医科歯科連携がますます発展することが望まれる。

【文献】
1) 厚生労働省：健康日本 21（第 2 次）（2013）．
2) 歯科口腔保健の推進に関する法律（2011）．
3) 松田裕子（編）：オーラルヘルスケア事典—お口の健康を守るために—，学建書院，12，70-111（2013）．
4) 特定非営利活動法人日本歯周病学会健康サポート委員会（監修）：生涯を通じての歯周病対策—セルフケア・プロフェショナルケア・コミュニティケア—，54，352-374（2013）．
5) 全国歯科衛生士教育協議会（監修）：歯科衛生学総論，医歯薬出版，42，32-40（2012）．
6) 別所和久（監修）：オーラルケア・マネージメント実践マニュアル，医歯薬出版，90-95（2010）．
7) 岸本裕充，川邊睦記：周術期の口腔機能管理で歯科衛生士ができること・するべきこと，日本歯科衛生学会雑誌特別寄稿，8，26-33（2013）．
8) 藤原正識，森寺邦康，岸本裕充：開業医も医科歯科連携の一員！「周術期口腔機能管理」に歯科衛生士は不可欠！，歯科衛生士クインテッセンス出版，94-105（2014）．

〈田島　小百合／河田　俊嗣〉

4-9 未病と看護

1. 看護とは

　看護の対象はあらゆる健康レベルに属するすべての人々であり，看護活動の場は病院や施設にとどまらず，地域社会全体に及ぶ。看護とは，いつでも，どこでも，どのような対象に対しても，適切なケアを提供する活動である。日本看護協会では，看護の仕事を「人の身体と心ぜんぶを支える仕事」としてPRしており[1]，看護が扱う対象の幅広さと多様性を表す一つの表現といえる（**図1**）。

　看護の基本的な考え方は，フロレンス・ナイチンゲールに代表されるように，「すべての患者に対して生命力の消耗を最小限度にするよう働きかけること」[2]である。患者を含む保健・医療・福祉の当事者は薬や注射などの形あるものに対してだけでなく，形のない財としてのサービスに対価を支払う。看護職の提供するケアは直接的なケアだけでなく，情報提供や精神的な支援等も含んでいる。こうした形に残らないケアを，当事者が納得し，満足するよう提供することが看護といえる。看護は，対象者をより快適な状態にするケアを提供するサービスである。

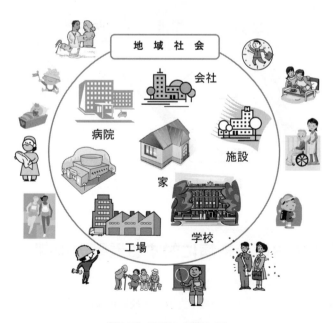

【図1】 看護の対象と場

2. 看護の対象としての未病

　未病とは，①軽微な自覚症状はあるが検査では発見できない状態（東洋医学的未病），②自覚症状はないが検査をすれば異常値を示す状態（西洋医学的未病）とされている[3]。健康と病気の間には明確な一線が引けるわけではなく，幅広いグレーゾーンが存在する。多くの人々が潜在的な未病状態にあるといっても過言ではなく，すべての人々が常に何らかのリスクと隣り合わせで日々暮らしている。

　看護は医学的観点よりもさらに広い視野で未病を捉える。それは，対象がどのような状態にあっても，そこには常に予防の視点が存在するからである。たとえ，すでに在宅で介護を受けている高齢者やハンディキャップを抱えた人々，常に何らかの医療的ケアを必要とする人々であっても，放置すれば起こりうる疾患や重症化するリスクを予防の視点で捉え，安定した状態を維持するよう適切なケアを提供することも看護活動である。また，まったく自覚症状もなければ検査値に異常もない健康な人々であっても，加齢と生活習慣から予測される異常な状態を予防することができるよう働きかけることも看護活動である（図2）。

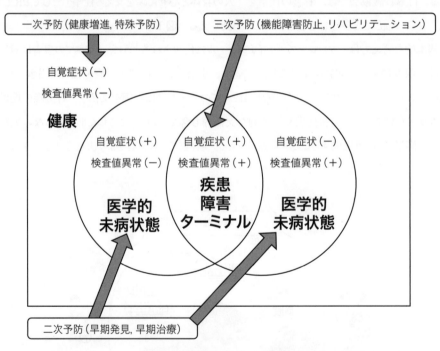

【図2】未病の概念と看護ケア

3. チーム医療における未病に対する看護の役割

　近年，医療現場はもちろんのこと，在宅療養や施設，学校等地域の現場においても，医師や看護師，薬剤師等のほかに，リハビリテーションや介護，福祉に携わる多職種が連携を必要とする場面が増えてきている。

国はチーム医療を促進すべく，診療報酬の加算対象を広げている。

　チーム医療とは，複数の保健・医療・福祉従事者が当事者の利益を中心とする方針に基づき問題・課題に取り組み，質の高い安全なケアを提供することである。健康期，未病期，治療期のいずれにおいても，チーム医療の基本は変わらず，多職種によって構成されるチームのなかで各職種が専門性をもって役割分担や責務を果たすことが求められている。

　看護はあらゆる健康レベルにあるすべての人々を対象としており，こうした対象が潜在的な未病期にあるとの観点から，看護が果たすべき役割を**表1**にまとめた。

【表1】 未病に対する看護の役割

---

① 発達段階に応じた健康維持・増進の啓蒙と支援
　　（例：赤ちゃん教室，母親・父親学級，健康教室，保健教育など）

② 未病の早期発見の啓蒙と支援
　　（例：乳幼児健診，各種健（検）診，人間ドック等における支援など）

③ 治療中・療養中の対象やその介護者に対する未病の啓蒙と支援
　　（例：教育入院，入院・入所中の看護ケア，家族会・患者会など）

【文献】
1) 公益社団法人　日本看護協会：やっぱり看護のシゴト（2014）.
2) フロレンス・ナイチンゲール（湯槇ます，薄井坦子，小玉香津子ほか訳）：看護覚え書―看護であること看護でないこと―（改訳第7版），現代社（2011）.
3) 福生吉裕：未病からみた動脈硬化―その歴史からの展望と社会的意義―，日本未病システム学会誌，1(2)，1-5（2005）.

〈石原　孝子〉

4-10 未病と臨床検査

1. 総説

　未病領域でのチーム医療の役割は大切である。とくに臨床検査では検査データから未病を発見して，病気になる前の段階で食い止めるためには，臨床検査技師，医師，看護師・保健師，栄養士，理学療法士，薬剤師などの各役割が大切であり，その連携が大切である。

1.1　健康診断，人間ドックと未病

　未病であるかどうかをチェックする最初の窓口は健康診断，人間ドック健診，相談薬局などであり，その項目の異常かどうかの判断に精通していなければならない。そこで健康診断などで用いられている項目について概説して，どのように受診者に伝えて，行動変容を起こして健康の状態に導くかの変化を中心に述べたい。

1.2　健診で使われる項目について

　日本病院会による「成績判定ガイドライン」より，主要検査項目の判断基準が定められている。またこれに関連して，大量の健康人のデータから基準範囲を模索する動きも最近みられる（次項表2）。未病レベルから検査値を捉えるには，疾病から出発するのではなく，健康なレベルからその検査の生理的変動状態や体内での栄養素の働き具合（代謝やその役割）をよく把握することが必要である。生体成分はそれぞれの役割において至適恒常性（ホメオスターシス）を有することから，個人ごとに検査値が各人の閾値（生理的変動範囲）を超えて変動したと観察された場合，その増減の原因を生活環境を含めた外的要因と体の内部の変化すなわち内的要因を含めた全体的な視野に立って総合的に推測していくことが重要である。その結果を踏まえて，原因除去に努めていくことが未病のうちに治すことにつながる。

1.3　個人内検査値変動要因とは

外的要因と内的要因に分けてみてみよう。

(1)　外的要因としては生活環境の変化，すなわち結婚，離婚，肉親との死別，金銭トラブル，転職，リストラ，単身赴任，定年，気候の変動，地震，台風などが加わるとストレスとなり，検査値に少なからず影響を及ぼす。

未病医学標準テキスト　211

（2）　内的要因に影響する因子としては食事や運動を含めた生活習慣があり，食事内容の変化，飲酒，喫煙，休養，運動不足がライフスタイルの変化として影響を及ぼす。また，加齢，更年期障害，男性ホルモン分泌減少，代謝速度の減少，不眠，食欲減退，過食などの影響も大きい。

1.4　検査からの未病判別法

　個人内検査値の変動要因は上述のように多数があり，その影響があるかどうかをいち早く感知し，未病のうちに予防するためには次の方法が有用である。すなわち，健診または人間ドックなどで繰り返し6回以上計測された個人検査値から，変動許容幅を平均値±1SDとして算出して，±2SDを超える変動を異常域とみなし，その中間（1SD～2SD）域を疑惑域（グレイゾーン）とする。集団の基準値についても同様に，SD幅により基準範囲，疑惑域，異常域に分ける。その二つの組み合わせにより，次項の図2のように，未病判定を行うこととする。表3に示すように，集団の基準範囲であっても個人内変動において，疑惑変動，異常変動が起こるので，この領域を未病域と捉えて，上記に掲げた変更要因をさぐる。

　また，集団基準範囲で疑惑域でも，個人内変動が疑惑域変動であれば未病域であり，個人内変動が異常域変動であれば，どこかに異常があると考えて精密検査を要する。

　集団基準範囲が異常域であれば，たとえ個人内変動が正常域であっても未病の可能性があり，疑惑域であれば精密検査が必要であろうし，異常域での変動であれば，治療が必要となろう。

1.5　画像検査と未病

　生活習慣病についての画像検査を想定してみると，特定健診や人間ドックでいくつかの画像検査を採用している，頭部，頸部，胸部（肺，心臓，血管），腹部（肝，胆道，腎，尿路，膵，血管）の検査として，超音波検査（含むUCG），消化管用造影，消化管内視鏡，二次健診としてCT（単純，造影，3D），MRIなどがある。これらの検査は未病状態を知るために重要であるが，画像所見にて未病状態であるか否かの判定する基準がない。そこにはいくつかの取り決めをしておく必要があろう。たとえば，胃のポリープは胃がんからすれば未病であるが，そのものは一般的に病名として通用するし，慢性萎縮性胃炎（大部分がヘリコバクターピロリ菌による）は胃がんからすれば未病であるが，胃炎という病名からは未病ではない，がごとくである。これから学会が取り組む大きな課題の一つであり，早急にプロジェクトを立ち上げて，未病状態からのアプローチの仕方を取り決めておかねばならない。

2. 未病臨床検査から捉えた基準値および個人データ変動

2.1　未病ガイドラインとしての基準値

　健康であるかどうかの診断尺度として「正常値」という言葉がかつて一般的であったが，正常という語彙の定義が不明確であるため，医学用語としては「基準値」「基準範囲」が使われる。「基準値」は一定の健康基準を満たす個体を選別して得られた標本集団の95％を占める範囲として，その算出法に関して米国

Clinical Laboratory Standard Institute（CLSI）など国際的な取り決めがある。別に類似なものとして「参照値」なる言葉もあるが，科学的根拠に乏しいため現在では使用されない。ここで注意すべきことは，健常者であってもその5%の人は基準範囲から外れることである。

　一方，診療の場において，糖尿病や肥満，高血圧など各専門の医学会から，目的の疾患に関して「病態識別値」あるいは「疾患判別値」なる検査の診断基準が提唱されている。これは臨床的に治療（医療）を開始する数値レベルであると解釈される。したがって，健康と病気との間のグレーゾーン領域を狭義の「未病域」とするならば，上述の「基準範囲」と「疾患判別値」の間に挟まれた範囲であるということができる。基準値の概念を整理して**表1**に掲げる。また，以上の点を踏まえて具体的に求められた未病範囲を**表2**に示す。

【表1】 基準値および未病ガイドラインの概念

```
Ⅰ．正常値（範囲），基準値（範囲）
    ・正常値＝健康な人の集団がとる値⇒「健康」の定義が不明瞭
    ・基準値＝「基準個体」集団の M±2SD の値（95%範囲）
Ⅱ．意思決定値
  a) 疾患判別値・病態識別値＝専門学会で決められた臨床的判別値
      （例）：動脈硬化（血清脂質），糖尿病，高血圧，肥満，痛風
    ・メタボリックシンドローム4学会判定基準
  b) 指導区分決定値＝生活指導に重点を置いた判別値
    ・未病指導判定ガイドライン
    ・特定健診・特定保健指導判定基準
    ・人間ドック学会成績判定ガイドライン
```

【表2】 基準値と疾患判別値より求められた狭義の未病範囲

検査項目	単位	基準値[*1]	要医療（D判定）[*2]	未病値の範囲
最大血圧	mmHg	88 ～ 147	160 ～	～ 87, 148 ～ 159
最小血圧	mmHg	51 ～ 94	100 ～	～ 50, 95 ～ 99
総蛋白	g / dL	6.5 ～ 7.9	～ 5.9, 9.1 ～	6.0 ～ 6.4, 8.0 ～ 9.0
アルブミン（女）	g / dL	4.0 ～ 4.8	～ 3.5	3.6 ～ 3.9, 4.9 ～
総コレステロール	mg / dL	151 ～ 254	～ 139, 260 ～	140 ～ 150, 255 ～ 259
LDL コレステロール	mg / dL	72 ～ 178	～ 59, 180 ～	60 ～ 71, 179
中性脂肪（男）	mg / dL	30 ～ 198	～ 29, 400 ～	199 ～ 399
クレアチニン（男）	mg / dL	0.66 ～ 1.08	1.30 ～	～ 0.65, 1.09 ～ 1.29
白血球数	/μL	3036 ～ 7611	～ 2500, 9000 ～	2501 ～ 3035, 7612 ～ 8999
ヘモグロビン（男）	g / dL	13.7 ～ 16.4	～ 11.9, 18.0 ～	12.0 ～ 13.6, 16.5 ～ 17.9
ヘマトクリット（女）	%	36.0 ～ 44.0	～ 32.3, 48.0 ～	32.4 ～ 35.9, 44.1 ～ 47.9
血小板数	$10^4/μL$	15.0 ～ 33.0	～ 9.9, 40.0 ～	10.0 ～ 14.9, 33.1 ～ 39.9
AST	U / L	13 ～ 29	51 ～	0 ～ 12, 30 ～ 50

＊1　日本人間ドック学会と健保連による150万人のメガスタディー（2014年発表）より抜粋
＊2　日本人間ドック学会ガイドライン判定区分（2014年改訂）より抜粋

未病医学標準テキスト

表2は，最新のビックデータによる臨床的に限定された臨床検査項目のみから捉えられた狭義の「未病範囲」である。各項目が非常に狭い数値幅になっており，たとえばLDLコレステロールの未病域は無いに等しい。このことは未病域の取り扱いの難しさを表している。実際，健康支援を必要とする「未病域」においては，精神不健康などのメンタル面を含めた「自覚症状あり」の情報を未病判断に加えなければならないことが本学会で定められている。このようにして，健康から病気までの連続した概念として未病が位置づけられることになる。したがって「未病」の判定値とは，健康な状態から次第に逸脱して手術や投薬などの治療ステージの手前の広い領域までを対象として，保健支援を行うのに必要な個人のQOLを高める「指導区分決定値」であると理解される。

2.2　個人の基準値・生理的変動

未病判別のスクリーニングとして，多くの検査項目では個人間変動（個人間差）よりも個人内変動のほうがはるかに小さいことが知られているため，集団の基準値による判別に個人内の生理的な許容変動幅を加味した未病診断が望まれる。個人内の生理的な変動を長期間観察した報告事例を資料として**表3**に示す。

【表3】長期個人データ観察における個人内生理的変動の平均値

		報告 A		報告 B		報告 C	
		男	女	男	女	男	女
BMI		0.53	0.56	0.62	0.62		
最大血圧	mmHg	8.18	8.39	8.95	8.43		
最小血圧	mmHg	6.10	6.04	6.20	5.88		
空腹時血糖	mg/dL	5.76	5.19	6.65	5.46	5.72	5.11
中性脂肪	mg/dL	39.60	21.20	44.79	20.78	31.95	18.21
総コレステロール	mg/dL	14.90	16.80			12.75	13.41
尿酸	mg/dL	0.54	0.40				
γ-GTP	U/L	14.12	6.47			8.33	3.70
AST	U/L	4.66	3.75			3.30	2.96
ALT	U/L	6.93	5.31			5.10	4.56
アルブミン	g/dL	0.14	0.15				
クレアチニン	mg/dL	0.08	0.07				
CRP	mg/dL	0.15	0.11				

報告A：加瀬澤信彦；人間ドック受診毎年1回；10年間8回以上継続受診者（n＝5,689）
報告B：竹内秀史，他；日本未病システム学会誌2008（企業健診5年間5回　n=4,174）
報告C：松原朱實；広島県臨床生化学研究会2000（一般生活者年間12回採血　n=136）

表3の報告Aは，メタボリックシンドローム関連の臨床検査36項目について，総合健診施設における継続受診者5,689人（治療中の者を除く）の各個人データを10年間追跡して得られた資料である。個人の日常的な生理的変動の平均値が示されている。たとえば表3から，健康が維持されている個人ならば空腹時血糖の検査値は6mg/dl以内の変動にコントロールされていることを示している。仮に個人のデータで前回値と比べて10mg/dlの変動がみられたならば，血糖が動く何かの要因が働いた可能性が強く，集団基準範囲内にあっても未病が疑われる。

　個々人の臨床検査値の変動は，総説に示した外的・内的要因，とくに日々のライフスタイルイベント（食生活，環境の変化，ストレス等）によって修飾されることが多いため，逆にこれを利用すれば検査項目間におけるデータの変動様態からその原因となる個人のライフスタイルの質の状態や動向を推測できることが多い。たとえば，メタボリックシンドローム関連検査項目と経済成長（国民の暮らしぶり）とは密接な関係にあることが過去の健診データからも示されている。生活習慣の良否によって個人内の検査値が変動する実例を，**図1**に示した。検査項目としてはγ-GTPやAST，ALT，中性脂肪などの変動が健康習慣の良否によって大きく影響されることが理解される。以上の観点から，個人の生理的な変動幅に基づいた未病の診断が有用である。

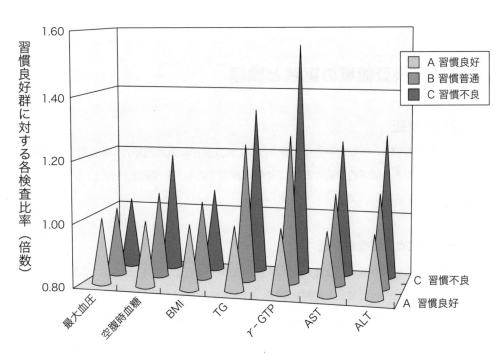

【図1】健康習慣別にみた個人内生理的変動の大きさ

このような観点から，集団の基準範囲とともに個人内変動の許容値も考慮した未病診断ガイドラインが提案される（**図2**）。

		集団の基準範囲		
		正常範囲内	境界値	異常値
個人内変動	生理的 ±1SDw 以内	A	B	C
	境界変動 ±1〜2SDw	C	D1	D2
	異常変動 ±2SDw 超える	D1	D2	E

指導区分	
A	異常なし（情報提供）
B	未病Ⅰ（情報提供）
C	未病Ⅱ（自立支援）
D1	未病Ⅲ（積極支援）
D2	未病Ⅳ（積極支援）
E	要医療（受診推奨）

【図 2】 個人内変動（SDw）を導入した検査値による未病健診指導案

3. 未病臨床検査領域の実践と課題

3.1　生理機能検査

身体の病気は機能的障害と器質的障害に二分される。慢性疾患は機能的障害が繰り返されて器質的障害に至ると考えることができ，機能的障害はまさしく未病の段階である。生理機能検査はこうした未病の段階を捉える上で重要な検査である。

3.1.1　動脈硬化と生理機能検査

動脈硬化とは血管壁が機能低下，硬化，構造変化，肥厚する病変を総称したものであり，生理機能検査はとくに機能低下や硬化といった変化を把握するのに適している。

（1）脈波伝播速度（PWV）：心臓の収縮により生ずる動脈の振動（脈波）が中枢から末梢へ伝播する速さであり，動脈壁の硬さを示す指標として用いられる。血管が硬ければ硬いほど脈波伝播速度は早くなり，動脈硬化が進んでいることを示す。検査の問題点として，血圧上昇に伴い脈波伝播速度は速くなるため，高血圧症や白衣高血圧の被験者においては動脈硬化を過大評価してしまう恐れがある。

（2）心臓足首血管指数（CAVI）：脈波伝播速度の計測と同様に，上腕と足首で脈波を測定し，血圧較正を行い算出した指標である。PWV と比較して血圧依存性が低く，被験者の状態に左右されずに動脈硬化の程度を計測できる。

（3）加速度脈波：心臓の拍動に伴う指尖動脈の血流量の変化（容積脈波）を2回微分（加速度）したものである。指先を脈波センサーに入れるだけで，簡便に測定できるという特徴を有する。加速度脈波は変曲点成分により，動脈血管壁の進展性（器質的動脈硬化度）と動脈反射波の状態（機能的血管拡張能）を示す。

（4）血管内皮機能検査：血管内皮細胞は一酸化窒素（NO）などの種々の生理活性物質を産生・分泌して，血管の恒常性（ホメオスタシス）維持に関わっている。種々の危険因子（高血圧，高血糖など）に曝されると，内皮細胞の機能がまず始めに障害されることから，血管内皮機能障害は動脈硬化の初期症状といわれている。血管内皮機能を評価する方法として，現在，最も広く使われているのが血流依存性血管拡張反応（FMD）であり，この血管拡張の程度を超音波検査にて評価する。その他，手指の爪元の毛細血管の状態を直接顕微鏡的に観察することも行われている。

3.1.2　自律神経機能と生理機能検査

自律神経機能は精神的・肉体的ストレスや加齢によって影響を受け，とくに持続的な交感神経緊張の亢進と副交感神経緊張の減少により，不整脈や心不全，冠動脈疾患など，多くの疾患に結び付くことが知られている。この自律神経系の周期性変化を心拍変動と呼び，心拍のRR間隔の周期的な変動から，その周波数成分をパワースペクトル解析することで求められる。心拍変動の高周波数成分は副交感神経活動の指標，低周波数成分と高周波数成分の比は交感神経活動の指標となる。

3.2　一般検査

一般検査は各種専門検査の前にスクリーニング的に行う検査で，尿，糞便，喀痰，髄液，胃・十二指腸液，穿刺液などを対象とする定性検査と，簡単な定量検査，沈渣などの細胞学的検査が主体である。なかでも，尿は人体の排泄物として患者に苦痛を与えずに最も簡易に採取できる（非侵襲性）ことに加えて，多種類の代謝産物や血中成分などを含み，尿中正常成分の量的変化や異常成分の出現によって，腎・尿路系疾患だけでなく糖尿病などほかのいろいろな疾患の診断にも役立つため，臨床的に重要である。

尿試験紙は，一度に多項目の検査が可能であり，手技が簡便，かつ迅速に検査ができるため，医療機関や人間ドック，学校健診において広く用いられている。さらに，OTC検査薬として薬局・薬店で販売されるものもあり，後述するセルフメディケーション（自己健康管理）の考えのもとで活用されている。ビタミンCなど検査結果に影響を与える尿中干渉成分には注意を要する。

近年では，尿検体を用いた新生児タンデムマス・スクリーニングの実施により，先天性代謝異常を早期に発見し，早期医療介入による救命，障害の発生予防に貢献している。

また，慢性腎臓病（CKD）や急性腎障害（AKI）における尿細管機能障害を反映するマーカーとして，L-FABP（尿中L型脂肪酸結合蛋白）の測定法が確立され注目されている。CKDは，進行すると末期腎不全に至り，莫大な医療費を要する透析治療が必要となるため，新規バイオマーカーの登場が期待される。

未病医学標準テキスト　217

3.3　血液・血液像検査

　血液学的検査には血球計算，血液像および止血・血栓検査（血液凝固学的検査）などがある。現在，血球数は専ら自動血液計数装置によって測定されている。全血算（CBC）データとして，赤血球数，ヘモグロビン濃度，ヘマトクリット値，白血球数，血小板数，白血球分類（比率と実数），網赤血球数が報告されるほか，赤血球指数（MCV, MCH, MCHC）や血球の粒度分布（赤血球；RDW，血小板；PDW）などさまざまな情報が提供される。とくに，赤血球の大きさの指標となる平均赤血球容積（MCV）と平均赤血球ヘモグロビン濃度（MCHC）を利用して貧血の形態学的分類（小球性，正球性，大球性）を行うことが可能で，骨髄での造血能を反映する網赤血球数や赤血球形態の変化と組み合わせて評価することにより，貧血の確定診断への手がかりを得ることができる。また，血液疾患以外の基礎疾患が原因で起こる二次性（続発性）貧血は日常的に遭遇することも多く，貧血のなかに占める割合も高いため，未病診断に利用される。一方，ストレスや日常的な常習喫煙による多血症もよく知られている。

　血液像では，赤血球と同様に白血球や血小板の形態に注意しなければならない。白血球数が増加している場合，好中球，好酸球，好塩基球，単球およびリンパ球の比率（白血球百分比）を調べるとともに，幼若白血球出現の有無，形態異常などを観察する必要がある。白血球数の増加の原因としては炎症性疾患や骨髄性疾患などが考えられる。未病検査領域においては，白血球分類における顆粒球（好中球）数とリンパ球数との比率が自律神経調節機能（交感神経/副交感神経）を反映したマーカーとなることが知られており，ストレスや炎症との関係が研究されている。

　血小板数測定においては，抗凝固剤が原因で血小板が凝集し，偽性血小板減少症を示すことがある。血小板減少の原因には免疫学的機序，非免疫学的機序，分布異常などがあり，糖尿病などの生活習慣病との関連で注目していく必要がある。とくに，2型糖尿病を有するメタボリックシンドローム患者ではさまざまな細胞性変化や生化学的変化によって，血中に活性化血小板が増加し，血栓を形成しやすい状況にあることが指摘されている。また，血小板数は慢性肝炎や肝硬変など肝の線維化の指標としても重要である。

3.4　臨床化学・免疫血清

　臨床化学検査はおもに血液，尿，唾液など体液成分を対象として，化学的分析手法・技術によって病因・病態の解明や治療，予防に有用なデータを提供，もしくは科学的に追求する分野である。近年では，免疫学的手法を利用した分析方法も多く利用されるようになり，その領域が広がっている。

　臨床化学検査は，各種病態や予防に通じ，検査項目の組み合わせを考慮し，検査データを注意深く解析，観察することで診断や予防に大きく寄与してきた分野である。新しい臨床検査技術の開発は，新しい病態を明らかにすることはいうまでもない。また，臨床化学検査の技術は，たとえば，電気泳動法では，M-蛋白血症，アイソザイム，ヘモグロビン異常症，グリコヘモグロビンなど多くの病態を明らかにした。さらに，新検査項目は，従来検出すら不可能であった病態を明らかにし，化学的生検とも呼べる情報を提供し得た。未病を捉える包括的な研究の一つに，近年，メタボローム解析として，代謝物質の網羅的解析法が未病マーカーの探索研究に行われ，リスクの科学化が図られている。

　免疫系は，さまざまな細胞が複雑に影響を及ぼし合いながら生体機能の恒常性を保っており，何よりも外

敵からの攻撃を免れるためになくてはならない生体調節系の一つである。そのため，いったん免疫系が破綻するとさまざまな疾患が起ることは容易に想像できる。たとえば，免疫能が減弱すれば，さまざまな感染症に罹患しやすくなり，腫瘍も発生しやすくなる。また，逆に，免疫能が亢進し過ぎるとアレルギー性疾患や自己免疫性疾患が起こるようになる。

　免疫血清検査とは，ウイルス感染症を例にするなら，従来は抗体価の測定が主流で，多くの場合に結果が判明する頃には患者は治癒しているなどよく聞く話であったが，最近では抗体を利用して抗原を検出する迅速検査法が次々と実用化され，新型インフルエンザの流行に際しても，迅速診断に免疫検査が活躍している。また，細胞工学や分子生物学の急速な発展に伴い，免疫応答の仕組みが細胞レベル・分子レベル・遺伝子レベルで解明されており，現在では，炎症性サイトカインを標的とした炎症性腸疾患やリウマチ性疾患の治療法や接着分子を標的にした治療法まで開発されている。今後，ますます細胞レベルの検査が進み発展する分野と考えられる。

3.5　バイオマーカー・抗酸化検査

　バイオマーカーとは「通常の生物学的過程，病理学的過程，もしくは治療介入に対する薬理学的応答の指標として，客観的に測定され評価される特性」と定義されている。その目的に応じて，「診断マーカー」，「薬力学マーカー」，「予測マーカー」，「安全性・毒性マーカー」などの種類が存在し，医療の質に貢献している。このうち特定の治療によらない疾病の経過を予測する予測マーカーが未病に関わるものと考えられる。

　バイオマーカーは血清や尿などの体液，あるいは身体組織の中に含まれる物質を対象として，遺伝子・酵素・タンパク質・ペプチド・脂質・糖質など広範囲に及ぶ。たとえば血液検査としては，肝障害時に上昇する AST（GOT）や ALT（GPT），動脈硬化症のリスクを示すコレステロールなどが初期段階で行われ，その後，細胞障害マーカー（LDH，CPK など），免疫系因子（インターロイキン-1β（IL-1β），腫瘍壊死因子（TNF-α），インターフェロン-α，腫瘍細胞増殖因子-α など），修復系エネルギー獲得・修復必要因子（血液中・臓器中アミノ酸，TCA サイクル中間代謝物質）など，さらに抗酸化物質等がバイオマーカーとして測定されている。

　生体における抗酸化検査，つまり酸化ストレス状態を評価するバイオマーカーが注目されている。酸化ストレスとは，生体内における活性酸素種と抗酸化システムとのアンバランスである。酸化ストレスの上昇は分子レベルで生体酸化損傷を増加させ，さまざまな疾病や老化亢進につながると考えられている。具体的には，(1)抗酸化物の変動：①血清抗酸化能低下，②抗酸化物質の減少，③酸化体/還元体比の上昇，④血清中酸化ストレス値（d-ROMs，FRAS）の上昇など，(2) 酸化生成物の増加：①脂質関連物質，②タンパク質関連物質，③ 8-ヒドロキシデオキシグアノシン（8-OHdG）など核酸関連物質，④鉄代謝関連物質，(3)そのほかの生体反応：①インスリンや甲状腺ホルモンなどホルモン，②血清尿酸値上昇，③酸化型コエンザイム Q10 など，多くの検査が知られている。

3.6　遺伝子検査・個別化医療

　遺伝子検査は個人の遺伝的素因に基づく疾患易罹患性のリスク判定やがんの発症前診断などが可能であ

る点から，未病状態を評価するための有用な検査法であると考えられる。一般的に遺伝子検査は大別して，①生殖細胞系列遺伝子検査，②体細胞遺伝子検査，③病原体（微生物）遺伝子検査の三つに分類される。

3.6.1　生殖細胞系列遺伝子検査

単一遺伝子疾患の診断や，SNP（一塩基多型）をはじめとした薬剤応答性や多因子疾患の疾患易罹患性に関わる遺伝子変異を調べるための検査である。この検査によって検出される遺伝子変異は，その疾患発症への寄与の大きさの違いにより決定因子（数十％から100％発症する遺伝子変異）と危険因子（罹患率が数倍程度になる遺伝子変異）に分類される。疾患の発症には遺伝的素因と環境要因が関与していると考えられているが，この検査により個人の種々の疾患易罹患性のリスク判定が可能となり，疾患の発症予防・発症の遅延を目的とした環境要因側のリスクを減らすための個別化された予防策が可能となる。

3.6.2　体細胞遺伝子検査

がんにみられるような後天的な遺伝子の構造変化や発現異常を調べるための検査である。1988年にVogelsteinらによって発表された多段階発がん説に示されるように，がんの発症・進展は複数のがん関連遺伝子への突然変異の集積の結果であると考えられている。したがって，体細胞遺伝子検査はがんの遺伝子異常のプロファイリングによるがんの種類の判定やそのがんの有効な治療薬の選択において有効な検査となっている。また，遺伝子異常をもつ細胞数を測定することでがんの微小残存病変（MRD）を評価することができる。最近，BRCA遺伝子変異による乳がんリスク検査を受ける人たちが少しずつ広がっている。

3.6.3　病原体（微生物）遺伝子検査

検体中から種特異的遺伝子（配列）を検出することで原因となる病原体を同定し，遺伝子量から病原体の数や治療効果を判定する検査である。微生物遺伝子検査を未病の観点から考えると，近年では腸内常在菌叢（腸内フローラ）と肥満や糖尿病との関連が挙げられる。現時点ではメタゲノム解析等の技術的な問題の解決やさらなるエビデンスの蓄積が必要不可欠であるが，今後，肥満や糖尿病リスクの判定や治療効果を評価するための腸内フローラの解析が病原体（微生物）遺伝子検査の一つとなることが期待される。

これらの方法の臨床応用には，解析結果の解釈の妥当性の検証や解析技術（ハイスループット，高い費用対効果など）や生命倫理（知る権利と知らない権利，プライバシー保護など）といった課題が残っている。遺伝子検査の一部はすでに保険にも収載され，商業ベースでも遺伝子情報提供サービスが始まっている。国立がんセンターなどでは，血液や唾液などに含まれるマイクロRNAを検索して，がん13種類を判定する研究も進められている。

3.7　生活習慣病・脂質検査

生活習慣病は偏食，運動不足，喫煙，ストレスなどの生活習慣が発症や進行に深く関わっており，高血圧・脂質異常症・糖尿病・肥満が代表的なものである。これらは「死の四重奏」と呼ばれ，とくに高血圧・脂質異常症・糖尿病はサイレントキラーとして自覚症状がほとんどない状態で進行し，重複すると命に関わる危

険性が増大する。これらの上流には動脈硬化性疾患が存在しており，無症状のうちから定期的な健康診断で検査することが勧められる。

3.7.1　脂質代謝異常検査

血清コレステロール（TC），LDLコレステロール（LDL-C），HDLコレステロール（HDL-C），中性脂肪（TG）が脂質異常を知るスクリーニング検査である。脂質異常症の発見は未病状態の発見として重要である。一般的に脂質異常症が起きてから約20年経過すると動脈硬化性疾患の症状が出るといわれており，未病の段階で治すことが肝要である。

3.7.2　その他の考慮すべき危険因子

（1）レムナントリポ蛋白：レムナントリポ蛋白はカイロミクロンやVLDLが代謝される過程で生じる中間代謝リポ蛋白であり，血管内膜に沈着し動脈硬化を進展させる要因と考えられている。

（2）small dense LDL：small dense LDLは，LDL粒子の分画のうちサイズが小さく比重が大きいもので，冠動脈疾患との関連が指摘され，酸化されやすく，2型糖尿病やメタボリックシンドローム，インスリン抵抗性状態などで上昇する。

（3）アポB：アポBは，LDLやレムナントなどの動脈硬化を引き起こすリポ蛋白粒子に存在するアポ蛋白である。アポBはLDL-CやHDL-Cよりも強い心血管イベントのマーカーであることが示されている。

（4）non HDL-C：non HDL-CはTCからHDL-Cを減じた簡単な指標であるが，レムナントリポ蛋白などをすべて含むため，LDL-Cより動脈硬化性疾患の発症予測が優れているという考え方もある。低HDL-C血症ではLDL-Cに加えてnon HDL-Cを見ることによりリスク予測力が高まる。non HDL-Cの利点は，計算が簡単で，食後採血でも使用できることであり，健診に利用されている。

（5）脂質やアポ蛋白の比：各リポ蛋白に含有されるコレステロール値の比やアポ蛋白の比，すなわちTC/HDL-C比，non HDL-C/HDL-C比，LDL-C/HDL-C比，アポB/AI比が強い動脈硬化性疾患のマーカーとなることも示されている。

3.8　POCT・セルフメディケーション検査

POCT（Point of Care Testing）とは被検者に間近な所で行われる検査であり，専用の機器または試薬が用いられる。この検査は結果をすぐにみる臨床の現場でおもに医師，看護師などが行うが，場合によっては被検者自身が行うこともある。機器の管理には臨床検査技師などが携わることが望ましいとPOCTガイドライン（2004年日本臨床検査自動化学会）に記載されている。

被検者自身が行う検査として糖尿病患者による自己血糖測定が広く行われており，SMBG（Self Monitoring of Blood Glucose）と呼ばれている。SMBGは文字通り"自己"の血糖値を知るために患者自身が検査を行うものであるが，データのバラツキ具合（不確かさ）が大きい場合が多いことに注意を要する。

日常生活を送っていて体調が優れないときに直ぐに病院へ行き診てもらうのではなく，ある程度自己の責任において，自身の健康を管理しようというセルフメディケーションの要望がある。ここで課題として，検査前の

食事や飲酒，運動などによる検査値への影響も十分に配慮されなければならない。

　検体採取法により影響が出る場合もある。たとえば，指尖に針を刺して少量の血液を採取する場合に，必要量の血液が得られないと指の部分をしごいたり，絞り出したり，擦って寄せるという手法によって組織液（細胞間液）が血液と混ざり血液が薄まってしまうという誤差を生じる恐れがある。

　さらに臨床検査の基準値との互換性，データの統一性なども今後の課題とされる。

　精度保証を前提として，POCTから得られる情報はきわめて重要である。米国においてはさらに，日本の特定健診で実施するような一般的な生化学的検査項目のほかに，インスリン，レニンなどのホルモンや，アレルゲン・パネルの検査，血中・尿中の薬物関係の検査など，かなり特殊な検査項目を測定できる検査薬を，一般用医薬品として販売可能としている。今後，日本でもその方向に向かうものと考えられる。日本では2014年4月より薬局やコンビニ店舗などにおいて，医療に供しない目的であれば自己採血検査，すなわち「検体測定室」の実施が可能となり、未病自己管理への貢献が期待される。

3.9　輸血検査-おもに輸血後感染症について

　輸血療法とは赤血球，血小板，凝固因子成分を補充する治療法で，未病ではなく患者が対象となる。使用する輸血用血液製剤（血液製剤）は種々の安全策が講じられた結果，その安全性は近年，非常に向上したが，副作用・合併症のリスクが完全に無くなったわけではない。未病の観点からは，輸血療法を受けられた患者に潜む副作用による病気とそれをみつける検査の重要性が考えられる。

　輸血など他人の血液が体内に入ることによって病気が発生する場合は，大きく二つのケースが考えられる。一つは，輸血された血液自体がウイルスや細菌などに汚染されているケースである。現在では血液製剤は，安全性を確保するため供給前に感染原因となるHBV，HCVなどのウイルス検査などのさまざまな感染防止対策の結果，医療機関で輸血時に感染するケースはほとんど無くなってきた。二つめは，他人の血液が入ることによって起こる免疫反応である。発熱反応やアレルギー反応（かゆみ，じんましん）などの軽度の反応は時間とともに改善するが，急性溶血や輸血後移植片対宿主病（GVHD）では生命の危険もある。輸血後GVHDとは，輸血されたドナーのリンパ球（移植片）が排除されずに生き残り，免疫系の働きにより患者の細胞（宿主）を非自己と認識して攻撃する死亡率90%以上の遅発性疾患である。以前は高齢者，初回輸血，血縁者からの輸血，採血後から3日までの新鮮血を輸血する際に危険性が高いとされたが，現在では，血液製剤への放射線照射により良好な予防ができるようになった。

　平成16年4月に生物由来製品感染等被害救済制度が創設された。副作用による疾病はきわめて少なくなり，安全な輸血療法ができる環境になってきたが，輸血後の感染症検査の実施啓発を輸血担当の臨床検査技師が行っている。

4. 感染制御・チーム医療

4.1 感染制御の目的

患者に治療目的の疾患以外の感染が起きると，患者・医療施設・一般社会に大きな損失を与えることになる。感染ならびに感染による発症を未然に防ぐこと，すなわち感染制御は患者サービスのみならず，病院経営の健全化や医療費抑制にもつながる。そのことから院内スタッフの「感染防止対策」に関する高い意識レベルと充実した体制作りが必然的に要求され，平成8年に施行された感染対策施設基準による診療報酬改定が体制作りの大きな引き金となり，各医療施設にICC（Infection Control Committee）感染対策委員会やICT（Infection Control Team）院内感染制御チームが設置されはじめた。

4.2 ICT

院内感染制御チームとは，臨床医・看護師・臨床検査技師・薬剤師・栄養士・事務職員など医療の専門化が，総力を結集して取り組むプロフェッショナルな感染制御体制における集団である。ICTのおもな業務は，サーベイランスの実施や結果の病院長・感染対策委員会・現場への報告，巡回指導や感染対策相談などのコンサルタント，人材育成と継続的な教育システムの確立・開発や啓蒙活動，収集した情報や意見交換による情報などの共有化の推進などがある。またICTとしての取り組みには，高い知識や技術の研鑽が要求される。おもな項目としては微生物学，消毒法・滅菌法・医療廃棄物などに関する感染予防学，サーベイランス法，医療統計法，コミュニケーション術，啓発教育法などがある。

4.3 臨床検査技師の役割

臨床検査室は日常業務を通して院内の感染症部位材料が集まることから，院内感染発生動向をもっとも早く把握・監視できる部署である。なかでも微生物検査室は病院経営的にみるとメリットは少ないが，一度院内感染が発生した際には，医療機関の損失・信用失墜は莫大なものになるため重要である。そのためにも微生物検査室に従事する臨床検査技師は，自分のもっている知識・技術をフル活動させ，素早い報告を心がける責任がある。

4.4 チーム医療

感染制御に携わるICTメンバーは行動的かつ意識を高くもち，すべての職員を引っ張って行けるだけの統率力を必要とする。チームでの行動において最も重要なことは，スタッフ間相互のコミュニケーションである。そのためには共通目的を確認し，互いが顔を合せる機会を多くし，疑問点はその都度直接確認，互いの立場を尊重，本音を知り，人の話をよく聞き，相手が理解できるような十分な説明力や説得能力など，人間関係を円滑に維持できる能力，すなわちコミュニケーション能力を切磋琢磨することが肝要となる。チーム医療の心得として，「桶の原理」のごとく，互いの役割に一人ひとりが最善をつくす努力があってはじめて全体の桶の水が保たれる。

未病医学標準テキスト | 223

5. サイエンスコミュニケーションと臨床検査

増大する慢性疾患対処の目的は，疾患の完治ではなく，生活の質（QOL: quality of life）の向上である。さらに患者を治療するだけではなく，社会全体での疾病対策が必要不可欠となる。

社会のなかで疾病対策を施すとなると，生活習慣や価値観など社会的・個人的要因を勘案する必要がある。価値観は個人の経験に依存するため，疾患予防や，発症・進展の遅延，そして QOL の向上を図るための生活習慣の改善を促すには，科学の成果を提示するだけでは不十分である。すべての関係者を含めた合意と当事者の主体的な意志決定へのプロセスが重要となる。

サイエンスコミュニケーションとは，科学について科学者と市民とが対話する際に必要なコミュニケーションの形態である。ここで重要なことは，専門知識を分かりやすく説明することだけではなく，対話を通じた合意の形成と主体的な意思決定を認める作業過程のなかに，科学の成果を織り込むことが必要である。とくに，慢性疾患対策のように不確実性が高く，意見が分かれるトランスサイエンス的状況では，サイエンスコミュニケーションの重要性が高まる。

臨床検査は，生体内現象を画像データや数値データとして客観的に評価可能な状態に変換できる。現状の臨床検査は，急激な変化を伴う病態への即時的な意思決定には有効であるが，初期には基準範囲内に留まることが多い慢性疾患では，従来の判定手法では異常と判定されないことも起こり得る。未病臨床検査のおもな目的は，現状では異常を認めないが，放置すれば病気になる状態を把握することである。QOL の向上や生活指導の指標となる検査項目とその判定手法を確立するために，検査結果に新たな知識体系を加えて社会に提供することが臨床検査の新たな任務であると考えられる。

6. 治未病健診

6.1　健診の受診状況と効果

わが国では，ライフステージの各段階に合わせた健診が実施されており，健診受診機会は決して少なくない。平成 22 年に実施された国民生活基礎調査によると，20 歳以上の者について過去 1 年間で健診（健康診断や健康診査）や人間ドックを受診した割合は男性 69.4%，女性 59.7% で，過去 10 年間では最も高かった。しかし，平成 25 年の調査では男性 67.2%，女性 57.9% であり，受診率は男女ともに下降している。平成 20 年からは，増加する生活習慣病とその医療費の抑制を目的として，メタボリックシンドロームに着目した「特定健康診査」が開始された。この推移をみると，平成 24 年度の特定健康診査実施率は対象者 5,281 万人に対して 46.2% で年々微増しているが，メタボ該当者および予備群は経年的にみてほとんど変わりがないことが示されている（**表4**）。

【表4】 特定健康診査・保健指導の実施率（全国：厚労省）

	特定健診	特定保健指導	メタボ該当者および予備群
平成 24 年度	46.2%	16.4%	26.4%
平成 23 年度	44.7%	15.0%	26.8%
平成 22 年度	43.2%	13.1%	26.4%
平成 21 年度	41.3%	12.3%	26.7%
平成 20 年度	38.9%	7.7%	26.8%

6.2　治未病健診の必要性

　表4の例のように，毎年健康診断を受診していても，その結果を受診者自身が理解し生活習慣の変容ができなければ健康増進にはつながらない。健診機関においては，受診者本人に分かりやすい結果の通知やその他必要な情報の提供を工夫して行うことが求められる。結果報告書の「見える化」もその一つである。

　医療機関への受診が必要な場合や生活習慣の改善を必要とする場合，健診データ上では明らかな異常が認められない場合，受診者それぞれに合った健康支援が必要であり，リスクの早期発見による生活習慣病の発症，または重症化の予防に活かされなければならない。治未病健診は，病気への移行を早期に捉える（二次予防）のみならず，必要な教育および健康支援（一次予防）を積極的に行って健康保全を目的とする。生活習慣や嗜好は個人ごとに多様であるため，自己管理のためには，自身の変動データの蓄積が有用である。なぜなら，個人の変動域を外れたとき，何らかの異常が起こっている可能性が推測されるからである。また，検査結果の上昇・低下傾向から異常が発見されることもあり，これらの時系列変化を捉えて判断することが望まれる。

6.3　今後の課題

　健診や人間ドックを受けなかった者について，受けなかった理由は「心配な時はいつでも医療機関を受診できるから」が最も多く，次いで「時間がとれなかったから・面倒だから」となっている。リスクの早期発見による未病の段階での対処が必要であることを認識してもらうためにも，納得できる健診の受診勧奨が必要と思われる。

　一方，事業者が行う一般健康診断は，人間ドックのような総合的な健診ばかりではないため，より質の高い健診を実施するにはオプション検査などを有効に組み合わせる必要があるだろう。生活習慣や家族歴などの問診，過去の健診結果から，受診者にあったオプション検査をコーディネートすることも未病指導師として期待される資質であり，個人の状況に応じた質の高い健診に貢献できる。さらには，超高齢社会化に伴い，要介護，要支援者が増加している現在，QOLを維持するために，老化に伴う身体機能の低下などを積極的に防御する「抗加齢検査」の需要は増大すると考えられる。健診実施後のフォローアップ体制の充実は受診者の健康意識を改善する意味においても今後の課題であると考えられる。

未病医学標準テキスト　225

7. おわりに

　人類の歴史は約150万年に及ぶが，今日ほど健康の意義とその必要性が注目されたことはない。近代医学に疫学という概念が確立されて以来，病気と人類との闘いは，感染症への対策であった。人類はペストやコレラ，さらに結核からの挑戦を克服してきたが，現在の課題は，平均寿命が延び，長寿であるがために伴う生活習慣病や高齢社会，医療経済問題と変貌した。

　わが国のこれまでの健診は主として中高年齢層を対象とした，生活習慣病の早期発見・早期治療を目的（二次予防）として行われてきた。さらに今後は治未病の観点から一次予防へのシフトが重要であると考えられる。今後も生活習慣病克服に向けた未病対策を行うとともに，高齢者への対応，医療費の適正化などが重要な課題となる。

　高齢者の死亡要因は必ずしも疾病によるものではなく，未病の状態あるいは老年症候群の状態（フレイル）が大きく影響している。老年症候群の早期発見・早期対応，さらに未病養生が，高齢者の健康長寿を可能にすると考えられる。

　これまでの治療を重点とした医療から予防を重視する医療へのパラダイムシフトにより，国民全体が健康増進を図り，かつ生活の質（QOL）の向上，そして介護費用や医療費削減など，中・長期的に医療費を適正化することが望まれている。未病臨床検査の真の実践はこれからである。

〈櫻林　郁之介／加瀬澤　信彦〉

4-11 未病とメンタルヘルス

1. 統合失調症と未病

1.1　統合失調症について

　統合失調症は幻覚妄想や自我障害を認め，再燃再発を繰り返し慢性的な経過をとることを特徴とする。再燃再発を繰り返すことにより脳細胞がダメージを受け，脳の委縮が進んだり，精神機能や社会機能が低下したりする可能性が高くなる。そのため，本疾患においては再燃再発をさせないことがとりわけ重要となる。現在，再発予防においては抗精神病薬が大きな成果を挙げている。

　本疾患は，おもに思春期から青年期に発症することが多く，人口の約 1% が罹患する発症率の高い精神疾患である。遺伝的体質や環境要因などが複雑に組み合わさって発症すると考えられているが，発症の原因は未だ解明されていない。典型的な経過は，おもに 4 期に分けられる。

1. 前駆期：「何となくおかしい」といった感じはあるが，明らかな症状に乏しい時期
2. 急性期：幻覚・妄想などの激しい症状が出現する時期
3. 消耗期：急性期の反動として，自閉・意欲低下・無気力・感情平板化などが出現する時期
　　　　　（抗精神病薬の進化とともに消耗期は目立たなくなってきた）
4. 回復期：緩やかに症状が回復していく時期

　薬物療法が継続されて再発予防がなされていれば，この経過を 1 回辿るだけですむが，服薬アドヒアランス不良であるケースが多く，この経過を何度も繰り返すことが多い。一般的に前駆期というのは 3 〜 5 年ほど続き，その後に激しい幻覚妄想が発症する急性期に移行する。

　この前駆期のうちに気づき，適切な見立てと介入をすることが肝要である。診断の際には，他の精神疾患との鑑別はもとより，血液検査や頭部 CT などの各種検査を行い，身体疾患やほかの病態を除外することが大切である。また，専門の医師による一定の観察期間も大切であり，幻覚妄想の症状のみで安易に統合失調症と診断すべきではない。

　本疾患の未病の段階とは，①幻覚妄想が顕在化する前の非特異的な行動変化を示す前駆期，②前駆期以前の時期が相当し，広義には③治療によって寛解している時期も含めてよいかもしれない。

未病医学標準テキスト　227

1.2 ARMS（at-risk mental state：発症危険状態）について

ARMS は McGorry らが提唱した統合失調症の前駆期に代わる概念で，精神病に移行する可能性が高い精神状態を指す。前駆期は発病後から振り返ってみた後ろ向きの概念で，発病という必然性を伴うが，ARMS は危険な状態を意味する一方で，必ずしも発病の必然性を含まない前向きの概念である。ARMS が近年注目されようになった理由としては，以下のようなものが挙げられる。

① 初発エピソード統合失調症の未治療期間（duration of untreated psychosis：DUP）が長ければ長いほど予後が不良であるという仮説が有力になってきた。

② 一部の統合失調症患者の脳では，精神病症状自体が興奮毒性（excitotoxicity）をもって障害的に働き，特定の脳領域において発病後早期に顕著な進行性の灰白質体積の減少が生じる可能性がある。

③ 第二世代抗精神病薬（second-generation antipsychotics：SGA）は錐体外路症状をはじめとした忍容性に優れ，進行性の灰白質体積の減少を防ぐなどの神経保護作用を有している可能性がある。

④ SGA は若干の認知機能改善効果を有し，低下した社会的機能を回復させる可能性がある。

早期の適切な治療介入を図ることにより，脳実質と機能障害の進展を予防し，患者の精神的・社会的機能をより長く維持できる可能性がある。

1.3 中安信夫が提唱する「初期分裂病」概念について

統合失調症の前駆症状に関しては，中安信夫が提唱する「初期分裂病」概念も参考になる。中安は高頻度にみられる4主徴を提唱している。

① 自生体験：思ってもいない考えが，突然勝手に湧出したり（自生思考），昔の記憶が突然発作的にどんどん出て来たり（自生記憶想起），明瞭な視覚的イメージが頭の中で勝手に広がっていく（自生空想表象），といった体験。考えようとして考えるのではなく，「考え」の方が「勝手に」浮かんでくる。しかし，その考えは，「誰かから吹き込まれたもの」ではなく，あくまで自分のものである。

② 気づき亢進：今注意を向けている物（たとえば，ノート）以外の，周囲の物（机，床，筆箱など）が視野に入ってきて邪魔になったり（視覚性気付き亢進），意識を向けている人の声以外の，周囲の空調の音やほかの人の囁きなどに気づいてしまったりする（聴覚性気づき亢進），といった体験。本来ならばほか（背景）になるべきものの図化。

③ 漠とした被注察感：漠然と人に見られている，注目されている，と感じること。とくに「他に誰もいない自室にいるときにも，背後から誰かに見られている」と感じられるなら，統合失調症の可能性が高い。

④ 緊迫困惑気分：何故かは分からないが，何かに追い詰められている，絶体絶命，逃げ場がない，お先真っ暗などと感じること。ただし，この緊張感は患者自身には自覚され難く，むしろ患者の表出，雰囲気という形で治療者によって感じ取られることが多い。

また，中安は前駆期の統合失調症の症状として30種を挙げ，以下のような特徴を述べている。

1. 自生思考★（とりとめもない考えが次々と浮かんできて，まとまらなくなる。考えが自然に出てくる）

2. 自生視覚表象（明瞭な視覚的イメージが自然に浮かんでくる）

3. 自生記憶想起★（忘れてしまった些細な体験が次々と思い出される）

4. 自生内言（心の明瞭な視覚的イメージが自然に浮かんでくるなかに度々ハッキリした言葉がフッと浮かんでくる）ないし考想化声（自分の考えていることが声になって聞こえてくる）

5. 自生空想表象★

6. 聴覚気付き亢進★（物音が人の声が気になって集中できない）

7. 視覚性気付き亢進（ものを見るとき，部分部分がばらばらに入ってきて焦点が定まらない）

8. 固有感覚性気付き亢進（自分の動きがいちいち意識化されて何気ない行為がぎごちなくなる）

9. 漠とした被注察感・実体的意識性★

10. 緊迫困惑気分・対他緊張★（周囲に対する緊張感が増し，見られているように感じる）

11. 聴覚の強度増大・質的変容

12. 要素幻聴（音や声がただ単に生じるもので不安や恐怖を伴わない）

13. 呼名幻声（誰もいないのに名前を呼ぶ声がする）

14. 自生音楽表象（音楽性幻聴）★

15. 視覚の強度増大・質的変容

16. 要素幻視（模様や閃光などの単純な幻視）

17. 非実在と判断される複雑幻視・会話幻聴

18. 味覚・嗅覚の変化

19. 皮膚異常感覚

20. 身体動揺・浮遊感

21. 体感異常

22. 二重心・二重身（本来の自分の心や体の他にもう一人の自分の心や体を感知する）

23. 体外離脱体験

24. 離人症

25. 現実感喪失

26. 即時理解・即時判断の障害★

27. 即時記憶の障害★

28. 心的空白体験（頭の中が空白になり現実感がない）

29. アンヘドニア（すべての行動が快楽への欲求と結びつかないこと）

30. 面前他者に関する注察・被害念慮★

★は頻度が高い症状

<初期分裂病の診察時の様子>

①自発的来院でありながら，面接は受身的である。患者の多くは単独で来院し，また家族が付き添っている場合でも来院は自らの意志である場合が多い。しかし，そうでありながらも患者は受身的で自発的にしゃべることが少なく，治療者の側で質問しないかぎり，面接が進展していかない（ただし，質問が初期症状という核心を衝くと，急によく話せるようになる）。

②外見は疲れてくすんだ印象を受けるものの，その実弛緩はしておらず，むしろ緊迫感がある（張りつめ・

くすみ）。いわゆる統合失調症臭さは決して与えないが，当初患者から疲れてくすんだ印象を受ける。しかし，面接を始めてみると，そこには弛緩は感じとれず，むしろある種の緊迫感があるのをみてとれるようになる。そして，その緊迫感は治療者に「居住まいを正させる緊迫感」であり，'粛然たる構え'を生み出させるものである（それは急性期の患者に対峙したときの治療者に生じる「危急に備えさせる緊迫感」，'対峙する構え'とは異なるものである）。

③苦悩が強いが，その原因を述べることができない。苦悩が強く，表現されることこそ少ないがその程度は自己破壊の危機，実存的恐怖の域に達していると思われる。しかし，「その原因は？」となると語りえないことがほとんどである。いくつかの原因（多くは結果としか思えない日常生活の齟齬）を上げた場合でも，そこには患者自身もその説明では釈然としない風が認められる。

1.4　統合失調症と鑑別すべき主なもの

1. 精神作用物質の使用：覚せい剤や危険ドラッグ，アルコールなど
2. 他の精神疾患：躁うつ病などの気分障害，強迫性障害，解離性障害，パーソナリティー障害，一過性精神病性障害など
3. 身体疾患：腫瘍，ウイルス性脳炎，側頭葉てんかん，せん妄，甲状腺疾患など
4. 栄養状態：鉄やビタミン B 群の欠乏など

2. 気分障害と未病

うつ病などの気分障害に対する正しい知識が普及していないため，国民の多くが適切な予防や早期発見・早期治療が遅れている現状がある。統合失調症と同様に自殺に結びつく可能性が高い疾患である。気分障害においては，がんに次ぐ社会的損失の原因となっている病気でもある。

一般人口における生涯有病率（これまでに病気にかかったことがある割合）をみると，日本の統計では，うつ病 6.7 %，躁うつ病が 0.7 % であり（川上憲人，医学のあゆみ 219 : 925-929, 2010），一生の間に気分障害にかかるリスクは 14.1 %，何らかの精神疾患にかかるリスクは 24.4 % に及ぶと見積もられた（Kessler et al, World Psychiatry 6 : 168-176, 2007）。つまり，国民の 4 人に 1 人が一生のうちに最低一度は，精神疾患を体験することになる。予防のためには，地域・職場・学校などでの本疾患の正しい知識の普及および偏見をなくすための啓蒙活動が必要である。

気分障害においても統合失調症と同様に診断の際には，精神作用物質の使用歴の有無，身体疾患や栄養状態の把握，ほかの精神疾患との鑑別が大切である。

2.1　うつ病について

『国際疾病分類第 10 版（ICD-10）』の F32 うつ病エピソード診断基準は下記のように説明される。　身体的な問題，精神作用物質の使用を除外した上で，通常，①抑うつ気分，②興味と喜びの喪失，および③

活力の減退による易疲労感の増大や活動性の減少に悩まされる。わずかに頑張ったあとでも，ひどく疲労を感じることがふつうである。他の一般的な症状には以下のものがある。

A. 集中力と注意力の減退

B. 自己評価と自信の低下

C. 罪責感と無価値感（軽症エピソードであってもみられる）

D. 将来に対する希望のない悲観的な見方

E. 自傷あるいは自殺の観念や行為

F. 睡眠障害

G. 食欲不振

1. うつ病エピソードは，少なくとも2週間続くこと

2. 対象者の人生のいかなる時点においても，軽躁病や躁病エピソードの診断基準を満たすほどに十分な躁病性症状がないこと

3. 主要な除外基準：このエピソードは，精神作用物質の使用，あるいは器質性精神障害によるものでないこと

4. 身体症候群：次の症状のうち，4項の症状が存在

　① ふつうは楽しいと感じる活動に喜びや興味を失うこと

　② ふつうは楽しむことができる状況や出来事に対して情動的な反応性を欠くこと

　③ 朝の目覚めがふだんより2時間以上早いこと

　④ 午前中に抑うつが強いこと

　⑤ 明らかな精神運動制止あるいは焦燥が客観的に認められること（他人から気づかれたり報告されたりすること）

　⑥ 明らかな食欲の減退

　⑦ 体重減少（過去1か月間で5%以上と定義されることが多い）

　⑧ 明らかな性欲の減退

2.2　躁病について

軽躁病（F30.0）について示す。

対象者にとって明らかに異常な気分の高揚もしくは易刺激的な気分が，少なくとも4日間は連続していること。

次のうち，少なくとも3項が存在し，そのために日常の仕事にある程度支障をきたしていること。

　1. 活動性の亢進や落ち着きのなさ

　2. 多弁

　3. 転導性あるいは集中困難

　4. 睡眠欲求の減少

　5. 性的活力の増大

6. 著明な食欲低下

7. 軽度の浪費や，ほかの無茶な，またはいい加減な行動

8. 社交性の亢進や，過度の馴れ馴れしさ

主要な除外基準：このエピソードは，精神作用物質の使用，また器質性精神障害によるものでないこと。

3. 鉄欠乏状態と未病

ヘモグロビンが低値によって鉄欠乏性貧血の病名がつくまえに，鉄欠乏状態によりさまざまな精神症状や身体症状を呈する。ときに不安焦燥や抑うつ状態だけでなく，精神病様症状を呈することもある。鉄が不足しても，赤血球内のヘモグロビンの鉄は優先的に運ばれるため，鉄欠乏がかなり進んでからでないと，貧血にはならない。貧血になる前に，①ミトコンドリアの機能低下，また②セロトニンやドパミンなどの脳内の神経伝達物質生成に影響が出るなどの可能性が考えられる。

①ミトコンドリアにおける鉄

ミトコンドリアではクエン酸回路と電子伝達系でエネルギーを産生しているが，電子伝達系できわめて効率よく大量のエネルギーを産生している。この電子伝達系の要となるミネラルが「鉄」である。鉄はエネルギーを生み出す電子伝達系において，必須の酵素であるチトクローム酵素の活性に深くかかわっている。ミトコンドリアの内膜に埋め込まれている酵素複合体には，ヘム鉄を含有するタンパクから構成されているチトクロームや，鉄と硫黄が複雑に結合したFeS（鉄-硫黄クラスター）が内部に組み込まれるなど，鉄が補酵素に対する補因子として関与することで電子のやり取りがなされ，エネルギーを産生している。赤血球内の鉄が足りていても，全身のミトコンドリアに必要な鉄が不足すると，ミトコンドリアの機能低下，つまり細胞の機能低下，ひいては全身の臓器の機能低下につながる。そのため，鉄欠乏に伴う影響も多彩である。

②脳内神経伝達物質の生成過程における鉄

鉄は，ドパミンやセロトニンなどの脳内神経伝達物質の生成過程において，葉酸およびナイアシンと並ぶ必須因子である。下記の3つの酵素には鉄が活性化に関与している。

1. フェニルアラニンヒドロキシラーゼ：フェニルアラニン（アミノ酸）からチロシンへの変換を触媒。

2. チロシンヒドロキシラーゼ：チロシンからカテコールアミン（L-ドーパ，ドパミン，ノルアドレナリン）合成の律速酵素。

3. トリプトファンヒドロキシラーゼ：トリプトファン（アミノ酸）から5-HTP（5-ヒドロキシトリプトファン＝セロトニンの前駆体）への変換を触媒する。

鉄欠乏性貧血になる前の鉄欠乏状態を把握するためには，MCV，フェリチン，TIBCの測定，そして爪などの診察，食事日記などが有益である。鉄欠乏が進むと，爪の丸いアーチが減ってくる（扁平化）。また爪の強度も脆弱になってくる。炎症に伴う鉄の利用障害においても，爪の所見は同様である。フェリチン（貯蔵鉄）においては炎症によって高めに数値が出るため，TIBCやMCVなどと合わせて評価することが大切である。氷や爪や鉛筆や煎餅などの硬いものが噛むと精神的に落ち着くといった訴えは鉄欠乏に特徴的である。鉄の

232　第4章　未病とチーム医療の役割

不足に留意すべきは，有経女性，子ども，アスリート，そして痔や鼻血や消化管の出血である。

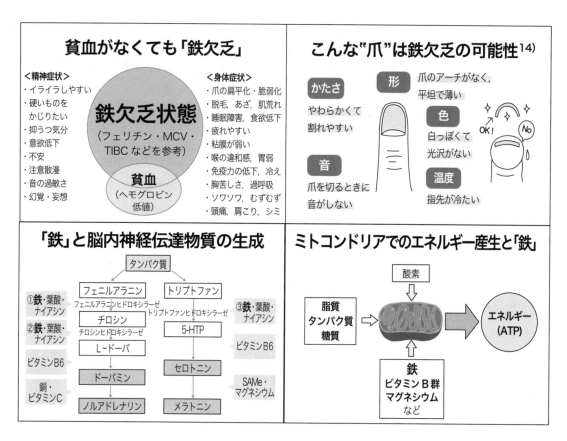

【図1】 貧血に至る前から赤血球以外の鉄の欠乏により心身の不調や爪の変化がみられる

【表1】 鉄欠乏の問診票[14]

「鉄欠乏」の問診票	
□ かたいものをかみたくなる（氷・アメ・爪・鉛筆など）★	□ 爪に丸みが少ない★ 爪が割れやすい，やわらかい
□ イライラしやすい	□ 夕方〜夜に脚がムズムズする，眠りが浅い
□ 憂うつ，不安	□ 頭痛，頭重感，めまい，立ちくらみ，耳鳴り
□ 疲れやすい	□ 軽い運動で動悸・息切れ
□ 冷え性	□ 食が細い，肉・魚をあまり食べない
□ 生理前に不調になる	□ のどに不快感，飲み込みにくい
□ 出産経験がある	□ 出血が多い（経血量・痔・胃潰瘍）
□ 髪の毛が抜けやすい	□ 歯ぐきから出血しやすい
□ アザ，色素沈着ができやすい	□ 肌荒れ（肌の弾力・保水力の低下）

★鉄欠乏にかなり特異的

4. レジリエンス

メンタルヘルスの分野における未病の研究において欠かせないテーマがレジリエンスという概念である。

メンタルヘルスにおいてレジリエンス（resilience）に決まった訳語はないが，「脆弱性（vulnerability）」の反対の概念である。ここでは，レジリエンスの定義を「ストレス耐性＋自己治癒力」とする。レジリエンスは，元々ストレスと同じく物理学の用語で，ストレスは外力による歪みを意味し，レジリエンスはその外力による歪みを跳ね返す力として使われ始めた。

「ストレス耐性」とは，さまざまなストレッサーがあっても，うつ病などの精神疾患が発症または再発しないためのストレスに対する抵抗力のことである。また，逆境や困難から立ち直る力でもあり，日常的なストレスに対処する力ともいえる。つまり，ストレス耐性の向上は，精神疾患の発症や再発の予防につながる。

次に，「自己治癒力」であるが，治療過程において，精神疾患から回復するための力を指す。精神疾患を発症しても，自己治癒力を最大限に発揮できる状態を目指すことで，必要最小限の薬物療法にすることが期待できる。

レジリエンスを高めるための基盤となるのは，自分に対する適切な評価であり，「自己肯定感や自尊心」が必要である。誰でも良いところ・悪いところの両方があり客観的に自分をみるトレーニングが肝要である。また，完璧主義やこだわりの強さといった柔軟性が低い性格も自分を追い込んでしまいやすく，精神的にストレスを受けやすい。適度に楽観的に考えられる適応力，柔軟性も必要である。さらに，安定した人間関係も重要である。信頼できる人間関係をもっていれば，それだけで安心感からストレスを跳ね返すことができるであろう。プライベートでは家族や親しい友人と遊びにいくなどストレスを発散する，仕事においては，ストレスを受けた時，すぐに相談できる相手がいれば，ストレスを溜めこまずに早めに対処することが可能かもしれない。さらにソーシャルスキルを高めること，社会とのかかわりをもつことは，孤独との回避にもなり，社会に貢献しているという気持ちをもちやすいため自尊心を高めることにもつながるであろう。

また，レジリエンスの向上には適切な食事や栄養状態，睡眠，適度な運動も大切である。精神的ストレス状態においては，タンパク質，ビタミン B 群やビタミン C，亜鉛やマグネシウムなどの需要が増すことが予想されるので留意したい。また，鉄欠乏やビタミン D 群の不足も非常に多い。これらの栄養素の欠乏はうつ状態のリスク因子となることから，レジリエンスの向上のためには栄養状態への適切なアプローチは欠かせない。

【文献】

1) PD.McGorry, and BS.Singh：Schizophrenia：risk and possibility.In：B.Raphael, GD.Burrows, editors. Handbook of Studies on Preventive Psychiatry.Amsterdam：Elsevier, 491 (1995).

2) 釘宮麗ら：ARMS（at-risk mental state）の診断と薬物療法的介入：精神科，**13**（3），238-244 (2008).

3) 中安信夫，村上靖彦 編：初期分裂病—分裂病の顕在発症予防をめざして（思春期青年期ケース研究 10），岩崎学術出版社，東京 (2004).

4) 中安信夫：初期分裂病；いかに診断し，いかに治療するか？ 精神科治療，**6**，761-772 (1991).

5) 中安信夫：緊張困惑気分/居住まいを正させる緊迫感—初期分裂病治療の標的について，精神科治療，**8**，1161-1167 (1993).

6) 中安信夫：張りつくめ/くすみ—初期分裂病を疑う表出について，精神科治療，**17**，1217-1220 (2002).

7）中安信夫：早期介入のための診断-①精神病理学的方法，*Schizophrenia Frontier*，**9**(1)，11-18（2008）．

8）日本生物学的精神医学会・日本うつ病学会・日本心身医学会：うつ病対策の総合的提言，日本生物学的精神医学雑誌，**21**(3)，155-182（2010）．

9）ICD10 国際疾病分類第 10 版（2003 年改訂）．

10）野田隆正ら：うつ病の発症は予防できるか，減らすことができるのか，精神医学，**56**(8)，655-663（2014）．

11）加藤敏，八木剛平：レジリアンス 現代精神医学の新しいパラダイム，9，金原出版（2009）．

12）奥平智之：栄養精神医学（1）貧血がなくても鉄不足でメンタル不調，精神看護，(21) 2，158-164（2018）．

13）奥平智之：栄養精神医学（2）鉄欠乏改善でレジリエンスの向上を!，精神看護，(21) 3，264-271（2018）．

14）奥平智之：ココロの不調回復 食べてうつぬけ〜鉄欠乏女子（テケジョ）を救え!〜，主婦の友社（2017）．

〈奥平　智之〉

第5章

未病と介入

5-1 未病のフォロー，健康のメンテナンス

1. はじめに

人間の寿命は，世界的な疫学調査の結果から，よりよい自立した健康状態で延びており，今後も平均寿命が10年ごとに2.5年ずつ延伸することが，2010年，Vaupelにより予測された。わが国でも，平均寿命が，男性と女性ともに延びている[1]。2012年における日本人の平均寿命は，男性で70.42歳，女性で73.62歳である。しかし，日常生活に制限がなく介護を必要としない年齢は，男性，女性ともに低くなる。すなわち，脳血管障害・認知症・骨関節疾患などにより日常生活に制限が加わり介護を必要とする期間は，男性で9.13年，女性で12.68年に及ぶ[2]。この日常生活に制限がなく自立できる年齢，すなわち，健康寿命を延伸することが未病医学の一つの目標となる。

一人の医療専門職のみが，この目標を達成することは困難である。具体的には，健康寿命を延伸することに必要である食事内容，運動習慣，心の在り方（主観的幸福度）[3]について，受診者あるいは患者に対して，さまざまな医療専門職（メディカルスタッフ）がチーム医療を形成して説明し診療することが必要である。ここで，チーム医療とは，一人ひとりの受診者あるいは患者に，医療専門職が連携して相互に情報を共有しながら，診療（治療および介護・ケア）することと定義される。

2. チーム医療の要点

図1に示すように，さまざまな医療専門職が，受診者あるいは患者，その家族に対して対応する[4]。疾病の発症を予防し，健康寿命を延伸するための未病医学では，異なる分野の疾病，たとえば，内科疾患以外，歯科・精神神経科などの領域における疾患にも対応することが求められる。このため，医師，看護師に加え，薬剤師，作業療法士，臨床検査技師，診療放射線技師，臨床心理士，歯科衛生士，理学療法士，管理栄養士，医療ソーシャルワーカーの役割が求められる。これらのチーム医療では，リーダーシップをとるリーダーがいて，正確で最新の医学知識を基盤にして，ほかのメンバーとの間で，状況把握に伴う相互支援，情報交換が行われる。実際の診療では，科学的根拠（Evidence-based medicine：EBM）に基づき，熟練したスキルによる診療，良質な接遇が必要である。ここでは，医療安全も求められる（**図2**）。

未病医学標準テキスト 239

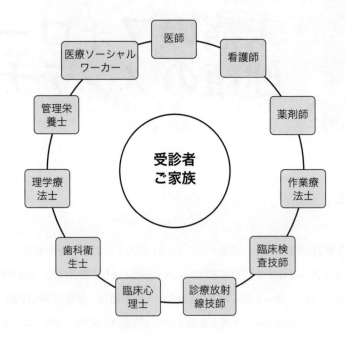

【図1】未病医学におけるチーム医療の構成

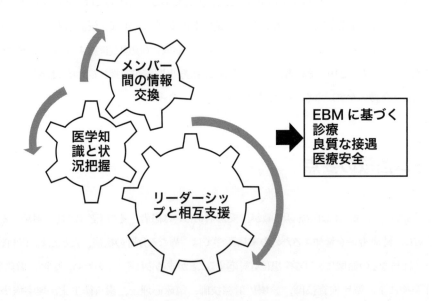

【図2】未病医学におけるチーム医療の概念

3. 医療安全

　チーム医療の基盤となる医療専門職におけるプロフェッショナルとは，効果的，効率的にチームを構成して，時期を得て適切で安全な医療を提供することにあると指摘されている[5]。医療安全学は，日本医学教育/医療の質・安全学会合同ワーキンググループ，さらに日本内科学会認定医制度・研修カリキュラム 2011 でも定められている。これらの知見に基づき，未病医学におけるチーム医療の役割でも，医療安全として，ヒューマンエラーの予防と発生時の対応，RRS（Rapid Response System）と呼ばれる受診者あるいは患者が急変した時の初期対応，感染管理などが必要となる（**表 1**）。

【表 1】 未病医学におけるチーム医療の役割

1．チーム医療
2．コミュニケーション
3．ヒューマンエラーの予防と発生時の対応
4．疾病の予防に関する説明と実践
5．医療の質と EBM（Evidence-based Medicine）
6．医療チームにおける研修（ロールプレイを含む）
7．RRS (Rapid Response Sysrem)：受診者急変時の初期対応
8．感染管理

4. 未病に対する介入の実際

　地域における医療で，未病に対する介入の一つのモデルとして，地域包括ケアシステムがあげられる。筒井によると，この制度は，独立した医療専門職によらず，統合ケア（integrated care）としてサービスが提供される[6]。これには，広範囲の対象者に対して，特定のケアおよび臨床的結果に重点を置いた情報システムに基づく患者教育が含まれる。これは，「ディジーズマネジメント」（Disease Management）の概念による[7]。この概念は，疾病を発症する危険度が高い患者を特定し，その臨床的な結果を予測し，持続的に良質のケアなし診療を提供する方法である。今後の課題として，慢性疾患に罹患し入院・退院後の介護および医療サービス提供のモデル構築，この地域包括ケアシステムによる費用対効果，従事する医療専門職の育成・研修体制の整備などが，今後の課題として残されている。

　わが国における未病の介入の例として，高齢者の医療の確保に関する法律に基づき，平成 20 年度から開始された特定健康診査（特定健診）・特定保健指導制度があげられる。この制度では，特定健診により，受診者に生活習慣病発症のリスクが高いことが発見された場合，保健指導が行われる。保健指導終了後も，健診センターなどのチーム医療が，受診者をフォローアップすることが望ましい。保健指導では，単に病気になりにくい生活習慣を説明するのではなく，最初に，受診者本人の価値観・考え方を把握する。その後，行

未病医学標準テキスト　241

動変容への準備度を考慮して，対象者自身が具体的な行動目標を立て，行動目標を実践できるように支援する。メタボリックシンドロームの判定基準（**表2**）の追加リスクにおいて，①血糖は，空腹時血糖110mg/dl 以上，②脂質は，中性脂肪150mg/dl 以上あるいはHDL-コレステロール40mg/dl 未満，③血圧は，収縮期血圧130mmHg 以上あるいは拡張期血圧85mmHg 以上，と定義される。通常，メタボリックシンドローム予備群に対して，動機付け支援，メタボリックシンドローム該当者に対して，積極的支援が行われる。詳細な特定保健指導対象者の選定基準を**表3**に示す。なお，糖尿病，脂質異常症，高血圧症で薬物治療中の対象者に対しては，医療保険者による特定保健指導は行われない。動機付け支援では，初回の面接（個人では1人20分以上，8人以下のグループでは80分以上）の後，身体状況・生活習慣などが6か月後に評価される。積極的支援では，先と同様の初回面接の後，3か月以上継続して，生活習慣の見直し，行動計画の実施状況の確認，食事・運動といった生活習慣の改善に対する励ましなどを行い，6か月後に，身体状況・生活習慣などの改善の有無により，支援の効果が評価される。

　図3に示すように，わが国における糖尿病が強く疑われる者と糖尿病の可能性が否定できない者の推計人数は，平成9年から平成19年まで徐々に増加していたが，平成20年にこの特定健診・特定保健指導制度が開始になった後，平成19年における2，210万人から平成24年には2，050万人に減少したことが示された[8]。さらに，平成27年度から，データヘルス計画と命名されたが，全国の健康保険組合は，特定健診で抽出された対象者，あるいはレセプト内容のデータを解析することにより治療中断者などに対する受診勧奨といった事業が展開される[9]。これらの事業に，医療機関・健診センターが，チーム医療を形成し，連携およびサポートすることが考えられる。

【表2】 メタボリックシンドロームの判定基準

腹囲	追加する危険因子 ①血糖　②脂質　③血圧	判定
≧85cm（男性）	二つ以上該当	メタボリックシンドローム該当者
≧90cm（女性）	一つ該当	メタボリックシンドローム予備群

【表3】 特定保健指導対象者の選定基準

腹囲	追加リスク ①血糖　②脂質　③血圧	④喫煙歴	対象 40～64歳	対象 65～74歳
≧85cm（男性）≧90cm（女性）	二つ以上該当		積極的支援	動機付け支援
	一つ該当	あり	積極的支援	動機付け支援
		なし		
上記以外でBMI≧25	三つ該当		積極的支援	動機付け支援
	二つ該当	あり	積極的支援	
		なし		
	一つ該当			

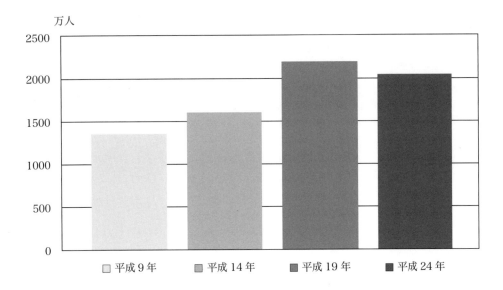

【図3】糖尿病が強く疑われる者と糖尿病の可能性を否定できない者の推計人数

5. おわりに

　未病医学におけるチーム医療の役割は，現在，生活習慣病対策として行われている。今後，このチーム医療は，地域医療の一つとなり，がんの早期発見，早期の治療介入といった点にも貢献することが期待される。

【文献】
1) JW.Vaupel：Biodemography of human ageing, *Nature*, **464**, 536-542 (2010).
2) 厚生労働省：健康日本21（第2次）の推進に関する参考資料（2012）．http://www.mhlw.go.jp/bunya/kenkou/dl/kenkounippon21_02.pdf [2015.10.25]
3) 鏑木淳一：人間ドック健診における新しい視点 － Happy people live longer －, 人間ドック, **30**, 7-14 (2015).
4) チーム医療推進協議会：チーム医療とは（2015）．http://www.team-med.jp/specialists.html [2015.10.25]
5) 大生定義：新しい内科専門医制度における「医療安全」について，日内会誌，**104**, 2375-2380 (2015).
6) 筒井孝子：地域包括ケアシステムにおける慢性疾患患者へのマネジメントの在り方，日本未病システム学会雑誌，**21**, 89-93 (2015).
7) RS.Epstein, and LM.Sherwood：From outcomes research to disease management：A guide for the perplexed, *Ann Intern Med*, **124**, 832-837 (1996).
8) 厚生労働省：平成24年「国民健康・栄養調査」の結果．http://www.mhlw.go.jp/stf/houdou/0000032074.html [2015.10.25]
9) 厚生労働省：医療保険者によるデータヘルスについて．http://www.mhiw.go.jp/stf/seisakunituite/bunya/kenkou_iryou/iryouhoken/hokenjigyou/index.htmi [2015.10.25]

〈鏑木　淳一〉

5-2 医療制度と未病

未病の早期診断, 早期発見と自己予防の重要性 (国民全体による再認識医療費の適正化)

1. はじめに

少子高齢化に伴う高齢者の医療費が福祉や医療の財政を圧迫してきており, 医療制度の変革が大きな日本の財政の方向性を左右する議題になっている。これは, 日本未病システム学会の発足時の目的は,「未病対策により, 医療費を削減して医療システムを護持する」とあり, 医療制度の見直しは, 健康保険制度を破綻, 改変させる可能性があり目が離せない。

2. 国の現行医療制度の見直し [1]

2012年に発足し現在に続く安倍内閣の経済3本の矢は1) 金融政策, 2) 財政政策, 3) 成長戦略であり, この第3弾に日本再興戦略が入っている。その三つのうちの一つの戦略市場プランにあとで述べる国民の「健康寿命」の延伸が入っている。

国家が認めている政府の医療制度の見解は次に集約される。

(Ⅰ) 規制改革:「混合診療」は, 公的医療保険が適用される「保険診療」と, 保険が適用されない「保険外診療」を1人の患者に対して併用することであり, 厚生労働省が原則禁止にしてきた。安全性や有効性が確立していない診療に, 国民全体の負担で運営されている公的医療保険の料金が費やされることや, 未確立の診療で患者が不当に高い負担を求められたり, 安全が脅かされたりすることを防ぐためである。

「特定療養費制度」は1984年に健康保険法に位置付けられ, この制度の下で併用が認められたのは, 大学病院などでの「高度先進医療」と,「選定療養」であった。小泉純一郎内閣時代の混合診療解禁をめぐる論争をきっかけに見直され, 混合診療賛成派は日本では海外で認められている保険がきかない新しい医療技術・サービスに対する医師の積極的取り組みを阻害し, 患者の受診機会を狭め, 医療サービスの質の向上を妨げているとした。こうした賛否両論のなか, 健康保険法が2006年に改正され, 特定療養費制度に代わって, 新たに「保険外併用療養費制度」が施行された。「新たな保険外適用の仕組みの創設」のなかに, ①評価療養 (保健導入のための評価を行う):従来の, 安全性・有効性を個別に確認した上で先進医療制度などの枠組みの中で保険診療との併用を認める。②選定療養 (保険導入を前提としないもの) とに分けら

未病医学標準テキスト | 245

れた。さらに厚労省側の混合診療は「安全性，有効性の確認がない」との禁止意向に対し，安倍晋三内閣の規制改革会議では「『保険診療と保険外診療の併用療養制度』改革の方向性について」と題して，混合診療の禁止原則について，「患者の自己選択権」や「医師の裁量権」を阻害するものであるとの見解を示し，2014年に以下を創設した。③患者申出療養（新規創設）：医師による安全性・有効性などの説明を理解・納得した患者の申し出を踏まえて，医師が申請し，中立の専門家が評価する。これは，国の事前審査なしに医師・患者間の合意だけで未承認薬を保険診療と併用できるようにするという提案で，混合診療の全面解禁を認めるに等しいものであった。これに基づき2015年に健康保険法改正，2016年4月に施行された。

日本医師会の見解は "現行の保険外併用療養費制度（評価療養，選定療養），とくに評価療養の機動性を高めることで対応すべきと考えており，「選択療養」の導入は到底容認できない。" としている。

（II）　日本再興戦略：第4次産業革命技術がもたらす変化 / 新たな展開：「Society 5.0」とは，「狩猟社会」「農耕社会」「工業社会」「情報社会」に続く，人類史上5番目の新しい社会のことで，IoT，ロボット，人工知能（AI），ビッグデータといった先端技術をあらゆる産業や社会生活に取り入れ，経済発展と社会的課題の解決を両立していく新たな社会である。「Society 5.0」のイノベーションと構造改革による社会変革の実現を目指すことが2018年の戦略の柱になっている。

再興戦略の当初は医療関係では，「国民の健康寿命の延伸」とのテーマで新たに講ずべき具体的施策が数多く掲げられた。

① 効率的で質の高いサービス提供体制の確立として（1）医療・介護を一体的に提供する非営利ホールディングカンパニー型法人制度（仮称：複数の医療法人や社会福祉法人などを社員総会など通じて統括し，一体的に経営）の創設，（2）看護師，薬剤師等医師以外の役割の拡大。

② 公的保険外のサービス産業の活性化として（1）個人，保険者，経営者などに対する健康・予防インセンティブの付与（一定の基準を満たした加入者へのヘルスケアポイント付与・現金給付，後期高齢者医療への保険者支援金の加算・減算制度における保険事業取り組みへのインセンティブとなる具体策の検討など），（2）ヘルスケア産業を担う民間事業者などが創意工夫を発揮できる市場環境の整備（地域へのヘルスケア産業支援ファンドの創設，運動指導サービスについて民間機関による第三者認証の試行的実施など），（3）医療用薬品から一般用薬品への移行（スイッチOTC）の促進。

③ 保険給付対象範囲の整理・検討。

④ 医療介護のICT化（1）健康医療分野におけるICT化に係る基盤整備（医療分野における番号の利活用の検討，医療・介護・健康分野におけるデジタル基盤構築）（2）電子処方箋の実現。

さらに2018年度の重点分野として「次世代のヘルスケア・システムの構築」が挙げられ，

・個人の健診・診療・投薬情報を，医療機関等の間で共有するための工程表策定

・「認知症の人にやさしい」新製品・サービスを生み出す実証フィールドの整備

・服薬指導を含めた「オンラインでの医療」全体の充実に向けた所要の制度的対応

が挙げられている。

とくに平均寿命を上回る健康寿命の増加が目標とされている。働き方改革，国家戦略特区の問題が医療や健康寿命延伸策に影響を与える。たとえば国家戦略特区では，1）世界最高水準の高度の医療を提供す

る事業を実施する医療機関から病院の開設・増床の許可申請があった場合，当該事業に必要な病床数を既存の基準病床数に加えて許可することが可能となる。2) 保険外併用療養の拡充，国内承認済みの医薬品等を適用外使用するものについて，保険外併用の希望がある場合に，速やかに評価を行う。3) 医療法人の理事長要件の見直し，4) 特区薬事戦略相談制度の創設などによる革新的医療機器の開発迅速化など，従来の規制外の医療が可能となる。5) また，介護型ロボットの実証実験なども許容される。

　(Ⅲ)「骨太の方針2018」: それまで大蔵省が握っていた予算編成の主導権を内閣に移すため，2001年1月に内閣総理大臣（小泉）を議長とする経済財政諮問会議が設置され，総理は「骨太の方針」が策定されたあと，各省の大臣に「骨太の方針に沿った改革を大臣自身が作成し，諮問会議で発表せよ」と命じた。

　2014年には「人口急減，超高齢化」の流れを変えるため，あらゆる分野の制度・システムについて，2020年を目途に抜本的な改革・変革を推進することにより，50年後にも1億人程度の安定的な人口構造を保持することを目指す。「経済財政運営と改革の基本方針2018〜少子高齢化の克服による持続的な成長経路の実現〜」（骨太方針）が平成30年6月15日に経済財政諮問会議での答申を経て，閣議決定された。これには，

　　1. 女性の活躍を初めとする人材力の充実・発揮

　　2. イノベーションの促進などによる民需主導の成長軌道への移行に向けた経済構造の変革

　　3. 魅力ある地域づくり，農林水産業・中小企業などの再生

　　4. 安心・安全な暮らしと持続可能な経済社会の基盤確保

2018年には，第4次産業革命の実現を目指し，本学会と関連する項目として，

　　1. 人づくり革命の実現と拡大

　　(1) 人材への投資

　　(2) 多様な人材の活躍　ここには，女性活躍の推進　高齢者雇用の促進　障害者雇用の促進が含まれる。

　　2. 分野別対応として，

　　(1) 世界最先端への健康立国へ─①医療・介護関係者を含めた枠組み構築，②介護を支える保険外サービス市場の創出・育成・見える化，③新たな健康寿命延伸産業の自立的創出に向けた環境整備，④ロボット・センサーなどの技術を活用した介護の質・生産性の向上，⑤医療・介護等分野におけるICT化の徹底などが含まれる。

　　(2) スポーツ文化の成長産業化　などがあげられている。

(Ⅳ) これらをまとめ，医療界の見解としてみると，

　　1. 医療機関の経営者は医師以外であっても経営の専門家が効率の良い医療経営を効率良い方法で行って医療費の削減を行い，合理的に医療費を減らす。

　　2. 医療従事者は医師も含めて，経営者である必要はなく，医療に従事するすべての者は労働者でよい。AIによる医療革命も想定される。

　　3. 医師が中心の医療体制から，医師以外の者も医療に対する責任をもてるようにする。ここには医師法第一条を改正する準備も整える方向性がみられる。

　　4. 混合診療も含めた視野の中で今の健康保険制度を維持するために自由診療部分を増やして医療保

険からの出費を減らしていく。

5. その中で先進的医療や医薬品や革新的医療技術や保険技術などの評価，保健外併用の枠組みも創設していく。

6. 医療介護の提供体制の適正化や，日本未病システム学会が掲げる，予防・健康管理の取り組みを行い，高齢者医療にあまりお金を使わないようにする。病気になった高齢者は在宅医療で対処することや看取り医療も含まれる。

7. 高齢者や女性の活力を活かし，民間活力を発揮させて，経済活力の源にする。

3. 医療法からみる医療経済と医療制度の変貌 [2]

医療法は日本の医療供給体制の基本となる法律で，昭和23年より施行されている。医療施設の基準などを定め，その後，医療疾病構造の変化や高齢化や医療技術の進歩に応じた医療法改正，最近では平成18年の第五次，平成27年の第六次，平成29年の第七次の医療法改正に至る7度の改正が行われている。すなわち，時代の流れに応じて，医療資源の地域偏在の是正，医療施設の連携の推進，都道府県医療計画の導入，高齢社会に向けた医療ニーズへの対応，介護基盤の整備，医療機関の機能分担や業務の連携の明確化，医療提携体制の整備，患者の立場に立った情報提供の促進である。

そして21世紀になり，国民の意識の変化や医療を取り巻く環境が著しく変化して，医療提供体制の改革を進め，病院病床の機能の明確化・重点化などを取り上げ，医療に関する情報開示を進め，医療機関による広告の大幅な規制緩和を行った。また，患者本位の医療提供体制の改革を行い，患者の健康に対する自覚を高めて医療への参加意識をもち，予防から治療までのニーズに応じた医療サービスが提供される患者本位の医療を確立する，医療提供体制の改革ビジョンを取りまとめた。第五次以降の改革では急速な少子高齢化，経済の低成長への移行，国民生活や意識の変化などの環境変化に対応して，医療制度の将来にわたり持続可能なものにするために実施され，さらに地域医療連携推進法人制度の創設やホームページを広告規制対象となった。2018年1月の医療法・医師法の一部改革案が以下に述べるように策定された（2019，一部2020年4月1日実施予定）。

1. 医師少数区域などで勤務した医師を評価する制度の創設【医療法】
   医師少数区域などにおける一定期間の勤務経験を通じた地域医療への知見を有する医師を厚生労働大臣が評価・認定する制度の創設や，当該認定を受けた医師を一定の病院の管理者として評価する仕組みの創設。

2. 都道府県における医師確保対策の実施体制の強化【医療法】
   「医師確保計画」の策定，都道府県と大学，医師会などが必ず連携することなどを目的とした「地域医療対策協議会」の機能強化など。

3. 医師養成過程を通じた医師確保対策の充実【医師法，医療法】
   医学部：都道府県知事から大学に対する地域枠・地元出身入学者枠の設定・拡充の要請権限の創設・

臨床研修：臨床研修病院の指定，研修医の募集定員の設定権限の国から都道府県への移譲・専門研修：国から日本専門医機構などに対し，必要な研修機会を確保するよう要請する権限の創設など。

4. 地域の外来医療機能の偏在・不足などへの対応【医療法】
5. その他【医療法など】
　　・地域医療構想の達成を図るための，医療機関の開設や増床に係る都道府県知事の権限の追加
　　・健康保険法などについて所要の規定の整備など。

●改正する法律案の概要

　地域間の医師偏在の解消などを通じ，地域における医療提供体制を確保するため，都道府県の医療計画における医師の確保に関する事項の策定，臨床研修病院の指定権限および研修医定員の決定権限の都道府県への移譲などの措置を講ずる。

　「社会保障と税の一体改革大綱」が平成24年に示され，①病院・病床機能の分化・強化，②在宅医療の推進，③医師確保対策，④チーム医療の推進，などを通じて地域の実情に応じた医療・介護サービスの提供体制の効率化・重点化と機能強化を図ることで，2025年にはどこに住んでいても適切な医療・介護サービスが受けられる社会の実現できることを目指している。

　さらに医療介護総合確保推進法案（地域における医療および介護の総合的な確保を推進するための関係法律の整備などに関する法律案）が26年6月に成立し，上記目的のために医療法や介護保険法などの関係法律が一体的に整備された。すなわち，（1）新たな基金の創設と医療・介護の連帯強化，（2）地域における効率的かつ効果的な医療提供体制の確保，①病床機能報告制度，②医師確保支援を行う地域医療支援センターの機能の法制化　（3）地域包括ケアシステムの構築と費用負担の公平化，①在宅医療・介護連携の推進など地域支援事業の充実と予防給付（訪問介護，通所介護）を地域支援事業に移行し多様化する，②特別養護老人ホームは中重度介護者を支える機能への重点化，③低所得者の保険料軽減の拡充，④一定以上所得のある利用者の自己負担引き上げ，月額上限は据え置き，⑤低所得施設利用者の食費，居住費を補てんする補足給付。

　このうち病床機能報告制度とは，病院等の病床が担っている医療機能の今後の方向を選択し，病棟単位で都道府県に報告する制度とされる。この報告をもとに地域医療構想を策定し，病床の機能の分化および連携の推進に関する構想を定める。医療機能については①高度急性期，②急性期，③回復期，④慢性期の4機能から選択することになる。

　医療計画の法制化については医療機能の分化・連携の推進を図るため，①癌，②脳卒中，③急性心筋梗塞，④糖尿病にその後追加された⑤精神疾患の5疾病と，①救急医療，②災害時における医療，③僻地の医療，④周産期医療，⑤小児医療の5事業とさらに「在宅医療」も含め，達成すべき目標，医療連携体制を記載することになった。団塊の世代が75歳になる2025年を見据えた効率的で質の高い医療提供体制を目指し「病床機能報告制度」を導入して医療機能に係る情報を都道府県に報告するとともに，27年度には①2025年度の医療需要，②2025年度に目指すべき医療提供体制，③目指すべき医療提供体制を実施するための施策について定める「地域医療構想」を策定する。都道府県による事業の実施を支援する消費税増収分を活用する新たな財政支援制度が設けられた。

在宅医療の推進に関しては在宅医療と介護の需要が 2025 年に向けて今後ますます増えることが予測され，将来を見据えた医療・介護提供体制の構築が喫緊の課題である。「医療介護総合確保推進法」は，地域における医療および介護について総合的な確保を推進するための関係法律の整備に関する法律で，医療・介護サービスを一体化して提供する制度改革を進め，地域包括システムを構築することとなった。在宅医療と介護の連携，小児等在宅医療拠点事業による整備，薬局中心の薬物療法提供体制の整備，在宅歯科医師の推進，訪問介護の推進，国立高度専門医療センター（がん研究センター，循環器病研究センター，精神・神経医療研究センター，成育医療研究センター，長寿医療研究センター）による在宅医療など推進のための研究事業等も進められる。

老人訪問看護制度が創設され，在宅の寝たきり老人に対する老人訪問看護ステーションからの看護サービスが提供できるようになった。

訪問看護制度は老人でなくすべての年齢の難病，障害者など在宅療養者を対象として創設された。訪問看護事業は利用者が可能な限り在宅において，能力に応じて自立した日常生活を営むことができるよう，療養生活を支援し，心身の機能の維持回復を目指している。

介護保険法によりこれらの費用は在宅の要介護高齢者には介護保険から支給される。看護職員と看護補助者との役割分担を定め，効率的に訪問看護を提供して，看護補助者との複数名訪問看護加算が創設され，機能の高い訪問看護ステーションや専門性の高い看護師による同行訪問などが評価される。

救急休日夜間医療，周産期医療対策，災害時医療についても法制化がなされている。

へき地医療については昭和 32 年からへき地保健医療計画がなされ，都道府県が中心となり，へき地医療支援機構，へき地医療拠点病院，へき地診療所，へき地保険指導所，へき地巡回診療車などへき地の持続的保健医療対策に取り組んでいる。

医療事故調査・支援センターを民間指定法人として設立して，情報収集や対策などを行って，医療総合安全対策を取りまとめ，対象別に，医療機関，医薬品，医療機器，医療安全教育・研修，調査研究等の環境整備，患者・家族の苦情相談への対応，医療事故情報収集等事業により，事例の収集分析を行った。

4. 医療保険制度と介護保険制度 [3]

医療保険制度は現在，被用者保険，国民健康保険，後期高齢者医療に大別されている。自己負担限度額を超えた場合は高額療養費制度が用意されている。

高齢者の医療の確保に関する法律に基づき，後期高齢者医療制度の運営はすべての市町村が加入する後期高齢者医療広域連合で保険料の決定や医療の給付を行う。財源は後期高齢者の保険料が 1 割，現役世代からの支援金が 4 割，公費負担が 5 割で公費については国 4，都道府県 1，市町村 1 である。

国民皆保険制度については，大正 11 年に健康保険法が労働者対象に給付が開始され，昭和 13 年に国民健康保険法が制定されたが，任意設立，任意加入の制度であった。昭和 31 年 11 月「医療保障に関する勧告」で基本的医療の在り方を明示し，最終的には昭和 36 年 4 月に国民皆保険制度が実現した。当初

は被用者本人 10 割給付，家族および国保は 5 割給付であったが，43 年に国保が 7 割給付，48 年に家族も 7 割給付となり同時に高額療養費制度も導入され，老人医療は無料化が実施された。

老人保健法が昭和 58 年に施行され，老人医療費の定額制となった。その後，老人が増えたため，これら保険法は変化を繰り返していった。

介護保険法は平成 58 年 2 月に施行され，看護・介護的要素の強い療養は，介護サービスでの給付になり，老人保健法から外され，老人医療受給対象者は 70 歳以上から 75 歳以上のものに改められた。

平成 18 年の医療制度改革による医療費適正化を総合的に推進，20 年 4 月から生活習慣病対策や長期入院の是正がなどの中長期的医療費適正化計画が策定された。糖尿病などには健康診査と保健指導の実施が義務付けられた。療養病床については医療と介護の機能分担を推進している。療養病床の廃止期間は平成 30 年 3 月末まで延期されることになり，療養病床の受け皿として平成 20 年 4 月から看護職員による夜間の日常的な医療処置，看取りへの対応，急性増悪時の対応など機能を付加した介護療養型老人保健施設が創設された。高齢者の医療の確保に関する法律による，高齢者医療制度と後期高齢者医療制度設立と同時に給付に係る財政調整制度も創設された。民主党政権に代わって後期高齢者医療制度は廃止され，高齢者医療制度改革会議，その後つくられた社会保障制度改革法に従い，今後の国民健康保険の広域化などが論議されている。

公費医療制度は昭和 21 年の旧生活保護法に始まり 25 年に現行生活保護法，同年の精神衛生法，32 年に原子爆弾被害者の医療などに関する法律，昭和 52 年の予防接種法，欠格予防法の一部改正，そのほか昭和 23 年から児童福祉法，25 年に障害者自立支援法，58 年 2 月の老人保健法施行，次いで高齢者の医療の確保に関する法律へと目まぐるしく変転した。

介護保険法は平成 9 年 12 月に介護保険法が成立，今世紀に入って平成 12 年 4 月から実施された。①介護に対する社会的支援，②自立支援，③利用者本位とサービスの総合化，社会保険方式，が趣旨となっている。

5. 未病医療，未病医学の役割

日本未病システム学会の設立の目的は，名前に示すとおり病気の芽である未病状態を早く見出し，摘み取って，自立できない病気発症を防ぐ対応をすることである。その結果，健康寿命を延伸し，successful aging を享受でき，長く労働に携わり，社会貢献することができる。日本未病システム学会は高齢になっても長寿を幸福と感じるという個人の福祉をサポートすることが一つである。もう一つは，これにより高齢化社会になっても社会福祉や医療に使う医療費を削減し，現在の国民皆保険制度を維持して，病気の早期や未病期に貧富の差なく，誰もが医療機関で診療を受けられ，さらに特定健診，がん検診などの診断が公費で受けられるなどの，世界に冠たる日本の医療システムを護持していくことにある。

5.1　健康診査における未病診断

健康診断は健康増進法の実施以後，現在 60% 強の人が受診しているが，40% 近くの人が健診を受けず

未病医学標準テキスト 251

放置されている。未病の発見は自覚症状がなくても病気になりやすいリスクをもつ人を見つけ出し，治療を行うことであり，健診の場が未病状態を見つけ出す方法である（図1）。

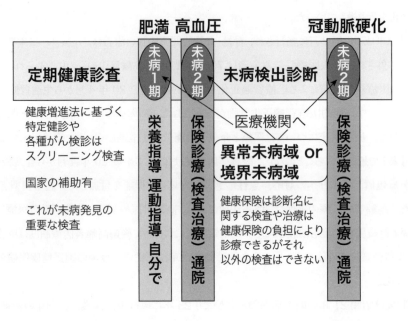

【図1】 国（税金・保険料）の補助により受けられる医療　未病診断の場所

5.2 「循環器病・介護予防に向けた未病ガイドライン」未病の定義　診断基準（図2）

　ガイドラインについては2014年11月に日本未病システム学会で「循環器病・介護予防に向けた未病ガイドライン」を出したので参考にしていただきたい（日本未病システム学会事務局に申し込みすれば購入可能）[2]。各学会のガイドラインは，糖尿病あるいは高血圧などについてのみ終生どのように管理するかということが記述されている。本学会ガイドラインの特徴は加齢に伴う身体状況や病態管理の変化に伴う，自立が失われる病気にならないためのガイドラインである。すなわち，前期高齢期までは生活習慣病予防が重要であり，後期高齢期以後は介護予防を念頭に置こうというものである。たとえば肺炎による死亡率は全国民では第3位であるが，後期高齢者においては第1位となる。

　人間ドック学会の推奨する検査項目で，70歳から75歳以前は生活習慣病である日本糖尿病学会，日本高血圧学会，日本動脈硬化学会などのガイドラインを基盤にしたガイドラインであり，後期高齢期以後では老年医学会等々で提示された介護予防に目を向けて，サルコペニアやフレイルや骨粗鬆などを含めた寝たきりにしない健康管理が重要であるとの見解である。さらにここでは異常未病域，境界未病域，正常未病域，正常と検査値などにより分類しているが，異常未病域，境界未病域の判定項目については医師受診を勧め，早期に診断治療を行う必要がある。

　生活習慣病関連については，生化学検査に加えて，生理機能検査，血液学的検査，画像診断についてもこれまでの基準値を原則的には遵守して，これに未病という観点での特色を出し，さらに，70歳を超えた主として後期高齢期や超高齢期の新老人期には，介護予防を念頭に置いた発症予防, 虚弱（フレイル），サルコペニア，

骨粗鬆，免疫能を高め，低蛋白血症や貧血や筋肉減少などをできるだけ予防する。このため運動や食事の摂取法にも変化をもたせた指導や，病気の発症因子（血栓や高血圧など）を抑える多未病息災プログラムを行う。

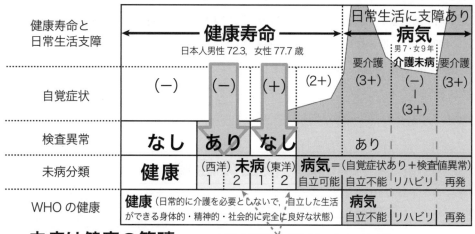

【図2】 未病と病気と自覚症状および検査異常との関係

このように無症状のうちに定期健診で見つけ出された検査の異常は，ほとんどが未病状態といってよい。未病の早期発見はこのような健診の場で見つけ出されたもので，無症候で見つけ出された早期癌も未病状態である。未病状態であれば，治療が可能で軽快することも多く，未病治療の継続で脳梗塞のような非可逆的で元に戻らない病気の発症予防や改善も期待できる。厚労省やWHOがいう病気とは「一人で自立できない状態」を指すので，自分で症状もなく糖尿病，高血圧，脂質異常症などの検査に異常があって自覚症状のないもの，あるいは軽微な症状があっても検査異常のないものを「未病」と定義しており，外来へひとりで通院できる患者のほとんどは未病者といえる（図2）。

医療関係では自分に不都合な症状があって病院受診したいとき，保険診療上，病気としているが，学会の定義はこれとは異なる。WHOや厚労省の健康寿命の基準に，「自立できなくなるまでの期間」としており，病気とは自立できなくなるときといえる。日本未病システム学会ではこのような医療関係でいう通院できて，自覚症状がない病気の多くが医療を必要とする「未病2期」になるか，検査異常があり軽い症状を伴えば，病気としている。しかし自立できている範囲であるこのような病気は "Well Being" として，今後の分類で検討すべきであり，たとえば脳梗塞が軽くて，リハビリテーションなどで改善して，ほぼ自立できる状態に回復したものは "Well Being" にあたり，この状態では何もない人に比べればはるかに再発しやすいので，二次予防（公衆衛生関係では三次予防）の治療対象と考えて未病対策を処する必要がある。

大切なことは医療保険で診療を受けていても，その病名に関係ある検査や治療しか健康保険では認められ

ていない。脂質異常症で投薬を受けていても，症状がない限りその病名では癌の検査を外来では受けられない。病院に通っているから町から来る健診は受けないというのは間違いであり，必ず健診通知がきたら健診は受けるようにする。

5.3　街中未病検査室におけるセルフメディケーションと国家資格を巡る問題点

　日本未病システム学会では，以前より街中で検査をすることにより，きちんとした健診を受けなくても未病の早期発見と早期予防治療ができるようにすべきであり，そこで未病専門指導師の出番がある，という意見があった（図3）。40%の未受診者対策も含め，厚労省も薬局に簡易検査機器を設置することを2014年4月に許可した。薬剤師は医師と同様，独立して薬局をもつことはできるのでクリニックや病院以外はこの薬局が検査の受付をすることになる。そのため，学会シンポジウムなどで各医療部門の国家資格者で未病専門指導師となっている人々ではこの任務の獲得のせめぎ合いが始まった。

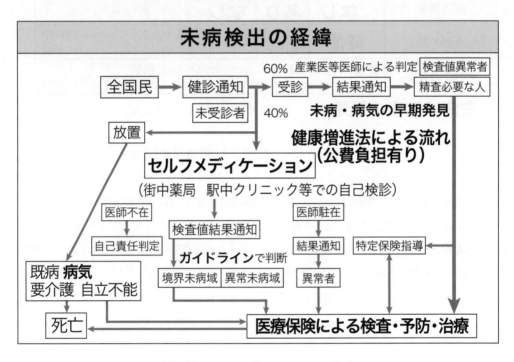

【図3】　セルフメディケーションの方法

　しかし，これは一般健診で行われているように，各国家資格者以外はその業務は許されない。医師がその薬局にいれば，検査結果の評価がなされ，その指示に従って各国家資格者が業務を行えばよいので，これまでの一般健診と同じで問題はない。

　セルフメディケーションの検査を実施された薬局に医師がいないときに，その検査結果と指導の扱いが問題になる。そもそもセルフメディケーションは，受診者個人がその結果に対して責任をもつという意味である。その検査結果を個人が判定する必要があり，医師以外の人がそのデータを診て指導することは法律の違反になる。自己判断するにはそのための資料が必要である。「循環器病・介護予防に向けた未病ガイドライン」は，

この結果判定に活用できる。境界未病域，あるいは異常未病域と判定された項目が検査結果にあれば，すぐに医療機関に持っていき精密検査や再検査を受け，指導や治療を受ければよいし，これら未病域が何もなければ薬局で相談するというシステムである。

さらに，これらの薬局やクリニックなどで「健康寿命を延ばす生活指導相談センター」を併設すれば，未病1期の医療を要しない，健診で未病域がなかった一般の人を，生活や，食事や，サプリメントなどの機能健康食品や一般保健大衆薬，あるいは運動指導，スポーツ指導などの相談をそれぞれの国家資格を持った相談員や未病専門指導師らの専門職員を配備して行うことができる。このように医療費や介護費を節約に向けての健康寿命を延伸させる企画は，高齢社会に向けてますます重視されよう。

5.4　職場での未病対策

ある職場で，会社の健康対策の理事の理解を得て，これまで産業医の言うことが聞けない人たちを対象にして，健診で検査データの悪い人を対象にしてこの是正策として，出張禁止と残業禁止の業務命令を出した。糖尿病に関しては HbA1c 8% 以上，血圧は 180/100 以上ある場合を異常値とした。500人ほどの従業員であるが，該当した人は30人ほどいた。出張禁止や残業禁止の業務命令にほとんどの対象社員は不平を言いに医務室にやってきた。これらの異常は教育入院すれば2週間で改善すること，血圧がずっと高い人は主治医にこの業務命令が出たから何とかしてもらうように頼みなさい，そして，よくなったデータを主治医のところで証明してもらったら，すぐこの業務命令は取り消す，など約束したところ，1か月後にはこの半数が，2か月後には1人を除き全員がクリアし，残りの1人は教育入院を行い，3か月後には全員がクリアした。この試みは高血圧や糖尿病を漫然と見ていた主治医の治療態度も変えた。この計画をすべての企業に適用したら日本からは生活習慣病を駆逐できるのではないかと思われた。結局本人のやる気を，あるハードルを設けてやることで行動変容が実現できるということを示し，経済効果を生むということである。

5.5　講義付未病外来

個人的だが大学病院に変わったとき，糖尿病外来の担当医師から糖尿病外来の変更を託された。この担当医の専門は脂質異常症と動脈硬化であり，糖尿病担当常勤医がいないため診療を担当していた。110人の糖尿病外来患者を受けついだときには HbA1c 8.0 % を超えるものが 27% いた。前病院では毎週半日枠（実際は1日がかり）で80人，隔週で同様の合計400人近くの循環器病合併の代謝異常者を見ていた。初診外来も毎週あったが初診時に糖尿病や肥満や高血圧など未病代謝異常がらみの循環器病患者は，重症者を除く全員を原則初診時に近い日に教育入院をさせて，循環器病がらみの検査，動脈硬化度，心機能，自律神経関連の検査，未病（糖尿病循環器病）教育を行い，基礎データを取った後，食事療法の効果をみて，薬物を決めて外来通院とした。この食事治療中に肥満糖尿病患者は血中インスリン値は低下し，糖尿病は全員糖尿病状態を脱却して IGT や正常型になっていたが，痩せ型糖尿病は食事療法の効果は肥満糖尿病者ほど上がらず，糖質が 140g/day 以下であると，かえって血糖値が悪くなる人が数人いた。HbA1c は全員 8% 以下となっていた（**図4**）。

未病医学標準テキスト　255

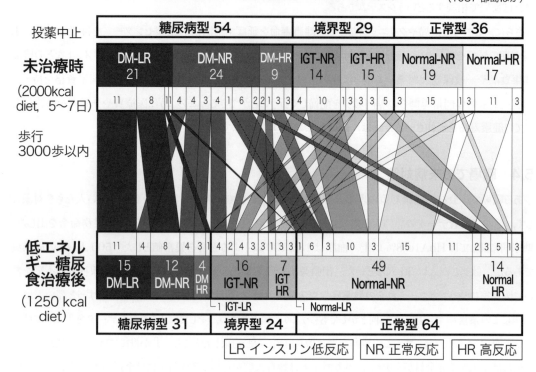

【図4】 メタボリックシンドローム，肥満，糖尿病，脂質異常などの教育入院患者の耐糖能とインスリン反応の低エネルギー糖尿病食の効果

　外来患者としてHbA1cが8％を超えることが3回続いたら再教育入院にすることを約束させた。時折8％以上が続けて3回超えたものは入院させて再教育したが，その中から，大動脈硬化度をCTで観察する動脈硬化検査を全員に実施した結果，そのうち，肝臓癌が5人みつかった。癌ができたストレスでインスリン抵抗性が生じて耐糖能が悪くなったのである。新病院の糖尿病患者で多数が高血糖であったため，20人に同じ説明を外来中に1人5分ずつ行って100分が必要となるため，外来の都度，午前9時30分から10時30分まで60分間の集団講義を行い，糖尿病，合併症，病気の機序などについて白板を使って説明した。この間は食事指導を一切せず，薬もそれまでの薬物を変えないでそのまま経過をみた。患者は2か月に一度の通院だったが，6か月後には同じメンバーの中で糖尿病に該当するHbA1c 8％以上の者は27％であったものが6％に減っていた（**図5**）。

　別の病院では高血圧者が多かったが，これも未病の講義を聞いただけで血圧の管理はすこぶる改善しており，ほぼ全員が正常血圧化した。さらに人間ドックではメタボとタバコの害について昼食時に約20人を前に毎回ランチョンセミナーとして約1年間禁煙メタボ講義を続けたところ，翌年人間ドック受診している喫煙する人間ドックのリピーターのうち18％が禁煙していた。

未病糖尿病外来開始後の追跡調査結果

HbA1c（%）		-6.5	-6.9	-7.4	-7.9	8-	計	
未病糖尿病外来	前	2	4	6	11	10	33	
（%）		6.1	12.1	18.2	33.3	30.3		
教室3回以上	後	9	6	8	7	3	33	
（%）		27.2	18.2	24.3	21.2	9.1		
未病糖尿病外来	前	29	15	8	9	21	82	27%
（%）		35.4	18.3	9.8	11.0	25.6		
教室2回以下	後	36	16	18	8	4	82	6%
（%）		43.9	19.5	22.0	9.8	4.9		
その他の外来	前	26	16	15	13	15	85	
（%）		30.6	19.1	17.6	15.3	17.6		
	後	27	22	12	13	11	85	
（%）		31.8	25.9	14.1	15.3	12.9		

糖尿外来受け継ぎ後，毎週1時間の医学的な外来集団講義のみ行った，
6か月後の成績，全員過去に食事指導され，観察時の食事指導や薬物変更なし

【図5】 糖尿病外来における，病気・病態に関する患者集団講義受講者の耐糖能の変化

6. おわりに

　行動変容を変えるモチベーションづくりをして，病気の理解をさせることにより，薬も出さなくても，食事の具体的な指導をしなくても，血液検査は著しく改善した。このような病気についての講義は系統的に医学を学んで，臨床経験を積んできた医師にしかできない業であり，この知識を惜しみなく未病者に伝えることにより行動変容という帰結につなげることが，経済的にも最も安価に効果を得られる。すなわち，未病の主治医は自分自身であることを実践させることが大切である。

【文献】
1) 規制改革推進に関する第2次答申〜加速する規制改革〜，平成26年6月13日 規制改革会議.
2) 規制改革推進に関する第1次答申〜明日への扉を開く〜，平成29年5月23日 規制改革推進会議.
3) 経済財政運営と改革の基本方針2018について，平成30年6月15日 閣議決定.
4) 内閣府：政府における経済財政運営の動向　国民衛生の動向，2015/16年版など.

〈都島　基夫〉

5-3 　未病者への指導方法

1. 行動変容

　未病者とは，「自覚症状はないが検査では異常がある状態」と「自覚症状はあるが検査では異常がない状態」にある人々をあわせた呼称として位置付けられる（日本未病システム学会）。また，すべての医学的異常にはその手前の状態も存在する。たとえば，心筋梗塞や脳梗塞などを代表とする脳心血管疾患において，その手前の状態として高血圧や糖尿病，脂質異常症などの動脈硬化性危険因子の存在があり，その厳格な管理が大きく問われる。また，その危険因子である高血圧を取り上げても，その手前には動脈壁硬化の伸展やそれらを背景とする拡張期血圧の著明な上昇（脈圧の低下）なども存在する。すなわち，いかに subclinical（潜在的）な状況までで食い止めることが重要であるかを認識させることが非常に重要になってくる。よって，未病者においてさまざまな疾患への進行を予防する，さらにはそれらの危険因子を保有している段階で早期から厳格な疾病管理を達成するためには，未病者自身が適当な生活習慣や定期的な医療受診といった，いわゆる健康保健行動を継続的に実施することが最良薬である。しかしながら，長年培い染み付いた意識・行動の変容は難しく，そこには医療従事者を始めとする未病指導師が効果的なコミュニケーションを介して未病者を指導し，意識変容・行動変容を促進することが必須である。

　では，具体的にどのような行動変容が求められるのだろうか。生活習慣病予防や，とくに高齢期ではフレイル化（虚弱化）や要介護状態への予防に生活習慣全般への包括的な介入が必要である。中でもとくに，①適切な運動，②食（バランスのとれた食生活，口腔ケア），そして③活発な社会参加，の三つが不可欠とされる。さらに詳細を述べると，バランスのとれた食生活といっても，中高年層を対象としたメタボリック症候群対策ではカロリーの過剰摂取を予防し，適切な体重や BMI を保つことが重要であり，一方で高齢期には十分なタンパク質摂取を中心とした食事カロリー摂取の安定化を目指す必要がある。すなわち，対象集団の世代や基礎疾患の有無を包括的に評価・判断し，適切な指導をすることが重要となる。これら運動・食・社会参加がさまざまな疾患・身体機能低下の予防において，相互作用を介して大切な役割を担っていること，そして何よりそれぞれを習慣化して継続的に生活に取り入れることの重要性が多くの研究を通して明らかになりつつある。

　それにも関らず，これらの習慣は未病者の日常生活に浸透していないことが多い。その重要性を十分に認識していないケースや，たとえ認識していたとしても，これらの習慣をもたないことに対する危機感が不十分で，実際の行動変容に結びついていないケースが多い。

未病医学標準テキスト

米国の社会心理学者ホックバウムやローゼンストックらが提唱した行動科学の主要理論，健康信念モデル（Health Belief Model）によると，行動の基盤を成すのは客観的な評価ではなく，疾病の重大性や行動の有益性に対する本人の主観的な認識である。つまり，行動変容の原点は，本人による健康情報の充分な理解であり，未病者の意識変容を促すためには，まずその行動がもたらす利益と現状維持の健康リスクや重大性を伝え，主観的有用性と危機感を本人自身に高めさせる必要がある。さらに，この自覚を行動変容につなげるためには，行動の金銭的・時間的コストや情緒的負担を含む障害を除去し，行動化を促進するためのきっかけを作ることが求められる（**図1**）[1]。

すなわち，忘れてならないものとしてあえて言い換えれば，未病者本人の自分自身の健康に関する興味および情報活用（いわゆるヘルス・リテラシー）を維持・向上させることも最大なる課題となってくる。よって，未病指導師も含めた指導的立場の者は，単なる一方的な教育指導だけで終わらず，いかに本人のヘルス・リテラシーを喚起させる方向に導くことができるのかというスキルも大きく求められる。

行動変容の条件に関するこの理論を実際に保健の現場で応用していくにあたり，意識変容には健康教育とヘルスコミュニケーション，そして行動変容にはソーシャル・マーケティングの考え方を応用したヘルスプロモーションが必要であり，これらを組み合わせることによって初めて効果的な未病指導による意識変容・行動変容が見込める。

ただし，行動変容には無関心期を初めとして5段階あるといわれており（トランスセオリティカル・モデル）[2]，時間をかけて継続的に行うことが重要である（**図2**）。その際，未病者がどのステージにいるのかを正確に評価した上で，必要に応じた関連プロセスを考慮しつつ行動変容の計画を策定することが必要となる。

2. 健康教育とコミュニケーション

健康教育とは当事者の意識変容・行動変容を目的とした教育的働きかけ，健康知識の普及活動を指し，1）専門家主導による指導型と，2）対象者が自分で健康管理できるように専門家が援助する学習援助型がある。前者において，主体は健康教育の専門家であり，専門家は直線的なコミュニケーションを通して対象者に情報提供を行う話し上手であることが求められる。一方で，後者におけるコミュニケーションの主体は当事者側（健常者や未病者など）にあり，健康情報の提供はあくまでも対象者の自主性に対する補佐的な位置づけで行われ，専門家は話すことよりも人々から知識や疑問を引出して相互交流的に対話を進めることのできる聞き上手であることが求められる。この2種類の健康教育を適宜組み合わせ，対象者自身が危機感を認識することが，最も効果的な知識の普及に必要である。また，これらを駆使して前述した対象者本人のヘルス・リテラシーの向上へとつなげたい。

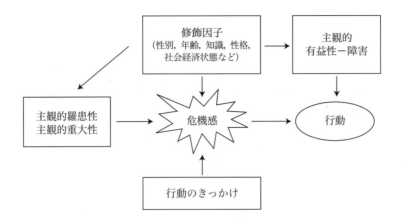

【図1】未病者本人の意識変容・行動変容につなげるには（Becker&Maiman）[1], 1975 より作成

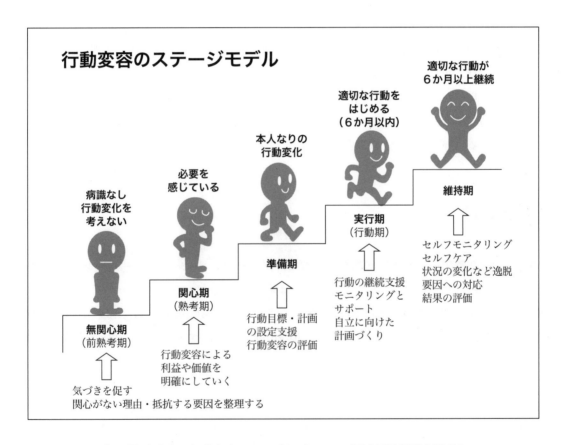

【図2】未病者の行動変容ステージとプロセス（国立医療保健科学院）

3. ソーシャル・マーケティングとヘルスプロモーション

効果的に意識変容・行動変容を促進するためには，当事者への知識普及だけでは不十分である。健康教育を前提とした上で，人々を取り巻く環境に対しても介入を行うことで行動変容への障壁を引き下げることを

ヘルスプロモーションという。ヘルスプロモーションの有効な手法として1980年以降多くみられるようになったのが『ソーシャル・マーケティング』である。マーケティングとは，アイデア，商品やサービスの概念形成，価格，プロモーション，流通を計画・実行する過程（アメリカ・マーケティング協会，AMA 1985）を指し，ソーシャル・マーケティングとは，公衆衛生など非営利分野の活動にこのマーケティング手法を適用して，行動変容に対する便益を提供して障壁を軽減し，動機づけによる意識変容を達成し，最終的には行動変容をつなげるような説得を行うことで，自発的な保健行動を促すプロセス（Kotler and Robelto, 1995）である。一般的に，介入は「4つの"P"」を含むとされ，具体的にはProduct（製品），Price（価格），Place（流通），Promotion（宣伝）の多角的側面から実施される。

適度な運動，安定した食（バランスのとれた食事と口腔ケア），活発な社会参加を行う生活習慣自体を普及すべき「Product（製品）」と仮定すると，未病指導師は未病者がこれを受容するきっかけを上手に作る必要がある。たとえば，「Price（価格）」面の障壁を除去するためには，行政と協働して無料の運動クラスの提供や経済的困窮から食事がおろそかにならないように生活支援を提案したり，情報不足を解消して保健行動の有益性をより効果的に伝えるために，メディアや多職種，NPO，当事者の家族などと連携してキャンペーンを実施するなど，多岐にわたる「Promotion（宣伝）」を行うことが求められる。「Place（流通）」面で気を付けなければならないこととして，健康教育や保健行動への情報に頻繁かつ容易にアクセスしやすい状況を作ることが重要である。低頻度で限られた場所でのみ行われる場合，その効果も限定的になりやすい。そこにはコミュニティ，自治体や行政，民間企業，多職種などとの連携が必須となる。

4. まとめ

未病者の意識変容・行動変容への指導は，教育的アプローチと，ソーシャル・マーケティングのアプローチを組み合わせることで行うべきである。未病指導師は単独で一方的なコミュニケーションを行うのではなく，未病指導師と対象者間で相互作用的にコミュニケーションを行い，さらに民間や行政，地域コミュニティと連携しながら健康教育を含むヘルスプロモーションを地域の特性にあわせてソリューション化し，実践につなげていくことが求められる。

【文献】
1) MH.Becker, LA.Maiman：Sociobehavioral Determinants of Compliance with Health and Medical Care Recommendations, *Medical Care*, **13** (1), 10-24 (1975).
2) James O. Prochaska：Systems of psychotherapy a transtheoretical analysis (1979).
3) IM.Rosenstock, VJ.Stretcher, MH.Becker：Social Learning Theory and the Health Belief Model, *Health Education Quarterly*, **15** (2), 175-183 (1988).
4) PG.Northouse, LJ.Northouse：Health Communication, Strategies for Health Professionals. Third Edition (2010).
5) 日本健康教育学会：健康教育 ヘルスプロモーションの展開 (2007).

〈黒田 亜希／飯島 勝矢〉

問題と解答編

第1章　総論

問題1：未病の歴史に関する記述として正しくないものはどれか。一つ選べ。

a. 未病という熟語は，中国古代の医書『難経』が初出である。

b. 『金匱要略』は漢方薬による湯液治療の古典である。

c. 中国の古典では，現在の病気をさらに拡大，悪化させない治療方針のことを「未病を治す」と呼んでいた。

d. 中国古代の医書『黄帝内経』には，養生についての記述も残されている。

e. 『養生訓』は貝原益軒が著した書籍である。

解答：a

解説：未病という熟語は，中国古代の医書『黄帝内経』が初出である。

問題2：誤っているものを一つ選べ。

a. WHO憲章序文は，健康を「完全な身体的，精神的，社会的に良好な状態」と定義した。

b. ウェルネスの考え方によれば，身体的健康は健康の決定要因ではなく手段である。

c. 喫煙は日本人リスク要因別関連死亡者数（男女計）の1位である。

d. 健康日本21の最終評価（平成23年）はほとんどの項目で「目標達成」であった。

e. 健康増進法では，「健康の増進に努める」ことが国民の「責務」であるとされた。

解答：d

解説：厚生労働省では，平成23年3月から「健康日本21評価作業チーム」（座長：辻一郎東北大学大学院教授）を計6回開催し，「健康日本21（正式名称：21世紀における国民健康づくり運動）」の評価を行い，最終評価を取りまとめた。目標値に達したのは全59項目中10項目（16.9%）に過ぎなかった。

問題3：黄帝内経の写本が残されている場所はどこか。

a. 国立国会図書館

b. 神宮徴古館

c. 故宮博物院　四庫全書

d. 仁和寺

e. 大英博物館

解答：d

未病医学標準テキスト　265

問題 4：未病に関して二つとも誤っているものを選べ。

　　　a.（1 と 2），b.（2 と 3），c.（3 と 4），d.（1 と 4），e.（2 と 5）

1）　未病という言葉は貝原益軒が名付けた言葉である。

2）　現代未病は「健康と病気の間」を指している。

3）　未病医学は少子高齢時代における安心と自立の医療システムを目指している。

4）　「自覚症状は無いが検査で異常がある状態」を東洋医学的未病としている。

5）　未病の領域には自立的手段で改善に向かわしめる＜未病 1＞と，医療的サポートを必要とする
　　＜未病 2＞の区別に分けられる。

解答：d

解説：

1）　未病という言葉は紀元前，後漢の時代に書かれた黄帝内経に始めて記されている。中国で
はその後，焚書坑儒や民族の変遷で未病は中国では忘れ去られたが，遣隋使，遣唐使によ
り写本され日本に持ち込まれ，京都仁和寺に写本として保存されている。

2）　貝原益軒は養生訓を江戸時代中期に書き，この養生訓の中に未病が引用されている。
日本未病システム学会は健康と病気の間を未病として認知し，この未病を科学している学会
である。未病の細分として未病 1 と未病 2 を認めている。「自覚症状はないが検査で異常がみ
られる」のは西洋医学的未病である。東洋医学的未病は「自覚症状はあるが検査では分か
らない」状態をいう。

問題 5：肥満，肥満症について正しくないものを選べ。

a.　肥満症とは肥満があって肥満による糖尿病，高血圧，悪性腫瘍など 11 種の健康障害または内
臓脂肪型肥満があるものをいう。

b.　日本では肥満は BMI 25kg/m^2 の者をいう。

c.　レプチンは脂肪細胞によって作り出されるアディポサイトカインであり，肥満の抑制や体重増加の
制御の役割を果たす。

d.　成熟脂肪細胞の大きさは通常 70 〜 90 μm であるが，肥大化した細胞は 130 〜 140 μm となる。
肥大化した細胞で炎症性のマクロファージなどが出現しやすい。

e.　内臓脂肪型肥満ではアディポネクチンの脂肪細胞での合成分泌が低下し，この分泌が下がるこ
とでメタボリックシンドロームの発症や動脈硬化の進展や炎症や血管収縮などを引き起こしやす
くなる。

解答：a

解説：[1-4] 本文「4. 肥満の指標と肥満症の定義」参照。a の「悪性腫瘍」は肥満症の定義に
は入らない。

問題6：次のうち正しいものを二つ選べ。

a. ノルアドレナリンが褐色脂肪細胞上のβ3受容体に結合すると，脱共役タンパク（uncoupling protein 1:UCP1）が生成され，遊離脂肪酸生成の最も大きな原因とされる。

b. 日本人を含めた黄色人種ではβ3受容体の遺伝子に遺伝変異が起こっていることが多く，熱を産生することが少ない反面，カロリーを節約し消費しにくいので，黄色人種が軽度の肥満でも糖尿病の発症が多い。

c. 炎症性マクロファージ（M1）が出現し，TNFα，IL-6など炎症マーカーが上昇する。これがインスリン抵抗性を引き起こす大きな原因とされている。

d. 厚労省研究班では20歳時より5kg痩せたもので死亡率は低く，5kg以上太ったものでは死亡率は高いという成績がある。

e. グレリン（ghrelin）は，胃のX/A like細胞から産生されるペプチドホルモンで下垂体に働き成長ホルモン（GH）分泌を促進し，また視床下部に働いて食欲を低下させる働きを持つ。

解答：b，c

解説：[1-4] 本文「2.肥満の成因」参照。

　　　　aは「褐色細胞」でなく，「白色細胞」。

　　　　dは5kg以上痩せたものでも死亡率は高くなる。

　　　　e「食欲低下」→正しくは「グレリン（ghrelin）は，胃のX/A like細胞から産生されるペプチドホルモンで，下垂体に働き成長ホルモン（GH）分泌を促進し，また視床下部に働いて食欲を増進させる働きを持つ。」

問題7：次の中から正しいものをすべて選べ。

a. 20歳時からの肥満は脂肪細胞が分裂して脂肪細胞が増加するのが主体である。

b. メタボリックシンドロームの原因は主として内臓脂肪型肥満によるものである。

　　これは主として内臓脂肪が肥大したものである。

c. 肥満の是正には運動療法が最も効果がある。

d. 肥満による高血圧はアルドステロンが過剰に分泌することにより腎臓からのナトリウムの再吸収を促進し，食塩摂取制限をしても血中のNaClが増加しているのが一因である。

e. 肥満の食事療法は1日2食に食事回数を減らしてエネルギー摂取を減らすことが最重要である。

解答：b，d

解説：[1-4] 本文「5.2内臓脂肪型肥満とメタボリックシンドローム」，「6.肥満症の治療」参照。

　　　　aは「脂肪細胞の増加」→「脂肪細胞の肥大」が正しい。

　　　　cは「運動療法が最も効果」→「肥満の原因はエネルギーのインバランス，すなわち摂取過多か消費不足である」「食事療法は基本的な治療になる」

未病医学標準テキスト　267

eは「1日2食に食事回数を減らして，エネルギー摂取を減らすことが最重要である」→1日2回にすると，節約遺伝子が働き代謝を抑制して，かえってメタボの原因となるのと，朝食を抜けば脳にエネルギーが来ないので，児童生徒では学校の成績が落ち，大人では交通事故の原因になったり，仕事の能率が落ちたりする。

問題8：漢方医学に含まれないのはどれか。一つ選べ。

a. 食養生

b. 漢方薬

c. 鍼灸

d. ホメオパシー

e. 指圧あんま

解答：d

解説：ホメオパシーはヨーロッパで生まれた伝統医療である。

問題9：虚証の体質がかかりにくい病気はどれか。一つ選べ。

a. 自律神経失調症

b. 結核

c. メタボリックシンドローム

d. 過敏性腸炎

e. 低血圧症

解答：c

解説：メタボリックシンドロームは高血圧，糖尿病，高脂血症，肥満を伴い，漢方でいう実証とされる。

問題10：本学会の未病専門指導師認定制度について誤りはどれか。一つ選べ。

a. 申請には国家資格を証明する免許証の写しが必要である。

b. 申請時に，継続して3年以上の本学会正会員であることが求められる。

c. 本学会の評議員もしくは部会委員には申請時の業績目録の提出が免除される。

d. 資格認定には5年以上の職域での実務・学術経験を有することが条件とされる。

e. 認定の更新は5年ごとに行われ，50単位以上の研修業績の取得が必要である。

解答：c

解説：認定未病指導師には本学会会員として未病に関する学識および活動経験を積み，QOLの向上と啓発に寄与する人材が求められている。

第 2 章 ライフステージと生活習慣・未病

問題 1：正しい文章を二つ選べ。

 a. 学童期の夜尿症は虚弱児に多い。

 b. 起立性調節障害の治療には朝方の散歩は効果的である。

 c. ぜんそく発作の予防に乾布摩擦がよい。

 d. 未熟児も虚弱児の範疇に入る。

 e. 自閉症は虚弱体質と関係がある。

解答：b, c

解説：

 a. 学童期にみられる夜尿症は，主として脳の下垂体機能など神経・内分泌系統における発達の遅熟性によって尿量が調節できなかったり，膀胱容量が小さすぎたり，冷え症状やストレスなどによってそのバランスが不安定になって生じると考えられる。

 b. 朝日を浴びると人間は自然と交感神経が活発化する。

 c. 乾布摩擦で皮膚を鍛えることで，自律神経の働きを正常化するのでぜんそくの発作を予防したり軽減する。

 d. 未熟児とは呼吸機能，哺乳能力，神経学的所見などの生命機能が，胎外での生活に十分適応できるかどうかの評価である。

 e. 自閉症は，子どもの行動だけの診断である。子どもの脳の検査をしても，とくに問題はみつからないのが自閉症の特徴である。結局，遺伝的欠陥にも脳損傷にも脳の疾患にも根拠はない。

問題 2：メタボリックシンドロームに関する記述である。誤っているものを一つ選べ。

 a. メタボリックシンドロームとは，内臓脂肪が増加した内臓脂肪症候群のことである。

 b. 女性におけるウエスト周囲径の診断基準は，70cm 以上である。

 c. 高トリグリセリド血症の診断基準は，150 mg/dl 以上である。

 d. 収縮期血圧の診断基準は，130 mmHg 以上である。

 e. 空腹時血糖の診断基準は，110 mg/dl 以上である。

解答：b

解説：女性におけるウエスト周囲径の診断基準は，90cm 以上である。

未病医学標準テキスト 269

問題3：脂質に関する記述である。誤っているものを一つ選べ。

a. 脂質エネルギー比は 20 〜 25% が適当である。

b. 脂質を構成している脂肪酸比率としては，飽和脂肪酸：一価不飽和脂肪酸：多価不飽和脂肪酸＝ 3：4：3 が適当である。

c. 飽和脂肪酸は，畜肉に多く含まれている。

d. エイコサペンタエン酸（EPA）は水産物に多く含まれている。

e. ドコサヘキサエン酸（DHA）は植物油に多く含まれている。

解答：e

解説：ドコサヘキサエン酸（DHA）は水産物に多く含まれている。

問題4：身長 155 cm，非妊時体重 60 kg の経産婦が妊娠中期すでに体重 8 kg 増加して産科より紹介されてきた。実母Ⅱ型糖尿病。第一子 2 歳。夫単身赴任中。選択すべき医療方針はどれか。

a. 食後血糖 160 mg/dl，HbA1c5.5% でコントロールの必要ないために放置。産科にこの程度であれば問題は少ないことを告げる。

b. 産後のフォローアップが必要であることを本人に告げ，検査が正常範囲に収まっていても，生活習慣の見直しと糖尿病への感心を惹起して行動変容の導入を図る。

c. 妊娠高血圧のリスクもあるため，直ちに入院を勧め，自己血糖，血糖降下剤を中心とする内服治療，厳格な食事指導を行う。

d. 産後一か月検診時の検査で随時血糖，HbA1c とも正常であるため今後は通常生活でよい旨話をし，むやみに糖尿病を心配しないよう指導する。

e. 胎児体重のデータを産科と連携を摂りながらモニターし，リスクの低い分娩様式を選択すると共に，新生児の低血糖を測定する医療体制を確立する。

解答：b，e

解説：

a. むしろこの程度の境界領域放置症例から巨大児が生まれ，母児共に有病率が高くなる。

b. 産後数か月で糖負荷試験をして糖代謝異常を評価する。産後は家族歴もあるところから，将来の糖尿病未病状態と捉え，本人の納得する行動変容を導入する働き掛けのチャンスである。

c. まず，妊娠中内服治療はファーストチョイスにならない。経胎盤移行する薬剤が胎児膵臓にも働きかけるからである。また，第一子，家族構成を鑑みた現実的な治療方針を合意の基に立てていく必要がある。

d. 妊娠は負荷試験であり，この時期の正常は将来の発症リスクがゼロと同義ではない。

e. 児の分娩麻痺，母体の肩甲難産回避，発達障害の原因となる新生児低血糖の予防が重要である。

問題5：次のなかの正しいものに○をつけよ。血小板凝集を中心に。

a. 血小板凝集の抑制にはバイアスピリンを投与すれば十分である。

b. 血小板凝集の抑制はすべてサイクリック AMP を介して行われる。

c. 血小板は赤血球と同様に動くことができない。

d. 血小板数は白血球数よりも多い。

e. 血小板には赤血球と同じように顆粒がない。

解答：d

解説：血小板の凝集のメカニズムにはいろいろな項目があり一様でない。また血小板は生きて動いており，細胞内には顆料も見られている。血小板の数は 15 万〜 35 万 μL ある。

問題6：次のなかの正しいものに○をつけよ。血管を中心に。

a. 脳梗塞未病の診断には少なくとも MRI，MRA を参考にしなければならない。

b. 後大脳動脈の病変はめまいと関係が深い。

c. 中大脳動脈の閉塞は半身不随を起こすことはまれである。

d. 前大脳動脈の閉塞はてんかん発作を起こすことがある。

e. 脳底動脈の分岐異常は男性に多い。

解答：a，b，d

解説：近年は MRI，MRA の画像が鮮明になり，とくに脳の血管の場合には MRA が必要である。後大脳動脈は脳底動脈と関係が深く，めまいと関係が深い。前大脳動脈の閉塞は前頭葉由来のてんかん発作を起こすことがある。脳底動脈の分岐異常は多くみられるが，とくに男性に多くはない。

問題7：次のなかの正しいものに○をつけよ。MRI，MRA を中心に。

a. 脳梗塞未病のときには MRI で必ず異常を示す。

b. 脳梗塞未病のときには MRA で異常所見のみつかることが多い。

c. MRI と MRA とは必ず平行して所見を示す。

d. 脳梗塞未病のときには必ず臨床症状を伴う。

e. 脳梗塞未病は脳の CT で診断ができる。

解答：b

解説：脳梗塞未病では MRI に変化のみられないことが多いが，MRA では狭窄などの所見が多くみられる。MRI と MRA とは平行することが期待されるが，血管の変化がすべて脳に強く変化を起こさないので，両者は平行した変化を来たさない。したがって脳梗塞未病の時には必ずしも臨床症状を呈するとは限らない。脳梗塞未病は脳 CT では診断がむずかしく，できないと考えるべきである。

未病医学標準テキスト

問題 8：Developmental Origins of Health and Disease（DOHaD）仮説について誤りはどれか。

a. 発達期の環境が遺伝子の塩基配列を変化させる。

b. 発達期の環境が生活習慣病のリスクと関連する。

c. 発達期の環境により developmental plasticity が起こる。

d. 発達期の環境によりエピジェネティック変化が起こりやすい。

e. maternal constraint により胎児発育が抑制されやすい。

解答：a

解説：発達期の環境がエピジェネティックな変化をもたらすが，これは遺伝子の塩基配列を変化させるのではなく，遺伝子発現のスイッチのオンーオフを変化させるものである。その結果，developmental plasticity がおこり，それがその後の環境に適合できないと生活習慣病のリスクを上昇させることになる。エピジェネティック変化は発達期の環境によってもたらされやすい。その最たるものが maternal constraint である。

問題 9：正しいものはどれか。

a. わが国の平均出生体重は増加傾向にある。

b. Barker 仮説は DOHaD 仮説とも呼ばれている。

c. わが国では低出生体重児の出生率は他の先進国に比べて低率である。

d. 早産低出生体重児に対して DOHaD 仮説を当てはめることはできない。

e. 胎児発育不全で出生した児は生活習慣病のリスクが高いと考えられている。

解答：e

解説：わが国の平均出生体重は先進諸国とは逆に低下傾向にある。その結果，低出生体重児の出生率は OECD 加盟国の中では極めて高い。低出生体重児の多くは早産や子宮内発育不全によるもので，ともに将来生活習慣病へと進展するリスクが高いといわれている。Barker 仮説はおもに低出生体重児の成人期のリスクを説明するうえで発表されたものである。一方，DOHaD 仮説は，低出生体重児とならなくとも発達期の様々な環境の影響を受け，それがエピジェネティック変化をもたらし，生後の環境とのミスマッチがあると生活習慣病のリスクが高くなると説明している。

問題 10：高齢者に適した運動処方でないものはどれか。

a. 有酸素運動

b. 筋力トレーニング

c. バランストレーニング

d. ストレッチ

e. 無酸素運動

解答：e

解説：無酸素運動後には急激な心拍数や血圧上昇などの変化をきたすことから，心臓発作を通常
よりも起こりやすくしてしまう。

問題11：歯周病が疾患の危険因子となっていないものはどれか。

a. 慢性骨髄性白血病

b. 心血管疾患

c. 早産・低体重時出産

d. 糖尿病

e. 誤嚥性肺炎

解答：a

解説：b～eは歯周病との関連が報告されている。

問題12：東洋医学的に「先天の気のエネルギー」を蓄える場所はどことされているか。

a. 肝

b. 心

c. 脾

d. 肺

e. 腎

解答：e

解説：東洋医学的に生命エネルギー（先天の気）を蓄えておく場所とされているのが「腎」である。

問題13：経年的な老化現象である「腎虚」が示す症状ではないものを選べ。

a. 手足のほてり

b. 眠気

c. 口渇

d. イライラ

e. めまい

解答：b

解説：眠気はエネルギーを十分に生み出す力が弱く，東洋医学的に「気虚（ききょ：気の不足）」
に分類される。

未病医学標準テキスト 273

第3章　未病と診断

問題1：更年期に関して間違ったものはどれか。

a. 火照り，のぼせ，発汗などの血管運動神経症状，肩凝り，腰痛，関節痛などの運動器系症状，イライラ，不眠，不安，頭痛，うつ症状などの精神神経症状，その他めまい，皮膚掻痒感など多彩な症状の組み合わせがみられる。

b. 閉経以降は骨粗鬆症の進行はみられるが，女性のコレステロールは上昇することなく男性よりも低い値で推移する。

c. エストロジェンの低下から性欲減退は起こるが，乾燥性腟炎などによる性交痛はきわめて希で，求められれば女性は性行為を楽しむことができる。

d. 女性ほど明確に急激な身体的変化は起こらないが，男性においても身体的，社会的，精神的に更年期に該当する自他覚症状があるといわれており，この年代に多発する自殺回避もメンタルな未病対象と考えるべきである。

e. 更年期における性差医療ではとくに，EBMに加えて，それまでの人生の集大成である年令を考慮して，個人の物語に寄り添うNBM（Narrative Based Medicine）も重要な医療理念である。

解答：b，c
解説：

a. 本文補足として，更年期症状の例示。

b. 閉経以降女性のコレステロール値は男性のそれを凌駕し，血圧も上昇することが少なくない。この時点から急速に動脈硬化が進行することになるが，スパートの時期は男性より遅い事実は長寿にとって有利ではある。

c. 過活動膀胱による切迫尿失禁，あるいはとくに女性に多い腹圧性尿失禁は日本の女性のshyなジェンダーに隠蔽されて生活の質を低下させている。性行為も耐えながら受け入れている現状に目を向けなければならない。

d. 男性更年期と言う考えはまだ医学的には認知されていない（2018年）。女性に比べて明確なホルモンの分泌状態が変わる時期はないからである。しかし経験としてやはり60歳前後から自覚される各種機能劣化は加齢変化に伴うなだらかな山くだりであって，この時期を男性の更年期として捉え，未病対策を講じていくことは高齢化社会の中では特に男性に特化したフレイル・介護予防として重要なポイントである。男性ホルモンを測定すれば低下が認められるし，補充療法によって行動様式が変化することも事実である。

e. 「個」の医療の展開はいつの時点でも重要であるが，とくに更年期においては，造り上げてきた人生に対する喪失感が強く，未病としてこの時期を新たな出発に転換するためにはNBMを基本とする医療姿勢で取り組んでいきたい。

274　問題と解答編

問題2：正しいものを選べ。

a. 加齢によるもの忘れでは体験の忘却がみられやすい。

b. アルツハイマー病では病理学的変化の始まる初期よりもの忘れがみられ始める。

c. 認知症患者ではもの忘れの自覚はない。

d. 抗コリン作動薬は記憶低下の原因となることがある。

e. 前頭側頭型認知症では初期から病識が欠如することが多い。

解答：d，e

解説：加齢によるもの忘れは一般に体験そのものを忘れることはない。アルツハイマー病の病理学的変化は症状の出現の10年〜20年前に始まると考えられえている。アルツハイマー病等の初期にはもの忘れの自覚やそれに対する不安が見られることも多い。高齢者では，抗コリン作動薬他多数の薬剤が認知機能低下の原因となりうる。

問題3：正しいものを選べ。

a. うつ病やうつ状態ではもの忘れの自覚は乏しい。

b. 高齢者におけるうつ状態は，レビー小体型認知症の初期症状である場合がある。

c. 生活習慣病はアルツハイマー病の危険因子となる。

d. 軽度認知機能障害（MCI）では生活機能の障害がみられる。

e. 主観的認知機能障害（SCI）は加齢の一部で増悪はないため放置してよい。

解答：b，c，d

解説：うつ病あるいはうつ状態ではもの忘れを強く自覚することがある。MCIは客観的な認知機能テストで低下が示されるが，生活機能障害がなく認知症ではない状態。SCIの状態には，加齢に基づくもの忘れ，抑うつ・不安状態などが背景になっている可能性があるとともにMCIやADの前駆状態も含まれうるため，経過をフォローすることが望ましい。

問題4：COPDについて正しいのはどれか。

a. 一秒率（FEV1%）とは，性，年齢，身長から予測された一秒量（FEV1）に対する測定値の比率である。

b. 努力肺活量（FVC）とは，1回換気量と呼吸数の積（1分間の換気量）のことである。

c. COPDの診断にはFEV1/FVC<70%を満たす必要がある。

d. COPDの病期（重症度）は努力肺活量（FVC）の値によって分類される。

e. COPDでは残気量は減少する。

解答：c

未病医学標準テキスト | 275

解説：努力肺活量（FVC）とは最大吸気の状態から努力呼出して吐き切ったときの呼気の容量をいい，1秒率（FEV1.0%）とは，FVC測定時の最初の1秒間に呼出された呼気（1秒量）の割合をいう。気管支拡張薬投与後の1秒率が70%未満の場合にCOPDと診断できる。また，年齢，性別，身長を基に算出された健常者の1秒率を予測1秒量といい，COPDの病気（重症度）は，実測された1秒量の予測1秒量に対する比率（%FEV1）を用いて行われる。COPDでは気道の狭窄と肺の過膨張が特徴的であるため残気量は増加する。

問題5：COPDについて誤っているのはどれか。

a. 喫煙はCOPDのリスクファクターである。

b. 気管支喘息はCOPDを構成する疾患の一つである。

c. 感染症はCOPDを増悪させる。

d. 社会の高齢化と共にCOPD患者は増加する。

e. インフルエンザワクチンはII期以上の病期の場合に接種すべきである。

解答：e

解説：COPDのすべての患者において生活習慣の修正や生活指導は大切である。とくに禁煙，予防接種（インフルエンザワクチンや肺炎球菌ワクチンなど），肥満やるいそうの是正，適正な運動習慣などを指導することは，COPDの薬物療法と共に疾患管理のうえで重要なポイントである。

問題6：診察室における血圧の測定法として誤っているものは次のどれか。一つ選べ。

a. カフは心臓の高さに保つ。

b. 安静坐位の状態で測定する。

c. 1回目の測定値を採用する。

d. 自動血圧計も使用できる。

e. 会話をかわさない。

解答：c

解説：1～2分の間隔をおいて複数回測定し，安定した値（測定値の差が5mmHg未満を目安）に示した2回の平均値を血圧値とする。

問題7：家庭血圧について正しいものはどれか。一つ選べ。

a. 診察室血圧より予後予測能で劣る。

b. 家庭血圧＞診察室血圧を白衣高血圧と呼ぶ。

c. 家庭血圧＜診察室血圧を仮面高血圧と呼ぶ。

276 │ 問題と解答編

d. 早朝高血圧の検出や薬効評価に有用である。

e. 家庭血圧≧ 130/80mmHg が高血圧となる。

解答：d

解説：

   a. 家庭血圧の方が予後予測能（心血管病を予測する信頼度）が高い。

   b. 家庭血圧＞診察室血圧を仮面高血圧と呼ぶ。

   c. 家庭血圧＜診察室血圧を白衣高血圧と呼ぶ。

   e. 家庭血圧≧ 135/85mmHg が高血圧となる。

問題 8：高血圧未病として正しいものはどれか。一つ選べ。

a. 138/88mmHg の糖尿病患者。

b. 正常高値血圧。

c. 尿蛋白陽性で 133/70mmHg。

d. 155/70mmHg の 77 歳。

e. 家庭血圧測定の 5 日間平均が 138/70mmHg。

解答：b

解説：

   a. 138/88mmHg の糖尿病患者は降圧目標 130/80mmHg 未満の高血圧患者。

   c. 尿蛋白陽性の場合は降圧目標 130/80mmHg 未満の高血圧患者。

   d. 75 歳以上の後期高齢者では 150/90mmHg 未満が最初の降圧目標であり，本患者も治療対象となる。

   e. 家庭血圧≧ 135/85mmHg は高血圧患者。

問題 9：次の臨床検査の記述のうち正しいのはどれか。

a. 尿蛋白は膀胱炎では陰性である。

b. 小粒子化 LDL（sd-LDL）は動脈硬化を起こしにくい。

c. 抗 GAD 抗体陽性の場合は II 型糖尿病が疑われる。

d. TSH は甲状腺機能低下で活性低下が起きる。

e. TPHA は治癒した梅毒でも陽性になる。

解答：e

解説：

   a. 膀胱炎をはじめ尿路感染では陽性になる。

未病医学標準テキスト　277

b. 小粒子 LDL は動脈硬化惹起因子である。

c. 抗 GAD 抗体は I 型糖尿病の指標である。

d. 甲状腺機能低下では TSH 活性は上昇する。

問題 10：次のうち正しいのはどれか。

a. 高血圧は腎機能異常とは無関係である。

b. eGFR は計算式で出せる指標である。

c. 塩分摂取を増やすと CKD の重症化を遅らせることができる。

d. 糖尿病は腎機能悪化の危険因子ではない。

e. 脂質異常症は腎機能悪化に関係しない。

解答：b

解説：

a. 高血圧と腎機能異常は密接に関係している

c. 減塩により CKD の重症化を減らせる

d. 糖尿病は重大な危険因子である。

e. 脂質異常症は動脈硬化を介して腎機能に影響する。

問題 11：血圧値の評価として正しいのはどれか。

a. 正常血圧は未病2に該当する。

b. 正常高値血圧は正常域血圧である。

c. 至適血圧の収縮期血圧は 120 〜 129 mmHg である。

d. 拡張期血圧 80 〜 84mmHg は正常高値血圧の基準である。

e. 収縮期血圧 140mmHg 以上は家庭血圧による高血圧基準である。

解答：b

解説：

a. 正常血圧は未病1または健常者に該当することが多い。

c. 至適血圧の収縮期血圧は 120mmHg 未満である。

d. 拡張期血圧 80 〜 84mmHg は正常血圧の基準である。

e. 収縮期血圧 140mmHg 以上は診察室血圧による高血圧基準である。

問題 12：C 型肝炎について正しいものはどれか。

a. ワクチンで予防できる。

b. 母子感染がおもな感染経路である。

c. 感染から肝がん発症まで数十年かかる。

d. インターフェロンが最も強力な治療法である。

e. これからキャリアは増加する。

解答：c

解説：C型肝炎の感染は血液を介する感染であるが母子感染は少ない。感染から 肝癌発症まで 数十年かかる。衛生環境の改善，医療器具のディスポ化により 新規感染は急速に減っている。ワクチンはまだできていない。治療については これまでのインターフェロンに代わってほとんど 90%以上のウイルス駆除率を誇る 経口抗ウイルス剤が主流となっている。

問題13：健康日本21の目標のうち，最終評価の結果で目標値に達した項目はどれか。

a. 未成年者の飲酒をなくす。

b. 未成年者の喫煙をなくす。

c. 男性の日常生活における歩数を増加させる。

d. 中学生や高校生で朝食を欠食する人をなくす。

e. 80歳で20本以上自分の歯を有する人の割合を増加させる。

解答：e

解説：健康日本21では，「80歳で20本以上自分の歯を有する人割合」を含め，歯の健康に関する5項目が目標に達した。

問題14：45歳の男性。営業職。独身。職場の健康診断で検査値の異常を指摘されたため来院した。持参した健康診断の結果はHbA1c（NGSP）7.2%（基準4.6〜6.2）であった。身長168 cm，体重78 kg。初診時は，食事の管理と適度の運動とを中心に生活習慣を改善するよう指導した。3か月後の再診時，体重は80kgとなっていた。本人は「生活習慣を改善する努力はしたが，取引先との接待が多く帰宅時間も深夜になる。規則的な食生活は無理だ」という。この患者の行動変容を促すための現時点の対応で適切なのはどれか。

a. 半年後の目標体重を患者とともに設定する。

b. 行動変容ができていないことを強く指摘する。

c. 食生活を監督できる家族や知人との同居を勧める。

d. 糖尿病性壊疽で足を切断した他の患者の写真を見せる。

e. より規則的な勤務体制で就労できる仕事への転職を勧める。

解答：a

解説：行動変容を促すには，対象者のライフスタイルを十分に把握したうえで，対象者自らが自主

未病医学標準テキスト 279

的に実行可能な目標を立てることを支援することが重要である。

問題 15：特定保健指導に関する記述である。正しいのはどれか。一つ選べ。

a. 積極的支援は，65 歳以上の対象者を優先して行う。

b. 保健指導の実施者は，保健師または管理栄養士に限られる。

c. 特定保健指導に禁煙指導は含まれない。

d. 腹囲が基準値を超えない者でも，特定保健指導の対象となりうる。

e. 情報提供は，特定保健指導対象者のみに行う。

解答：d

解説：

a. 積極的支援は 40 〜 64 歳の対象者に優先的に実施され，65 歳以上の者が積極的支援に該当した場合には動機づけ支援としてよいとされている。

b. 保健指導の実施者は，医師，保健師，管理栄養士その他栄養指導または運動指導に関する専門的知識および技術を有する者である。

c. 喫煙も特定保健指導の判定項目の一つであり，該当した場合には禁煙指導を行う。

d. 腹囲が基準値を超えない場合でも，BMI を用いて肥満の判定を行う。

e. 情報提供は，特定健診受診者全員に実施する。

問題 16：積極的支援の初回面接に関する記述である。正しいのはどれか。一つ選べ。

a. 初回面接を実施できるのは，医師，保健師，栄養士である。

b. 初回面接における個別面接は，15 分以内で実施する。

c. 初回面接では，生活習慣改善のメリットについて対象者と共に考える。

d. 行動目標は，保健指導実施者が主となって設定する。

e. 初回面接後の継続的な支援は，最長 2 か月で終了する。

解答：c

解説：

a. 特定保健指導の実施者は，医師，保健師，管理栄養士，その他栄養指導または運動指導に関する専門的知識および技術を有する者である。

b. 初回面接における個別支援は，20 分以上実施しなければならない。

c. 正しい。

d. 保健指導実施者が主ではなく，対象者とともに行動目標を設定する。

e. 初回面接後には 3 か月以上の継続した支援を実施する。

第 4 章　未病とチーム医療の役割

問題 1：日本人に不足しやすい栄養素はなにか。正しいものを一つ選べ。

a. 総エネルギー

b. ヨウ素

c. 飽和脂肪酸

d. 食物繊維

e. ナトリウム

解答：d

解説：日本人の食事摂取基準（2015 年版）では，食物繊維の目標量は，18 〜 69 歳で 1 日あたり男性 20g 以上，女性 18g 以上とされているが，目標量に達していない人が多い。

問題 2：ビタミンについて正しいものを一つ選べ。

a. 脂溶性ビタミンは，A，D および E の 3 種である。

b. ビタミン A 欠乏では脚気が見られる。

c. ビタミン B1 欠乏では悪性貧血がみられる。

d. 葉酸欠乏では胎児の神経管閉塞障害がみられる。

e. ビタミン D 欠乏では夜盲症がみられる。

解答：d

解説：葉酸は細胞増殖に必要な DNA 合成に関与しており，妊娠初期に葉酸摂取量が不足すると胎児における神経管閉鎖障害の発症率が高まることが多くの研究から明らかにされている。

問題 3：特定保健用食品に関する記述について正しいものを一つ選べ。

a. 特定保健用食品の許可基準は，食品衛生法に基づいている。

b. 錠剤型，カプセル型をしていない食品であることが求められる。

c. 「高コレステロール血症のリスクを低減する」との表示が許可されている。

d. 安全性を評価するヒト試験は，消費者庁が行う。

e. 規格基準型特定保健用食品は，消費者庁事務局の審査で許可される。

解答：e

解説：特定保健用食品（規格基準型）として申請された食品は，消費者庁食品表示企画課において規格基準に適合しているか否かの確認がなされる。

未病医学標準テキスト　281

問題4：栄養機能食品に関する記述について正しいものを一つ選べ。

a. 消費者庁の許可マークがある。

b. 国への届出が必要である。

c. 栄養機能表示できないビタミンがある。

d. 特別用途食品の一つとして分類されている。

e. 疾病のリスク低減表示ができる。

解答：c

解説：栄養機能表示ができる栄養成分は、脂肪酸（1種類）, ミネラル類（6種類）, ビタミン類（13種類）であり、機能に関する表示を行うことができないビタミンがある。

問題5：脂質異常症の栄養管理に関する記述について正しいものを一つ選べ。

a. 高トリグリセリド血症では、n-3系多価不飽和脂肪酸を制限する。

b. 高トリグリセリド血症では、水溶性食物繊維を制限する。

c. 高カイロミクロン血症では、中鎖脂肪酸を用いる。

d. 高VLDL血症では脂肪エネルギー比率を低めに設定する。

e. 高LDL–コレステロール血症では、コレステロール摂取を750 mg/日以下にする。

解答：c

解説：中鎖脂肪酸は小腸におけるカイロミクロン形成に関与しないため、高カイロミクロン血症の治療に有効である。

問題6：糖尿病合併症予防のための栄養管理である。正しいものを一つ選べ。

a. 炭水化物の摂取エネルギー比率は、70%とする。

b. たんぱく質の摂取エネルギー比率は、7%とする。

c. コレステロールの摂取量は、400 mg/日とする。

d. 食塩の摂取量は、10 g/日とする。

e. 食物繊維の摂取量は、25 g/日とする。

解答：e

解説：食物繊維は食後血糖コントロールの改善や血中脂質レベルを低下させることから、1日25g程度を摂取するとよい。

282 問題と解答編

問題7：食餌療法に関する記述として正しくないものはどれか。一つ選べ。

a. 漢方医学的な食事バランスのルールを知ってそれに従うこと。

b. 長期間継続できる方法で行うこと。

c. 衣食住の中で，食事に気をつけていれば衣服や住環境はあまり気にしないでよい。

d. 「暑い・熱い」（陽）には「冷やす」（陰）でバランスを取る。

e. 「寒い・冷え」（陰）には「温める」（陽）でバランスを取る。

解答：c

解説：衣食住の中で「食生活」だけに注意するのではなく，「衣」も「住」も同時に取り組むと良い。衣食住トータルでバランスを取るようにすることが重要である。

問題8：食べ物の味（五味）と，その作用の組み合わせで正しくないものはどれか。一つ選べ。

a. 酸（すっぱい）　－　引き締める

b. 辛（からい）　－　潤す

c. 鹹（しょっぱい）　－　固渋する

d. 苦（にがい）　－　冷やす

e. 甘（あまい）　－　ゆるめる

解答：b

解説：辛（からい）味には身体を温める作用がある。

問題9：次の中から正しいものすべて選べ。

a. 身体活動とは運動と生活活動とに分類され，安静にしている状態より多くのエネルギーを消費するすべての動きをいう。

b. 骨格筋の線維組成である大腿外側筋では速筋線維は無酸素的な解糖系の酵素活性が高く，毛細血管密度が高い。

c. 骨格筋の遅筋線維は有酸素的酵素活性が高い。

d. 長期の運動持続時にはエネルギーは遊離脂肪酸が主要なエネルギー源となる。

e. 遊離脂肪酸は筋肉内ではカルニチンと結合してミトコンドリアに侵入してβ酸化系酵素に接近してエネルギー産生に働く。

解答：a，c，d，e

解説：［4-2］本文「1.1.1　運動とは，身体活動とは」参照。

　　　　bの間違いは「毛細血管密度が高い」→正しくは「毛細血管密度が低い」

未病医学標準テキスト　283

問題10：次の中から正しいものをすべて選べ。

a. 有酸素運動は比較的弱い力が筋肉にかかり続けるときに，すぐに体脂肪を燃焼させてエネルギー源とする。

b. 無酸素運動では瞬間的に強い力が必要な時に筋肉にため込んであるグリコーゲンを主材料として使う。糖のみが ATP 再合成によりエネルギーとなる。

c. 有酸素運動では遊離脂肪酸が β 酸化を経て ATP の再合成に使われてエネルギーを生じる。

d. 有酸素運動を行うと LPL の活性が高まり，トリグリセリドの低下や HDL-C の上昇がみられる。

e. 無酸素運動ではエネルギーの消費や基礎代謝量の亢進はしない。

解答：b，c，d

解説：[4-2] 本文「1.1.4　無酸素運動と有酸素運動」参照。

　　　a は「すぐに体脂肪を燃焼させる」ことはなく，ホルモン感受性リパーゼが活性化する約20分の時間を要し，「継続的で比較的弱い力が筋肉にかかり続ける時に，エネルギー源として体内に蓄えられている体脂肪を燃焼させる」。

　　　e は「無酸素運動ではエネルギーの消費や基礎代謝量の亢進はしない」→「筋肉に貯めておいたグリコーゲン（糖質）を主原料として使う」「エネルギー消費を多くして，基礎代謝量を増加させる」。

問題11：次の中で誤っているものはどれか。

a. 有酸素運動で HDL-C 上昇するのは LCAT による Free Cholesterol をエステル化することが一因である。

b. 有酸素運動により末梢循環が良くなるので毛細血管で，TG を分解するのを待ち受けている LPL への TG rich リポ蛋白の接触が増えて TG の分解が進むので TG の低下や HDL-C の上昇がみられる。

c. 運動により CETP の活性が上がり，TG は低下する。

d. 有酸素運動では LPL の活性も HTGL の活性も高くなる。

e. 運動不足や高血圧などで毛細血管の循環が悪くなると，TG rich リポ蛋白は毛細血管で待っている LPL に届く前に毛細血管の AV 短絡により静脈に逃げていき，TG の分解が減り，TG が下がらない高 TG 血症を示す。

解答：c，d

解説：[4-2] 本文「1.2　有酸素運動の脂質代謝に対する効果」「1.3　LCAT 活性および CETP の作用」参照。

　　　c，d「運動により CETP の活性があがり，TG は低下する。」「有酸素運動では LPL の活性も HTGL の活性も高くなる。」→「運動により見かけ上の LPL の活性亢進がみられる。（実

際は運動による微小循環の亢進により毛細血管に局在している LPL に接触する時間当たりの TG-rich リポ蛋白量がふえて TG の分解が進むため）。このためカイロミクロン TG や VLDL-TG が減少する。すなわち LDL パスウエー中の全体の TG 量が減り，VLDL-HDL 間の TG/コレステロール比率が下がり，見かけ上の CETP 活性が下がる。同様に IDL（中間型リポ蛋白）-TG も減るので見かけ上の肝性リパーゼ活性も下がる。

問題 12：ロコモティブシンドロームについて誤っているものはどれか。一つ選べ。

a. 要介護となる危険性の高い状態である。

b. 運動器の障害による移動機能の低下した状態である。

c. ロコモーショントレーニングとして，閉眼片脚立ちが推奨されている。

d. ロコモーショントレーニングの追加種目として，カーフレイズが推奨されている。

e. 「ロコモティブシンドロームを認知している国民の割合の増加」は健康日本 21（第二次）の目標である。

解答：c

解説：日本整形外科学会のロコトレ（ロコモーショントレーニング）では開眼片脚立ちが推奨されている。

問題 13：高齢者の特徴・運動療法の進め方について誤っているものはどれか。一つ選べ。

a. 筋トレの重要性は低い。

b. 当初は低強度，短時間の運動から開始する。

c. タンパク質摂取後の筋タンパク合成が低下している。

d. 転倒予防のために筋パワーのトレーニングが重要である。

e. 筋量が減少した者では，有酸素運動に先立ってレジスタンス運動を行った方が良い。

解答：a

解説：高齢者の運動療法では，レジスタンス運動（筋トレ）の重要性が高くなる。

問題 14：転倒予防として誤っているのはどれか。

a. 歩行能力を維持するためには，杖，歩行器などの使用も大切である。

b. 不必要な睡眠薬や鎮静剤の減量，中止するなどの薬剤の調整も必要である。

c. 環境の整備として介護保険下で住宅の改修を行うこと。

d. 日常生活での活動性を高めれば，転倒の危険が増すので，おさえたほうがよい。

e. 筋力強化などの運動療法を全身状態が許す限り施行する。

未病医学標準テキスト

解答：d

解説：日常生活の中で，活動性を高めることは転倒の危険性を増すことになるが，活動性を高めないと転倒予防にはならないので，誤り。

問題15：生活習慣病の運動療法で誤っているのはどれか。

a. 肥満の運動としては，自転車や水泳のような骨・関節に負担の少ない運動がよい。

b. 肥満で，高血圧が合併していると運動療法は，禁忌である。

c. 肥満の運動療法は，歩数計で1日1万歩を目標とする。

d. 糖尿病の運動としては，中等度の運動を1回10〜15分，1週3回以上行うことが望ましい。

e. 糖尿病では，運動によりインスリンの感受性を改善し，インスリン作用不足の解消を図り，糖尿病代謝異常を是正することにある。

解答：b

解説：肥満で，高血圧を合併している例では，運動療法により減量が期待でき，血圧の降下も期待でき，推奨すべきことなので，誤り。

問題16：気・血・水に対応する現代医学の概念は何か。

a. 自律神経失調症

b. 本態性高血圧

c. 神経変性症

d. 水頭症

e. 神経，免疫，内分泌

解答：e

解説：気は自律神経。水は免疫・生体防御能。血は内分泌循環にほぼ対応する。

問題17：腎虚の病態を示唆する症候として正しくないものはどれか。一つ選べ。

a. 足腰が重だるい。

b. 物忘れが多くなった。

c. 食欲不振。

d. 白髪が増えた。

e. 夜中にトイレに起きる。

解答：c

解説：食欲不振は気虚を示唆する症候である。

286　問題と解答編

問題 18：気虚の病態を示唆する症候として正しくないものはどれか。一つ選べ。

a. 食欲旺盛。

b. 身体がだるい。

c. 眼や声に力がない。

d. 日中の眠気。

e. 風邪をひきやすい。

解答：a

解説：気虚の病態では，食欲は低下することが多い。

問題 19：気血水の異常と，それを示唆する症状の組み合わせで正しくないものはどれか。一つ選べ。

a. 気逆　－　動悸発作

b. 気鬱　－　咽喉のつかえた感じ

c. 血虚　－　爪がもろく割れやすい

d. 瘀血　－　下痢傾向

e. 水滞　－　浮腫傾向

解答：d

解説：下痢傾向は，気虚や水滞を示唆する症候である。

問題 20：気血水の異常と，それを改善する方剤の組み合わせで正しくないものはどれか。一つ選べ。

a. 気虚　－　六君子湯（りっくんしとう）

b. 気鬱　－　八味地黄丸（はちみじおうがん）

c. 血虚　－　当帰芍薬散（とうきしゃくやくさん）

d. 瘀血　－　桂枝茯苓丸（けいしぶくりょうがん）

e. 気逆　－　桂枝加竜骨牡蛎湯（けいしかりゅうこつぼれいとう）

解答：b　　　　解説：八味地黄丸は，腎虚を改善する方剤である。

問題 21：未病という言葉の初出はどれか。

a. 金匱要略

b. 鍼灸甲乙経

c. 易経

d. 黄帝内経

e. 難経

未病医学標準テキスト

解答：d

解説：未病の初出は中国医学の原典である「黄帝内経」。

問題 22：四季の環境に合わせて生活する養生の思想的・哲学的背景に関係ないのはどれか。

a. 陰陽観

b. 気の逆順

c. 気の思想

d. 儒学思想

e. 天人合一

解答：d

解説：主として老荘思想からである。

問題 23：薬膳の考え方に関するもので正しくないものはどれか。

a. 医食同源

b. 五味五色

c. 身土不二

d. 一物全食

e. 薬草料理

解答：e

解説：薬膳は患者の証（体質や病状）に合わせて施膳される。したがって，単に薬草を使って調理し，
薬草の効能を謳う薬草料理は薬膳とは異なる。

問題 24：食品に含まれるもののうち，薬膳において最も重要視されるものはどれか。

a. 炭水化物

b. タンパク質

c. ビタミン

d. 気

e. 身体を温める成分

解答：d

解説：必要な栄養素（炭水化物，タンパク質，ビタミンなど）を必要な量だけ摂取するという現代
栄養学とは異なり，薬膳は食品が人体に与える影響力（身体を温める，肝機能を高める，など）
を重視する。これらの作用は，それぞれの食品がもつ「気」そのものである。

288 問題と解答編

問題 25：セルフメディケーションに関する記述のうち，誤っているものはどれか。一つ選べ。

a. セルフメディケーションとは自分自身の健康に責任をもち，軽度な身体不調を自身で管理することである。

b. 薬局やドラッグストアでは，セルフメディケーションに関する情報が提供できる。

c. セルフメディケーションの実践にはおもに OTC 医薬品が活用される。

d. セルフメディケーションは病院などの医療機関を利用するセルフケアである。

e. 未病の治療や予防にセルフメディケーションは有用である。

解答：d

解説：セルフメディケーションでは，病院や診療所などの医療機関を利用しない自分自身によるケアである。

問題 26：セルフメディケーションに用いることを目的としていないアイテムはどれか。一つ選べ。

a. 医療用医薬品

b. 薬局製剤

c. 第1類医薬品

d. 第3類医薬品

e. 要指導医薬品

解答：a

解説：医師や歯科医師によって使用される医薬品あるいは医師や歯科医師の処方箋によって使用されることを目的とした医療用医薬品はセルフメディケーションに用いることを目的としていない。

問題 27：地域薬局の役割に該当しないのはどれか。一つ選べ。

a. セルフメディケーションの支援

b. 医薬品の販売

c. 調剤

d. 地域住民の健康診断

e. 在宅医療への参画

解答：d

解説：地域住民の健康診断は，おもに病院，診療所，各自治体および労働者の勤務先などで実施される。

未病医学標準テキスト

問題28：以前は医薬品向けの素材であったが，規制緩和により食品扱いとして可能になったものは次のどれか。

a. ドコサヘキサエン酸（DHA）

b. ビフィズス菌

c. コエンザイムQ10

d. イチョウ葉エキス

e. セントジョーンズワート

解答：c

解説：コエンザイムQ10はミトコンドリア内でATP産生に関与することから，ユビキノンという名称で医薬品として心不全に適用されていた。

問題29：スタチン系高脂血症薬（プラバスタチン）はコエンザイムQ10との併用が望ましいが，それはプラバスタチンがメバロン酸生合成を阻害すると同時にコエンザイムQ10の減少を誘発するためその補充に使用する。この時，メバロン酸生合成に関与する酵素は次のどれか。

a. α-グリコシダーゼ

b. HMG-CoA還元酵素

c. 炭酸脱水酵素

d. キサンチンオキシダーゼ

e. アルドース還元酵素

解答：b

解説：HMG-CoA還元酵素はコレステロール合成酵素であるが，コエンザイムQ10の合成にも関与する共通酵素である。したがって，プラバスタチンがHMG-CoA還元酵素を阻害すればコエンザイムQ10の濃度も低下するのでそれを補充するために使用する。

問題30：サプリメントと医薬品との次に挙げる相互作用の中で，サプリメントによって吸収が阻害されるために医薬品の効果が減弱される組み合わせはどれか。

a. イチョウ葉エキスと抗血栓薬（ワルファリン）

b. セントジョーンズワートと抗てんかん薬（プリミドン）

c. ビタミンB6含有食品とレボドパ

d. ビタミンA含有食品と抗ガン薬（パクリタキセル）

e. 鉄含有食品とレボドパ

解答：e

解説：鉄がキレート形成してレボドパの吸収を阻害するので，レボドパの効果は減弱される。

問題31：薬物相互作用に関する記述のうち，正しいのはどれか。一つ選べ。

a. 薬物動態学的相互作用は吸収，分布，代謝および排泄のいずれかに関わる相互作用であり，血中濃度が変化することにより引き起こされる。

b. 薬力学的相互作用は薬物の血中濃度が変化する相互作用をいう。

c. 併用薬剤数が多くなるほど，相互作用の発現を互いに打ち消し合うため，薬物相互作用が起こる可能性は小さくなる。

d. 薬物代謝酵素の誘導は，その酵素で代謝される薬物によってのみ誘導される。

解答：a

解説：

b. 薬力学的相互作用は薬物の血中濃度に変化はなく，作用部位において薬理作用が重なり合ったりうち消しあったりすることにより，あるいは併用薬物が薬物感受性を変化させることにより生じる。

c. 併用薬剤数が多くなるほど，薬物動態学的相互作用や薬力学的相互作用の生じる可能性は大きくなる。

d. 薬物代謝酵素の誘導を起こす薬物は，自身が代謝される酵素だけでなく，さまざまな酵素を誘導する。

問題32：フェロジピン服用患者が避けるべき飲食物はどれか。一つ選べ。

a. グレープフルーツジュース

b. 牛乳

c. コーヒー

d. ブロッコリー

e. 納豆

解答：a

解説：グレープフルーツジュースは小腸の CYP3A4 を阻害し，フェロジピンの血中濃度を増加させる。

未病医学標準テキスト 291

問題 33：薬物代謝の約 50% に関与する CYP は次のどれか。一つ選べ。

a. CYP1A2

b. CYP2B6

c. CYP2C9

d. CYP2D6

e. CYP3A4

解答：e

問題 34：健康日本 21（第二次）の目標項目はどれか。二つ選べ。

a. 1 歳 6 か月時でう蝕がないものの割合

b. 学齢期における 1 日 3 回歯を磨く者の割合

c. 40 歳における喪失歯のない者の割合

d. 60 歳代における咀嚼良好者の割合

e. 80 歳で 24 歯以上の自分の歯を有する者の割合

解答：c, d

解説：健康 21 とは，健康増進法に基づき策定された「国民の健康の増進の総合的な推進を図るための基本的な方針（平成 15 年厚生労働省告示第 195 号）」は，国民の健康の増進の推進に関する基本的な方向や国民の健康の増進の目標に関する事項等を定めたものである。歯科に関連する目標項目も定められている。

a. 3 歳児でう蝕のない者の割合が 80% 以上である都道府県が増加しており，1 歳 6 か月時の目標項目はない。

b. 歯磨きの回数を定める目標項目はない。

c. 40 歳で喪失歯のない者の割合の増加が目標として定められている。

d. 口腔機能の維持・向上（60 歳代における咀嚼良好者の割合の増加）を定め，平成 34 年度には 80% を目標としている。

e. 80 歳で 20 歯以上の自分の歯を有する者の割合の増加を目標としているが，平成 17 年度では僅か 25% の達成率である。

問題 35：ライフステージごとの歯科保健指導で正しいものはどれか。

a. 乳幼児期：歯ブラシのあて方指導

b. 学齢期：口腔内への観察力の確立

C. 青年期：ブラッシング習慣を確立

d. 成人期：喫煙等の生活習慣の改善

292　問題と解答編

e. 老年期：口腔運動機能，唾液作用の確認

解答：d, e

解説：

a. 乳幼児期においては，まず磨くよりも歯ブラシに慣れさせ，しだいに歯磨きを習慣化させていくことが重要である。

b. 口腔内への観察力は青年期に獲得できるよう指導を行う。

c. ブラッシング習慣の確立は学齢期までに獲得することが望ましい。

d. 成人期における喫煙・食習慣・生活習慣などの改善指導は歯科保健指導においても重要である。

e. 老年期では，う蝕・歯周病等による歯の喪失予防に加え，口腔機能および唾液作用の状況を把握しながらの指導が必要である。

問題 36：周術期口腔管理の目的はどれか。一つ選べ。

a. 構音の獲得

b. 審美性の回復

c. 咬合関係の改善

d. 良好な心理状態の維持

e. 術後呼吸器合併症の予防

解答：e

解説：周術期口腔機能管理は，術後の誤嚥性肺炎等の外科的手術後の合併症等の軽減を目的としている。このため，術前から歯科医師，歯科衛生士によるスケーリングや歯面を研磨してプラークの付着を防ぐPMTC (Professional Mechanical Tooth Cleaning) 等の専門的口腔ケアを実施する。さらに，術後，退院後を含めて医師，看護師との連携し包括的な口腔管理を行う。

問題 37：看護について書かれた次の文章のうち誤っているのはどれか。

a. 看護の対象といえば疾患をもった患者を指す。

b. 看護師の活動する場は地域社会全体に広がっている。

c. 看護の仕事は時と場所を選ばず適切なケアを提供することにある。

d. 看護の提供するケアは形のないものも含む。

e. 看護は対象をより快適な状態にすることを目指している。

解答：a

解説：看護の対象はあらゆる健康レベルに属するすべての人々であり，看護活動の場は病院や施設にとどまらず，地域社会全体におよぶ。看護とは，いつでも，どこでも，どのような対象に対しても，適切なケアを提供する活動である。保健・医療・福祉の当事者は薬や注射などの形あるものに対してだけでなく，形のない財としてのサービスに対価を支払う。看護職の提供するケアは直接的なケアだけでなく，情報提供や精神的な支援等も含んでいる。こうした形に残らないケアを，当事者が納得し，満足するよう提供することが看護であり，対象者をより快適な状態にするケアを提供するサービスである。

問題38：未病に対する看護の役割で最も適切なのはどれか。

a. 患者会で中心的な役割を果たし，患者や家族を指導する。

b. 正確な手技で採血業務を行う。

c. 短期的視点に立ち，すぐに改善できるよう指導する。

d. たくさんの情報を伝える。

e. 糖尿病で教育入院している患者に対して退院後の生活を見越した支援を行う。

解答：e

解説：看護は対象がどのような状態にあっても予防の視点が存在するために，常に広い視野で未病をとらえる。すでに在宅で介護を受けている高齢者やハンディキャップを抱えた人々，常に何らかの医療的ケアを必要とする人々に対して，放置すれば起こりうる疾患や重症化するリスクを予防の視点でとらえ，安定した状態を維持するよう適切なケアを提供する。また，自覚症状もなければ検査値に異常もない健康な人々に対して，加齢と生活習慣から予測される状態を予防することができるよう働きかける。

問題39：基準範囲について正しいのはどれか。

a. 基準範囲とは，健診で異常なしと判定された集団分布の中央部の95%を占める範囲である。

b. 基準範囲と病態識別値とは本来同じ評価とみなされる。

c. 前回値に比べて今回の検査値の変動が5%を超えていたが，基準範囲内にあるので無視してよい。

d. 各専門学会が勧告する基準値は，定義や設定法などが同一の基準を共有している。

e. 個人内の生理的変動は，集団における基準範囲よりも小さい検査項目が多い。

解答：e

解説：「基準範囲」とは定められた「基準個体」の集積データから統計的に算出された数値であり，病態識別値とは臨床的な専門の見地から定められた病気の入り口である点，まったく別の概念である。これらの間に狭義の「未病域」があり，生理的変動を個人ごとに把握することが重要となる。

問題 40：尿検査について正しいのはどれか。

a. 検尿スクリーニング検査は通常，試験紙法で行われる。

b. 大量のビタミンC摂取で尿潜血反応が偽陽性を示すことがある。

c. 糖尿病スクリーニングには食後2時間尿が適している。

d. 血尿とは400倍1視野あたり10個以上の赤血球を認めるときと定義される。

e. 尿蛋白が試験紙法で陽性の場合，尿沈渣を行うことが奨められる。

解答：a，e

解説：a. ○　b. ×（偽陰性となることに注意）　c. ×（空腹時が望ましい）　d. ×（個数に注意）　e. ○

問題 41：55歳男性。健康診断でヘマトクリット値が58%と指摘され来院した。身体所見は赤ら顔で，やや肥満傾向がある。時々禁煙を試みるが喫煙を止めることができていない。ヘモグロビン濃度は18.2g/dlで，白血球数や血小板数は基準範囲内であった。末梢血赤血球形態も正常であった。さらに確認すべき項目として不必要な項目はどれか。

a. 超音波検査

b. 循環赤血球量

c. ストレスの有無

d. メタボリックシンドローム検査

e. 血清エリスロポエチン濃度

解答：a

解説：常習喫煙が原因の二次性多血症（赤血球増多症）の症例であろうと考えられる。自覚症状によっては追加検査の内容が異なるが，この症例では真性多血症でないことを確認する必要がある。b，eの項目がこれに該当する。また赤ら顔や肥満傾向の所見から，禁煙を指導し，飲酒を含めた生活習慣病予防の指導を行うことが通常である。超音波検査はこの段階では選択する理由がない。

問題 42：鉄欠乏症において間違っているものを一つ選べ。

a. 鉄欠乏症はヘモグロビンの数値で判断できる。

b. 鉄欠乏症の身体所見においては，「爪」をチェックすべきである。

c. 鉄の過不足は，フェリチンの値だけではわからないことがある。

d. 鉄が不足すると，MCVは低値になることが多い。

e. 鉄が不足するとTIBCが高値になることが多い。

未病医学標準テキスト | 295

解答：a

解説：ヘモグロビンに鉄は優先的に運ばれるため，生体の鉄が不足していてもヘモグロビンは正常であることが多い。つまり，ヘモグロビンの値だけみていても鉄欠乏状態はわからない。鉄欠乏状態においては，爪のきれいな丸いアーチは徐々に失われ，強度も脆弱になる。フェリチンは炎症によって高めに数値が出るため，フェリチンの値が高くても，鉄欠乏であることを除外できない。鉄不足や炎症では，上昇因子がなければMCVが低値になる。鉄不足では原則としてTIBCは上昇する。うつ病や統合失調症であっても，精神症状の影響因子として鉄欠乏状態が隠れていることがある。鉄欠乏状態を適切に見抜き，鉄欠乏状態が精神症状や身体症状に影響していることを理解する必要がある。

問題43：統合失調症の説明において間違っているものを一つ選べ。

a. ARMSは統合失調症の前駆期に代わる概念である。

b. 初発エピソード統合失調症の未治療期間（duration of untreated psychosis：DUP）が長ければ長いほど予後が良好である可能性が高い。

c. 特定の脳領域において発病後早期に顕著な進行性の灰白質体積の減少が生じる可能性がある。

d. 早期の適切な治療介入を図ることにより，脳実質と機能障害の進展を予防し，患者の精神的・社会的機能をより長く維持できる可能性がある。

e. 中安信夫は「初期分裂病」概念を提唱した。

解答：b

解説：初発エピソード統合失調症の未治療期間（duration of untreated psychosis：DUP）が短いほど予後が良好である可能性が高い。そのため，早期に発見し，早期に介入することが大切である。

問題44：ICD10におけるうつ病エピソード（F32）の診断基準の説明に該当しないものはどれか。

a. 精神運動制止

b. 罪責感

c. 早朝覚醒

d. 夕方から認める抑うつ気分

e. 性欲の減退

解答：d

解説：うつ病においては，抑うつ気分は朝から認める場合が多い。

問題 45：ICD10 における軽躁病エピソード (F33.0) の診断基準の説明に該当しないものはどれか。

a. 注意の転導性亢進

b. 社交性の亢進

c. 多弁

d. 過眠

e. 食欲低下

解答：e

解説：躁病においては，食欲は亢進することが多い。

問題 46：レジリエンス (resilience) について誤っているものを一つ選べ。

a. 「しなやかさ」または「脆弱性」と訳されることがある。

b. レジリエンスを高める基盤として自己肯定感や自尊心は重要である。

c. レジリエンスの向上は「ストレス耐性」や「自己治癒力」を高めることになる。

d. レジリエンスには家族や友人のサポートや社会とのつながりなどの環境的な要因も関与している可能性がある。

e. レジリエンスに関連する要因を検討して介入することでレジリエンスを促進できる可能性がある。

解答：a

解説：レジリエンス (resilience) はメンタルヘルスにおいて近年注目が高まっており，「脆弱性 (vulnerability)」の反対の概念であり，ストレス耐性・自発的治癒力の意味である。

第 5 章　未病と介入

問題 1：チーム医療で正しいことはどれか。一つ選べ。

a. 未病医学におけるチーム医療では，内科系疾患のみが対象となる。

b. 未病医学におけるチーム医療では，医師が常に中心となるので，医師以外の医療専門職が構成メンバーとならない。

c. 未病医学におけるチーム医療では，その役割において，常に医療安全に注意する必要がある。

d. 未病医学におけるチーム医療の例として，地域包括ケアシステムでは，ある特定の疾患を有する住民のみを対象とする。

e. 未病医学におけるチーム医療は，特定健診，さらに，データヘルス計画において，その役割は期待されていない。

未病医学標準テキスト　297

解答：c

解説：さまざまな医療専門職がチーム医療に参加し，ひとり一人の受診者あるいは患者に対する診療を行う。この場合，適切で安全な医療を提供する医療安全が重要である。

問題2： 平成24年の調査で，わが国における特定健康診査（特定健診）・特定保健指導制度が効果を上げたと推定される結果を得た疾患はどれか。一つ選べ。

a. 高血圧症
b. 糖尿病および糖尿病予備群
c. 心筋梗塞
d. 脳血管障害
e. 高LDL－コレステロール血症

解答：b

解説：平成20年に開始された特定健康診査（特定健診）・特定保健指導制度により，糖尿病および糖尿予備軍は，平成19年における2,210万人から平成24年には2,050万人に減少した。

問題3： 次の中から正しいものを選べ。

a. 世界に冠たる日本の医療制度は盤石であり，国民の医療保険制度を中心に今後も医療システムはかわらず継続する。
b. 日本の医療制度は少子高齢化に伴う財政難で医療保険制度も含めて，抜本的医療システム改革がされていく恐れがある。
c. 医師法第1条にあるように，今後も医療制度では最終的な医療の指示や責任はすべて医師がとることになっていて，今後もこのシステムは変化がないと推測される。
d. 医療機関の経営基盤の強化などが規制改革における第2次答申に含まれており，効率的で質の高いサービス提供体制の確立として医師以外の看護師，薬剤師などの役割が拡大されていく。
e. 先進的医療や医薬品や革新的医療技術や保険技術などの評価，保健外併用の枠組みも創設していくこと，医療保険から混合診療への枠組みが広がっていく。

解答：b, d, e

解説：[5-2] 本文「2. 国の現行医療制度の見直し」参照。

　　　　aは少子高齢化社会，超高齢化社会，軍事産業の予算拡大などで，社会保障制度や医療経済の切迫などで医療制度は大きく変革していく。

　　　　cは「ヘルスケア産業を担う民間事業者等が創意工夫を発揮できる市場環境の整備（地域へのヘルスケア産業支援ファンドの創設，運動指導サービスについて民間機関による第三者認証の試行的実施など）」や「医師が中心の医療体制から，その代り医師以外の者も医療に対す

る責任をもてるようにする。ここには医師法第一条を改正する準備も整える方向性がみられる」

問題4：次の中から間違っているものを選べ。

a. 医療法は日本の医療供給体制の基本となる法律で，医療施設の基準などを定め，第五次医療法の改正では，質の高い医療サービスが適切に提供される医療提供体制と医療保険制度の改革が一体となる改正が行われた。

b. 医療介護総合確保推進法案は地域における医療および介護の総合的な確保を推進するための関係法律の整備などに関する法律案で，医療法や介護保険法などの関係法律が一体的に整備された。

c. 在宅医療・介護連携の推進など地域支援事業の充実と訪問介護，通所介護などの予防給付を地域支援事業に移行し，特別養護老人ホームは中重度介護者を支える機能へ重点化するなどの法案は，医療介護総合確保推進法案に含まれている。

d. 病床機能報告制度とは，病院などの病床が担っている①高度急性期，②急性期，③回復期，④慢性期の4医療機能の今後の方向を選択し，病棟単位で都道府県に報告する制度で，この報告をもとに地域医療構想を策定している。

e. 医療保険制度は現在，被用者保険，国民健康保険，老人保険に大別されている。自己負担限度額を超えた場合は高額療養費制度が用意されている。

解答：e
解説：［5-2］本文「3. 医療法からみる医療経済と医療制度の変貌」「4. 医療保険制度と介護保険制度」参照。
e.「被用者保険，国民健康保険，老人保険」→「被用者保険，国民健康保険，後期高齢者医療」

問題5：次の中から正しいものを選べ。

a. 肥満や喫煙や糖尿病などの未病の主治医は自分自身であり，改善しようとする自身の意識があれば行動変容が可能で，教育入院や外来で時間をかけて，病気についての教育が有効である。

b. 未病の行動変容を促すのに，患者への集団講義で病気の話を聞かせても効果はない。

c. 企業における未病の行動変容を変える方法として，企業ぐるみの産業医と経営側のチームワークが大切で，ペナルティーつき行動変容変換法は企業ぐるみでの未病改善に役立つ。

d. 未病の早期発見が必要であり，そのためには現在50%を切っている健診受診率を上げるため，未受診者をなくす町中検査室の充実が必要である。

e. 薬局などの街中検査室で検査機器が置いてある院外薬局では，医師がいなければ，法律的には検査成績の判定に基づく指導や指示はできない。

未病医学標準テキスト | 299

解答：a, c, e

解説：[5-2] 本文「5.2 「循環器病・介護予防に向けた未病ガイドライン」未病の定義 診断基準」～「5.5 講義付未病外来」参照。

b はたとえば糖尿病外来では1人の患者で5分間の説明や指導は，みんな同じ病気をもった人が集まった外来なので，同じ内容を20人の患者にするよりは，20人一堂に集めて系統的に糖尿病の話を30分すれば，濃い内容を指導できて，患者のモチベーションを高めて，病気に対する生活習慣の改善につながることが実証された。

d.「現在50％を切っている健診受診率」→「健康診断は健康増進法の実施以後，現在60％強の人が受診している」

問題6：健康信念モデルを応用した上で，フレイル化（虚弱化）の「主観的重大性の認知」を目的とした教育手法の事例として正しいのはどれか，一つ選べ。

a. 口腔ケアの方法やおススメの栄養剤を紹介する。

b. 重篤なフレイルとなってしまい，寝たきり状態の患者の写真を見せる。

c. フレイル予防には，運動や食事，活発な社会活動が重要だと伝える。

d. フレイル化により閉じこもりがちになった隣人の事例を紹介する。

e. 安価で時間も掛らず，楽しく運動をするコツを教える。

解答：b

解説：健康信念モデルでは，主観的重大性・罹患性の理解が最も重要である。a，c，e は予防方法の紹介であり，d は隣人の話しを紹介することで，教育を受ける側が自分自身にも関わる話であると認識させる，いわゆる主観的罹患性の認知である。したがって，b が罹患してしまった場合の状態を認知させる，主観的重大性の認知であり，正答である。

問題7：無関心期（前熟考期）である過体重の45歳男性に対して，行動変容のステージモデルを応用しながら，減量を目的とした運動・栄養教育を行いたい。この男性への具体的な支援指導の中で最も適当なものはどれか，一つ選べ。

a. 身体活動量を維持・向上させるために，活動量計（万歩計）を渡した。

b. 目標体重までの減量が達成できたときのごほうびを一緒に考えた。

c. 家庭では野菜を中心とした食事をとってもらうように助言した。

d. 自分の周りに肥満から生活習慣病になった人がいるかをお聞きした。

e. 自宅の周辺の運動に適した公園やレクリエーション施設を教えた。

解答：d

解説：行動変容のステージモデルにおける無関心期では，関心がない理由の整理・障害の要因を整理することや気づきを促すことが介入方法として適当である。aは維持期，bは関心期や準備期，cは準備期，eは準備期以降での介入方法として適当である。dは自分自身に気づきを与えるための質問であるため，正答である。

問題8：口腔ケアの向上を目的としたソーシャル・マーケティングについて適切な記述はどれか，一つ選べ。

a. 営利目的のマーケティング手法を活用しており，歯科業界の振興が最終目的である。

b. 「Product（製品）」には，歯科受診などの生活習慣や行動が含まれる。

c. 歯科医師の患者への教育が最も効果的であり充分である。

d. 「Promotion（宣伝）」方法として，広告の活用を考えれば問題はない。

e. 「Place（流通）」面では，歯科医院への物理的アクセスに注意すればよい。

解答：b

解説：ソーシャル・マーケティングとは行動変容を促進することで社会的問題を解決することを目的とした手法である。a. 歯科業界の振興は例え副産物としてもたらされたとしても，最終目的ではない。c. 歯科医師に限らず，口腔ケア製品のメーカーや学校などが口腔ケアの必要性や手法について多面的に教育していく必要がある。d. 広告だけでなく，対象集団に合わせて教育活動のためのイベントやキャンペーン，ソーシャル・メディアや口コミなどを組み合わせつつ複合的に活用することが効果的である。e. 歯科医院だけでなく，口腔ケアに関する情報発信者や教育者となりえるコミュニティ組織，学校，企業などへのアクセスも考える必要がある。また，物理的アクセスに限らず，インターネットなどを利用し情報に対して容易にアクセスできる環境を整えることも重要である。b. 従来の顧客志向マーケティングにおける「製品」は，顧客に買ってもらいたい商品やサービスを指すが，社会志向のソーシャル・マーケティングでは，認知度を上げて社会に浸透させたい行動や習慣，理念などを指す。よって，bが正答である。

未病医学標準テキスト 301

索引

英数・記号

1回心拍出量	48
1秒率	93
1秒量	93
2型糖尿病	54
20歳時体重	27
3次元での健康状態	15
7.5 g経口糖負荷試験	101
8020運動	9
ABI	110
AGEケトン体	102
ATP	146
AVシャント	32
B型肝炎ウイルス	**112**
B型慢性肝炎	113
Bifidobacterium	190
BMI（body mass index：体格指数）	25
C型肝炎ウイルス	**112**
C-ペプチド	102
CAVI	111
cholesterol ester transfer protein（CETP）	150
CKD（慢性腎臓病）	105
COPDの急性増悪	94
CYP	197
DAAs	113
Developmental Origins of Health and Disease（DOHaD）	67
developmental plasticity	67
DHA	190
EF-2001菌株	191
Enterococcus faecalis	191
EPA	190
exhaustion	74
FMD	111
frailty phenotypeの五つの特徴	**74**
GFR	105
GOLD	94
HbAlc	101, 108
HDL-コレステロール	103
health	5
HRT	86
ICT（Infection Control Team）院内感染制御チーム	223
IgA	191
IgMI	191
Korea International Oriental Medicine（KIOM）	12
Lactobacillus	190
LCAT（lecithin：cholesterol acyltransferase）	150
LDL-コレステロール	103
lean body mass（筋肉量，骨量等）	27
low activity	74
LPL活性（PHLA）	147
LPL蛋白量測定	147
maternal constraint	70
MCV	232
MIBG心筋シンチグラム	90
Mibyou	12
NASH	**112**
NASH肝がん	115
non-dipper	99
non HDL-C	221
non-HDL-コレステロール	103
OTC医薬品	184, 185, 217
OTC薬	183, 195
P-糖タンパク質	200
POCT（Point of Care Testing）	221
PPARy	23
Predictive adaptive responses（PARs）	68, 69
PWV検査（脈波伝播速度）	110
SAS	109

shrinking	74	一物全食	182
slowness	74	五つの「臓」	80
small dense LDL	150, 221	遺伝子検査	219
SNP（一塩基多型）	220	已病	3, 176
SPRINT 試験	100	医療	239
Streptcoccus	190	安全	241
successful aging	251	介護総合確保促進法案	249
TCA サイクル	147	提供体制の改革	248
TIBC	232	保険制度	250
trade-off	68	医療法	248
VCAM-1	33	飲酒	9
weakness	74	インスリン	22
Well Being	253	抵抗性	24, 101
WHO 憲章	6	インターフェロン	113
α1-アンチトリプシン欠損症	92	インフルエンザワクチン	94
β3 受容体	21	陰陽観	176

あ 行

		陰陽のバランス	140
		ウェルネス（Wellness）	6
		う蝕	203
青汁	191	**うつ病**	**230**
アクティブ 80 ヘルスプラン	8	温経湯	171
亜健康	12	運動	8
アテローム性動脈硬化	33	介入	78
アディポサイトカイン（アディポカイン）	23	強度	37
アディポネクチン	24	療法	36, 159
遺伝子変異	22	栄養	8, 129
アポ B	221	**機能食品**	**131, 185**
アポリポ蛋白 ε 4	89	欠乏	74
アミロイドイメージング	88	素	129
アミロイド β 蛋白	88	エネルギー	
アルツハイマー病（AD）	**88**	制限食	35
アルドステロン過剰分泌	34	必要量	154
アンヘドニア	229	エピジェネティック変化	70
生きがい	79	炎症	
意識変容	259	性サイトカイン	219
萎縮	164	性マクロファージ（monocyte chemoattractant protein-1：MCP1）	24, 31
異常リン酸化タウ蛋白	88	マーカー	24
医食同源	140	エンテロコッカス・フェカリス（EF-2001 菌株）	
イソロイシルチロシン	189		189
一次予防	226		

エントロピー	……	179
オーラルマネージメント	……	**205**
黄連解毒湯	……	175
瘀血	……	**163**
オレキシン	……	20

か 行

介護		
保険法	……	251
予防	……	157, 252
予防検診	……	9
階層化	……	123
外的要因	……	211
貝原益軒	……	4, 12
過活動膀胱	……	86, 87
下肢筋力強化	……	158
カゼインドデカペプチド	……	189
画像検査	……	212
家族性高コレステロール血症	……	109
加速度脈波	……	217
過体重	……	19
形のない財	……	207
褐色脂肪細胞	……	25
活性酸素	……	33
家庭血圧	……	**99**
カテコールアミン（ノルアドレナリン）	……	145
加味逍遥散	……	173
仮面高血圧	……	**99**
ガラクトオリゴ糖	……	190
顆粒球	……	218
肝		
炎	……	137
がん	……	**112**
硬変	……	**112, 138**
性 TG リパーゼ（HTGL）	……	150
看護活動	……	207
間質細胞	……	19
患者申出療養	……	246
感染防止対策	……	223

冠動脈 CT	……	110
感冒	……	178
漢方薬	……	162
間葉系多機能幹細胞	……	23
気	……	**5, 181**
鬱	……	163
逆	……	163
虚	……	163
・血・水の異常	……	**162**
づき亢進	……	228
〜の逆順	……	177
〜の思想	……	176
〜の消長	……	177
気分障害	……	230
気・血・水	……	161
規格基準型	……	133
器質的障害	……	216
基準値	……	212
基準範囲	……	**211, 213**
キシロオリゴ糖	……	190
喫煙	……	9
機能		
性健康食品	……	185
性食品	……	**131**
性ディスペプシア	……	13
性表示食品	……	**132, 195**
的障害	……	216
急性腎障害（AKI）	……	217
休養	……	8
虚実のバランス	……	142
虚証	……	39
虚証タイプ	……	168
魚油	……	34
起立性調節障害	……	46
疑惑域	……	212
禁煙	……	94
メタボ講義	……	256
金匱要略	……	4, 11
金時草	……	189
筋肉減少症（サルコペニア）	……	**76**

緊迫困惑気分 ……………………… 228	抗 GAD 抗体 …………………………… 102
グアーガム分解物 ………………… 190	高 LDL コレステロール血症 ………… 107
空腹時血糖 ………………… 101，108	交感神経 ……………………………… 217
クエン酸回路 ……………………… 232	講義付未病外来 ……………………… 255
グリコアルブミン（GA）………… 102，109	口腔
グリコヘモグロビン ……………… 102	機能の維持・改善 ………………… 205
グレープフルーツジュース ……… 197，199	筋機能療法 ………………………… 204
グレリン（ghrelin）………………… 22	ケア ………………………………… 78
桂枝加竜骨牡蛎湯 ………………… 175	高血圧 ……………… 29，34，107，159
桂枝茯苓丸 ………………………… 169	症 …………………………………… 57
軽躁病 ……………………………… 231	治療ガイドライン 2014（JSH2014）……… 97
頸動脈エコー ……………………… 110	抗酸化物質 …………………………… 219
軽度認知機能障害	恒常性（ホメオスターシス）……… 211
（Mild cognitive impairment；MCI）…… **88**	甲状腺機能低下 ……………………… 86
経絡 ………………………………… 177	香蘇散 ………………………………… 173
血圧高値 …………………………… 123	黄帝内経 ……………………… 3，176
血液製剤 …………………………… 222	黄帝内経素問 ………………………… 11
血液バイオマーカー ……………… 89	後天の気 ……………………………… 166
血管性認知障害	行動
（Vascular cognitive impairment；VCI）…… 89	計画 ………………………………… 125
血管抵抗 …………………………… 148	変容 ………………………… 257，259
血管内皮機能検査 ………………… 217	変容ステージ ……………………… 125
血虚 ……………………………… **163**	目標 ………………………………… 125
血小板減少 ………………………… 218	高トリグリセリド（TG）血症 ……… 108
血清コレステロール ……………… 103	公費医療制度 ………………………… 251
血糖高値 …………………………… 123	興奮毒性 ……………………………… 228
減塩 ………………………………… 106	高齢化率 ……………………………… 73
健康 ……………………………… **5**	高齢者栄養評価法
サポート薬局 …………………… 184	mini nutritional assessment（MNA）……… 76
支援 ……………………………… 41	国民的課題 …………………………… 17
習慣 ……………………………… 6	五色のバランス ……………………… 142
寿命 ……………………… 9，245	牛車腎気丸 …………………………… 166
障害 ……………………………… 27	五十肩 ………………………………… 87
食品 ………………… **195，196**	個人間変動 ………………… 212，214
増進（法）………… **9，41，251**	五大栄養素 …………………………… 129
長寿 ……………………………… 246	骨折 …………………………………… 157
日本 21 ……………… **9，117**	個別化医療 …………………………… 219
年齢 ……………………………… 7	個別許可型 …………………………… 133
検体測定室 ………………………… 222	個別支援 ……………………………… 125
原発性高脂血症 …………………… 109	五味五色 ……………………………… 181

五味のバランス ……………………… 142	シトクロム P450（Cytochrome P450；CYP）…… 196
コミュニケーション …………………… 260	死の四重奏 …………………………… 220
小麦アルブミン ………………………… 189	**脂肪肝** …………………………… **34, 112, 138**
小麦ふすま …………………………… 190	脂肪
混合診療 ……………………………… 245	細胞 ……………………………… 19
	組織 ……………………………… 30
	社会

さ行

サーデンペプチド …………………… 189	貢献 ……………………………… 79
サイエンスコミュニケーション ……… 224	保障制度改革法 ………………… 251
在宅医療 ……………………………… 248	周術期口腔機能管理 ………………… 205
細胞の新陳代謝 ……………………… 164	**主観的認知機能障害（Subjective cognitive**
サイリウム種皮 ……………………… 190	**impairment；SCI）** …………… **90**
サプリメント ………………………… 195	受診間変動 …………………………… 99
サルコペニア ………………………… 252	受動喫煙 ……………………………… 10
酸化ストレス ………………………… 219	条件付き特定保健用食品 …………… 133
残存菌数 ……………………………… 78	上工 ………………………………… 3
三大栄養素 ……………………… 76, 129	少子化 ……………………………… 56
ジェンダー …………………………… 55	情報提供 ……………………………… 124
歯科	静脈還流 ……………………………… 48
衛生過程 ………………………… 205	**初期分裂病** ……………………… **228**
口腔保健 ……………………… **203**	食後
保健指導 ………………………… 204	高血糖 …………………………… 108
四気調神大論 …………………… **176**	尿糖陽性 ………………………… 101
四季の気 ……………………………… 176	食事
四君子湯 ……………………………… 167	バランスガイド ………………… 51
自己血糖測定 ………………………… 221	誘発性熱産生 …………………… 35
自己治癒力 …………………………… 234	療法 ……………………………… 35
脂質 …………………………………… 130	**食餌療法** ………………………… **140**
異常（症）…… 29, 57, 108, 123, 135, 221	食性（五性）………………………… 182
歯周病 ………………………………… 203	食生活指針 …………………………… 51
四象医学 ……………………………… 12	食物繊維 ……………………………… 190
視床下部（恒常性調節）……………… 20	食養 ………………………………… 180
自生記憶想起 ………………………… 228	食欲中枢 ……………………………… 19
自生体験 ……………………………… 228	食療 ………………………………… 180
自然治癒力 …………………………… 45	自立 ………………………………… 253
疾患判別値 …………………………… 213	自律神経機能 ………………………… 217
実証 …………………………………… 39	自律神経症状 ………………………… 85
実証タイプ …………………………… 168	自立制御 ……………………………… 17
実績評価 ……………………………… 125	腎陰虚 ……………………………… 80
	腎気 ………………………………… 166

索－5

鍼灸医療 …………………………… 177	セルフメディケーション
腎虚 ………………………… 80, 165	…………… 183～185, 195, 217
神経・免疫・内分泌 ……………… 161	セロトニン ………………………… 232
神経伝導速度 ……………………… 102	前障害状態 …………………………… 74
心血管疾患 ………………………… 124	選定療養 …………………………… 245
心血管病 …………………………… 97	先天性代謝異常 …………………… 217
心身一如 …………………………… 170	先天の気 …………………………… 165
心臓足首血管指数（CAVI）……… 216	前頭側頭型認知症 ………………… 91
身体活動 …………………………… 145	セントジョーンズワート ………… 197
心電図 R-R 間隔変動係数 ………… 102	前立腺肥大 ………………………… 87
身土不二 …………………………… 182	ソーシャル・マーケティング …… 262
腎陽虚 ……………………………… 80	荘子 ………………………………… 179
随時血糖 …………………………… 108	早朝高血圧 ………………………… 99
水滞 ………………………………… 163	躁病 ………………………………… 231
錐体外路症状 ……………………… 228	速筋線維 …………………………… 145
スイッチ OTC …………………… 246	素問 …………………………………… 3
睡眠時無呼吸症候群 ……………… 34	
ストレス …………………………… 171	**た 行**
耐性 …………………………… 234	
ホルモン ……………………… 109	第 1 次国民健康づくり運動 ……… 8
生活習慣 ……………………… 99, 215	体温調節中枢 ……………………… 22
生活習慣病 …… 8, 49, 57, 91, 103, 159	体質 ………………………………… 45
胎児期起源説 ………………… 53	虚弱 …………………………… 45
予防 …………………………… 252	胎児プログラミング仮説 ………… 67
生活の質（QOL：quality of life）… 224	体脂肪率 …………………………… 26
性差 ………………………………… 85	大豆オリゴ糖 ……………………… 190
脆弱性 ………………………… 153, 234	耐糖能異常 …………………… 29, 101
正常域血圧 ………………………… 97	大動脈波速度 ……………………… 102
精神神経症状 ……………………… 85	第二世代抗精神病薬（SGA）…… 228
成人病胎児起源説（Fetal Origins of Adult Disease（FOAD））… 67	ダイバーシティ ……………… 53, 56
生命エネルギー（先天の気）…… 80	対標準 1 秒量 ……………………… 93
西洋医学的未病 ……………… 13, 208	多価不飽和脂肪酸 ………………… 51
生理的変動 ………………………… 211	多血症 ……………………………… 218
積極的支援 ………………………… 126	多職種 ……………………………… 208
摂食中枢 …………………………… 20	タンパク質 ………………………… 130
摂食調節機構 ……………………… 20	チーム医療 …………………… 209, 211
接着因子 ICAM-1 ………………… 33	地域包括ケアシステム …………… 241
節約遺伝子 ………………………… 22	遅筋線維 …………………………… 145
セルフケア ……………… 185, 204	チトクローム ……………………… 232
	治未病健診 ………………………… 225

索－6

中国民族医薬学会　治未病分会 ………… 12	特定健康診査 ……………… **6, 123, 224**
中性脂肪 (triglyceride：TG) …… 31, 103	**制度** ……………………………… **117**
中脳辺縁系（報酬系調節）………………… 20	特定健診 …………………………………… 117
中庸 ………………………………………… 39	特定保健指導 ……………… **6, 117, 123**
調胃承気湯 ……………………………… 169	特定保健用食品 ………… **131, 185, 195**
張仲景 ……………………………………… 11	ドパミン ………………………………… 232
腸内常在菌叢（腸内フローラ）………… 220	ドパミントランスポーター(DAT) スキャン … 90
鎮痛効果 ………………………………… 178	トランスポーター ……………… 197, 199
痛風 ………………………………………… 57	トリム運動 ………………………………… 6
爪 ………………………………………… 232	努力肺活量 ………………………………… 93
低 HDL コレステロール血症 ………… 108	
低栄養 ……………………………………… 74	

な 行

低出生体重児 ……………………………… 53	内臓脂肪型肥満（基準）…………… 26, 29
低分子化アルギン酸 …………………… 190	内臓脂肪症候群 …………………………… 49
鉄欠乏状態 …………………………… **232**	**内臓脂肪蓄積** ……………… **120, 123**
鉄欠乏性貧血 …………………………… 232	内臓脂肪面積 ……………………………… 29
電気泳動法 ……………………………… 218	内的要因 ………………………………… 211
電子伝達系 ……………………………… 232	中安信夫 ………………………………… 228
天神合一 ………………………………… 176	難経 ………………………………………… 3
転倒 ……………………………………… 157	難消化性デキストリン ………… 189, 190
予防 …………………………………… 157	二次性高血圧 ……………………………… 55
予防教室 ……………………………… 158	日内リズム ………………………………… 47
予防プログラム ……………………… 158	日間変動 …………………………………… 99
ドーパミンシグナル …………………… 21	乳化オリゴ糖 …………………………… 190
桃核承気湯 ……………………………… 169	乳がんリスク検査 ……………………… 220
同化抵抗性 ……………………………… 154	尿中干渉成分 …………………………… 217
糖化反応最終生成物 AGE (Advanced glycation endproducts) …………………………… 33	妊娠高血圧症候群 ………………………… 55
当帰芍薬散 ……………………………… 171	妊娠性糖代謝異常 ………………………… 54
動機付け支援 …………………… 125, 126	人参湯 …………………………………… 167
糖質 ………………………………… 36, 130	**認知症** …………………………… **88, 97**
糖質摂取制限 …………………………… 103	**認定制度** ……………………………… **41**
動静脈の短絡的結合 (AV-shunt) …… 148	忍容性 …………………………………… 100
糖尿病 ………… 34, 57, 108, 134, 159, 255	熱産生 ……………………………………… 25
糖尿病（II型）…………………………… 101	脳下垂体 …………………………………… 19
糖尿病型 ………………………………… 101	脳血管疾患 ……………………………… 159
動脈硬化 ……………………………… **216**	脳血管性認知症 (Vascular dementia；VaD) … 89
症 ……………………………………… 107	脳血流量 …………………………………… 48
プラーク ……………………………… 110	脳内神経伝達物資 ……………………… 232
東洋医学的未病 ………… 13, 162, 208	脳の活性化 ………………………………… 78

は行

歯	9
肺炎球菌ワクチン	94
バイオジェニクス	191
バイオマーカー	**219**
排尿障害	86
白衣高血圧	**99**
白色脂肪細胞	23
漠とした被注察感	228
八味地黄丸	166
白血球分類	218
半夏厚朴湯	173
ビール酵母	191
非アルコール性脂肪肝（NAFLD）	114
非アルコール性脂肪性肝炎	**112**
非営利ホールディングカンパニー型法人制度	245
脾虚	**163**
微小循環	148
微小循環障害	30
非侵襲性	217
肥大脂肪細胞	31
ビタミン	131
秘伝	11
非病非健の領域	17
肥満	9, 19
症	27, 136
度	26
〜の診断基準	26
評価療養	245
病態識別値	213
微量アルブミン	106
貧血	218
フェキソフェナジン	199
フェリチン	232
フェロジピン	199
負荷試験	54
副交感神経	217
フラクトオリゴ糖	190
フレイル（frailty）	**73, 252**

プレバイオティクス	190
プログラミング	67
プロダクティブ・エイジング（生産的高齢者）	79
プロバイオティクス	190
プロフェショナルケア	204
ヘモグロビン	232
ヘルスプロモーション	261
変動許容幅	212
抱合反応	197
保健機能食品	131
保健機能食品制度	131
保健指導	126
歩行速度の低下	74
誇り	79
補腎	80
補腎剤	166
補中益気湯	167
勃起障害（ED）	87
ポリデキソトローズ	190
ホルモン感受性リパーゼ	21

ま行

マイクロ RNA	220
末梢血管（神経）	48
末梢性リポ蛋白リパーゼ（LPL）	32
末梢動脈疾患	57
慢性肝炎	**112**
慢性腎臓病（CKD）	138, 217
慢性閉塞性肺疾患（COPD）	**92**
慢性腰痛	178
満腹中枢	20
ミスマッチ	68
未治療期間	228
ミトコンドリア	147, 232
ミネラル	131
未病	3
1 期	14, 255
（専門）指導師	**41, 225**
2 期	14, 253

索−8

〜の閾値 …………………………… 17

〜の概念 …………………………… 13

〜の主治医 ………………………… 257

〜の典拠 …………………………… 176

範囲 ………………………… 17, 214

マーカー …………………………… **218**

〜を治す …………………………… **180**

脈波伝播速度（PWV） …………… 216

無酸素運動 ………………………… 146

無症候性キャリア ………………… 113

六つの「腑」 ……………………… 80

迷走神経 …………………………… 22

メタボリックシンドローム

………… 49, 57, 70, 97, 101, 119, 224

　関連検査項目 …………………… 215

メタボローム解析 ………………… 218

問題解決プロセス ………………… 205

や 行

薬剤性認知機能障害 ……………… 90

薬酒 ………………………………… 143

薬食同源 …………………………… **181**

薬膳 …………………………… **144, 180**

薬物相互作用 …………… 185, 195, 196

薬物動態学的相互作用 …………… **196**

薬物トランスポーター …………… 197

薬力学的相互作用 ………………… 196

有酸素運動 ………… 37, 48, 103, 146, 147

遊離脂肪酸（FFA） …………… 25, 145

要介護（要支援）認定 …………… 73

養生 ………………………………… 5

　訓 …………………………… 4, 12, 168

抑肝散 ……………………………… 173

寄り添う立場 ……………………… **56**

四体液説 …………………………… 5

ら 行

ライフステージ …………………… 204

ラクトトリペプチド ……………… 189

六君子湯 …………………………… 167

リハビリテーション ………… 157, 178

リポ蛋白（a）（LP（a）） ………… 108

リンパ球 …………………………… 218

霊枢 ………………………………… 3

レジスタンス運動 ………………… 154

レジリエンス ……………………… **234**

レニン・アンジオテンシン系 …… 34

レビー小体型認知症（DLB） …… 90

レプチン（leptin） …………… 21, 22

レムナントリポ蛋白 ……………… 221

老化予防 …………………………… 80

老年症候群 …………………… **80, 226**

六味丸 ……………………………… 166

ロコモーティブシンドローム …… 28, 153

索－9

未病医学標準テキスト

発行日	2018 年 8 月 10 日　初版第一刷発行
編著者	一般社団法人日本未病システム学会
発行者	吉田　隆
発行所	株式会社エヌ・ティー・エス
	〒 102-0091　東京都千代田区北の丸公園 2-1 科学技術館 2 階
	TEL. 03-5224-5430　http://www.nts-book.co.jp/
印刷・製本	新日本印刷株式会社

ISBN978-4-86043-543-1

©2018　一般社団法人日本未病システム学会

落丁・乱丁本はお取り替えいたします。無断複写・転写を禁じます。定価はカバーに表示しております。
本書の内容に関し追加・訂正情報が生じた場合は、（株）エヌ・ティー・エスホームページにて掲載いたします。
※ホームページを閲覧する環境のない方は、当社営業部（03-5224-5430）へお問い合わせください。